"十四五"职业教育国家规划教材

◆ 国家教材建设重点研究基地（职业教育教材建设和管理政策）指导教材

◆ 高等职业教育活页式、工作手册式教材

药品质量检测技术

（供药品质量与安全、药品生产技术、药学等专业使用）

全国食品药品职业教育教学指导委员会
国家药品监督管理局高级研修学院　组织编写

中国健康传媒集团

中国医药科技出版社

内 容 提 要

《药品质量检测技术》是全国食品药品职业教育教学指导委员会、国家药品监督管理局高级研修学院组织编写的活页式、工作手册式教材，内容对接职业标准，以能力为本位、以能力清单为主线，系统梳理相关知识和技能，并注重新知识、新案例、新方法的吸纳。主要内容包括药品检验概述、检验前准备、药品性状检查、药品鉴别、药品检查、药品含量测定 6 个工作领域，每个职业能力由核心概念、学习目标、基本知识、能力训练、学习结果评价、课后作业 6 个部分内容组成，包括药品质量分析控制的法典规范、基本方法技术要求和常用代表性药品的分析规律；采用案例导学、问题思学、拓展促学、实践研学等贴近学生实际、新颖丰富的体裁和形式。通过该课程的理论与实践教学，培养学生具备药品全面质量控制的观念，使学生能够胜任药品研发、生产、供应和临床使用过程中的药品质量控制与研究工作，保障公众用药安全有效。本教材为书网融合教材，即纸质教材有机融合电子教材、PPT 课件、微课等数字化教学服务，使教学资源更加多样化、立体化。

本教材适用于医药类高等职业院校药品质量与安全、药品生产技术、药学等专业使用，也可供药品监管人员及医药从业人员培训及自学使用。

图书在版编目（CIP）数据

药品质量检测技术/全国食品药品职业教育教学指导委员会，国家药品监督管理局高级研修学院组织编写.—北京：中国医药科技出版社，2021.8

ISBN 978-7-5214-2405-8

Ⅰ.①药…　Ⅱ.①全…　②国…　Ⅲ.①药物-质量检验-职业教育-教材　Ⅳ.①R927.11

中国版本图书馆 CIP 数据核字（2021）第 069415 号

美术编辑　陈君杞
版式设计　友全图文

出版　**中国健康传媒集团** | 中国医药科技出版社
地址　北京市海淀区文慧园北路甲 22 号
邮编　100082
电话　发行：010-62227427　邮购：010-62236938
网址　www.cmstp.com
规格　889×1194mm $\frac{1}{16}$
印张　14 $\frac{3}{4}$
字数　422 千字
版次　2021 年 8 月第 1 版
印次　2024 年 1 月第 2 次印刷
印刷　大厂回族自治县彩虹印刷有限公司
经销　全国各地新华书店
书号　ISBN 978-7-5214-2405-8
定价　**48.00 元**

获取新书信息、投稿、为图书纠错，请扫码联系我们。

全国食品药品职业教育教学指导委员会规划教材

指导委员会

主任委员

李福荣　国家药品监督管理局高级研修学院

副主任委员（以姓氏笔画为序）

冯　锋　江苏食品药品职业技术学院

任文霞　浙江医药高等专科学校

罗　杰　国家药品监督管理局高级研修学院

段慧萍　国家药品监督管理局人事司

姚文兵　中国药科大学

徐国庆　国家教材建设重点研究基地（职业教育教材建设和管理政策）

唐红梅　上海健康医学院

委　员（以姓氏笔画为序）

龙敏南　福建生物工程职业技术学院

叶　真　北京金象大药房医药连锁有限责任公司

朱照静　重庆医药高等专科学校

孙　莹　长春医学高等专科学校

李　政　国家教材建设重点研究基地（职业教育教材建设和管理政策）

李　升　西安杨森制药有限公司

杨海涛　鲁南制药集团股份有限公司

沈　力　重庆三峡医药高等专科学校

张志华　河北化工医药职业技术学院

张　晖　山东药品食品职业学院

张敏利　浙江华海药业股份有限公司
张橡楠　河南医药健康技师学院
张震云　山西药科职业学院
陈燕忠　广东食品药品职业学院
罗晓清　苏州卫生职业技术学院
季　敏　上海医药（集团）有限公司
秦光霞　漱玉平民大药房连锁股份有限公司
高璀乡　江苏医药职业学院
崔福军　江苏省徐州医药高等职业学校
蒋忠元　上海市医药学校
廖锦红　海南森祺制药有限公司
虢剑波　湖南食品药品职业学院

编 委 会

主　编　张佳佳　王　建
副主编　丁　丽　李　艳　焦豪妍
编　者　（以姓氏笔画为序）
丁　丽　（浙江医药高等专科学校）
马铭研　（浙江医药高等专科学校）
王　建　（浙江省食品药品检验研究院）
王文洁　（天津医学高等专科学校）
孙洁胤　（浙江医药高等专科学校）
李　艳　（重庆医药高等专科学校）
张佳佳　（浙江医药高等专科学校）
张敏利　（浙江华海药业股份有限公司）
焦豪妍　（广东食品药品职业学院）
甄会贤　（山西药科职业学院）

P 前言
REFACE

为了深入贯彻落实《国家职业教育改革实施方案》（国发〔2019〕4号）中关于"建设校企'双元'合作开发教材，倡导使用新型活页式、工作手册式教材"的要求，适应新形势下医药行业对药品质量检测人才的需要，在全国食品药品职业教育教学指导委员会（以下简称食药行指委）规划组织和国家教材建设重点研究基地（职业教育教材建设和管理政策）具体指导下，以食药行指委"《药品质量检测技术》活页式、工作手册式教材研究与开发"课题研究为抓手，开展教材编制工作。

本教材融入了课程思政元素，充分发挥立德树人教育职能，教材基于"药德、药规、药技"的人才培养理念，通过理实一体化教学，培养学生具备药品全面质量控制的观念，使学生能够胜任药品生产、经营和使用过程中的药物质量分析与研究工作，保障公众用药安全有效。

本教材内容依据职业标准编写，以能力为本位、以能力清单为主线，对接岗位与工作领域，系统梳理相关知识和技能，并注重新知识、新案例、新方法的吸纳，主要包括药品检验概述（A）、检验前准备（B）、药品性状检查（C）、药品鉴别（D）、药品检查（E）、药品含量测定（F）等6个工作领域，涉及药品质量分析控制的法典规范、基本方法技术要求和常用代表性药物的分析规律等内容。教材采用创新活页式、工作手册式的编写模式，结合案例导学、问题思学、拓展促学、实践研学等贴近学生实际、新颖丰富的体裁和形式，实现"四个相统一"，即理论与实践相统一、教育性和可读性相统一、时代性和创新性相统一、针对性和适用性相统一。本教材为书网融合教材，即纸质教材有机融合电子教材、PPT课件、微课等数字化教学服务，使教学资源更加多样化、立体化。

本教材编写分工如下：张佳佳、孙洁胤编写工作领域A；张敏利、王建、焦豪妍、王文洁、甄会贤编写工作领域B；马铭研编写工作领域C；焦豪妍编写工作领域D；王建、李艳编写工作领域E；丁丽、王文洁、甄会贤编写工作领域F。

本教材在编写过程中，得到了国家药品监督管理部门的关心和支持，许多医药企业提供了宝贵的意见和相关资料；吸收了国内外专家、学者的研究成果，参考了大量相关的文献、著作、教材和网络资料，在此一并表示衷心感谢。由于主客观诸多条件所限，本书尚存不足和疏漏之处，敬请学界同仁和广大读者批评指正。

编　者
2021 年 7 月

C 目录
ONTENTS

D 药品鉴别

E 药品检查

F 药品含量测定

A 药品检验概述

A-1 培育医药职业道德

一、核心概念

1. 药品 是指用于预防、治疗、诊断人的疾病，有目的地调节人的生理机能并规定有适应证或者功能主治、用法和用量的物质，包括中药、化学药和生物制品等。

2. 药品质量标准 是指把反映药品质量特性的指标及检验方法（包括检查项目、技术参数、限度、范围、规格等）明确规定下来形成的技术文件。

3. 药品质量检测 是指借助于某种检测手段对药品的一项或多项质量特性进行观察、测量、试验，并将结果与规定的质量标准进行比较，以判断每项质量特性合格与否的活动。

4. 药德 是指药学人员职业工作过程中所必须遵守的道德标准，是指导药学人员进行正确的道德行为选择的纲领和指南。

二、学习目标

1. 掌握药品、药品质量标准、药品质量检测的概念。
2. 熟悉反映药品质量的指标。
3. 了解药品检验人员的工作职责。
4. 能树立药检人员的职业道德观。

三、基本知识

新时代，我国正处在从医药大国向医药强国迈进的关键时期，医药产业正进入高质量发展的重要阶段，人民健康是民族昌盛和国家富强的重要标志。党的二十大报告将"健康中国"作为我国 2035 年发展总体目标的一个重要方面，提出"把保障人民健康放在优先发展的战略位置，完善人民健康促进政策"，并对"推进健康中国建设"作出全面部署。以《中国药典》为核心的国家药品标准随着产业发展不断提升，国家标准导向作用不断强化，与国际接轨的药品标准现代化进程不断加快。

党的二十大还首次提出"统筹职业教育、高等教育、继续教育协同创新"，通过三类教育的有机联系、系统集成，进一步优化职业教育类型定位，强化对现代化建设的支撑，为今后一个时期职业教育构建新发展格局、高质量发展奠定基础、指明方向。医药产业高质量发展离不开高素质医药人才的支撑，医药学子要把个人的理想追求融入党和国家事业之中，立鸿鹄志、做奋斗者，坚定理想信念、锻造过硬的技能本领，成长为德智体美劳全面发展的社会主义建设者和接班人，推动中国医药产业进入高质量发展时代。

（一）药品质量检测的内涵与意义

质量是指产品、过程或服务满足规定或潜在要求（或需要）的特征的总和。ISO 9000 标准里对质量的解释是："质量，就是一组固有特性满足要求的程度。"药品质量即指药品能够满足预防、治疗、诊断人的疾病，有目的地调节人的生理机能的要求等有关的固有特性。

反映药品质量的指标有如下。

1. 物理指标　药品活性成分、辅料的含量、制剂的重量、外观、熔点等指标。

2. 化学指标　药品活性成分化学、生物化学特性变化等指标。

3. 生物药剂学指标　药品的崩解、溶出、吸收、分布、代谢、排泄等指标。

4. 安全性指标　药品的杂质、"三致"、毒性、不良反应、药物相互作用和配伍、使用禁忌等指标。

5. 有效性指标　药品针对规定的适应证在规定的用法、用量条件下治疗疾病有效程度指标。

6. 稳定性指标　药品在规定的储藏条件下、在规定的有效期内保持其物理、化学、生物药剂学、安全性、有效性稳定的指标。

7. 均一性指标　药品活性成分在每一单位（片、粒、瓶、支、袋）药品中的物理、化学、生物药剂学、安全性、有效性、稳定性等指标的均一程度。

药品质量标准检查项目包括药品的纯度、成分含量、组分、生物有效性、疗效、毒副作用、热原、微生物、物理化学性质以及杂质等。

药品质量检测是保障药品质量的重要手段。药品生产是一个极其复杂的过程，由于主客观因素的影响，特别是客观存在的随机波动，要绝对防止不合格品的产生是难以做到的。药品质量检测的结果决定产品是否在下道工序使用时符合要求，或决定能否放心向消费者提供。

药品质量检测工作范畴如下。

1. 药品生产检验　药品生产检验分别由药品生产企业完成。

2. 药品验收检验　即买方的质量检验，主要是审查供货方的合法性。

3. 药品仲裁与监督检验　即质量监督管理部门的质量检验，由各级药品检验所承担。

（二）药品检验人员工作职责

药品检验人员必须由具有相应的资质和经验的人员担任，并经专业技术培训，具有基础理论知识和实际操作技能。其职责应当书面规定。

检验人员（包括转岗人员）上岗前应接受岗前培训，考核合格后方可进行独立操作。岗前培训内容包括指定岗位的岗位职责、应知应会的标准操作规程、质量标准和分析方法的学习等。在岗检验员应定期参加再培训和考核。

药品检验人员的工作职责如下。

（1）严格遵守职业道德和《药品生产质量管理规范》（GMP）、《药物非临床研究质量管理规范》（GLP）等管理规范，确保实验室检验结果准确可靠。

（2）按照实验室管理要求开展日常工作。

（3）严格按照已经批准生效的标准操作程序（SOP）规定进行取样，在检验周期内依据标准完成检验，做好各项实验室记录，并出具报告单。

（4）制定方法学验证或确认方案，执行验证过程，并出具报告。

（5）配合相关验证和再验证涉及的检验工作，并完成报告。

（6）进行产品稳定性试验并提供数据，配合质量管理人员做好趋势分析和产品年度回顾。

（7）汇报任何异常检验结果，参与偏差调查并确定原因，执行相应的整改和预防措施。

（8）实验室设备和计量器具的确认（验证）、校准和维护、常见故障排除。

（9）相关操作方法文件的起草和实施测试方法的验证和确认。

（10）做到安全检验，按照 EHS 要求规范工作行为。

（11）参与各种培训与业务考核，提高个人专业素质。

（三）药检人员应当具备的职业道德

1. 敬畏生命　早在上古时期伏羲氏尝百草、黄帝扶伤济民，至唐代孙思邈著《大医精诚》，发展到宋代由医药师自律向行业规范和法律转变，中华民族的医药道德凝练出一种"敬畏生命"的人文精神。药品质量不仅关乎药品企业的生命，更关乎患者的生命，药品检验人员始终要怀以敬畏之心，做好药品质量检测工作，以保证患者用药的安全和有效。

2. 依法检验　药品检验应依据《中华人民共和国药品管理法》《药品生产质量管理规范》（GMP）、《药物非临床研究质量管理规范》（GLP）、《中华人民共和国计量法》等法律法规，按照药品质量标准规定的指标及检验方法进行检验。

药品应当符合国家药品标准。经国家药品监督管理部门核准的药品质量标准高于国家药品标准的，按照经核准的药品质量标准执行；没有国家药品标准的，应当符合经核准的药品质量标准。

国务院药品监督管理部门颁布的《中华人民共和国药典》和药品标准为国家药品标准。国家药品监督管理部门会同卫生健康主管部门组织国家药典委员会，负责国家药品标准的制定和修订。

没有国家标准的，应当符合经核准的药品质量标准，作为组织生产的依据。国家鼓励企业制定严于国家标准的企业标准，在企业内部适用。企业应不断提升内控标准，加强药品质量水平，增加行业竞争力。

3. 诚实守信　作为药品检验人员，诚实守信是最基本的道德素质和品格。"诚实"表现为对每一份检验报告负责，做到数据真实可靠，结果科学公正。"守信"具体为按时并高质量完成检验工作，完整保存检验资料，保守秘密。勿以善小而不为，勿以恶小而为之，强化依法检验的意识，做到实事求是、诚实守信，使药品检验更有效地为药品质量提升和广大人民群众安全用药服务。

4. 求真务实　药品检验人员应保证检验结果的准确与真实。严格执行相关质量标准与操作规程（SOP），严谨专业地进行检验、如实规范地记录，是保证结果真实的基础。检验人员要不断加强自身业务能力，学习药品检验相应的法规和专业知识，提高自身素养。

四、课后作业

1. 反映药品质量的指标有哪些？
2. 药品质量检测工作范畴包括哪些？

A-2　了解药品检验机构

一、核心概念

1. 法定药品检验机构　药品监督管理部门设置或者指定的，依法承担药品检验义务、履行药品检验职责的法定部门。

2. 非法定药品检验机构　生产厂家的质检科、经营部门的药检室、医疗单位制剂部门的药检室以及第三方检验机构等药品检验机构。

二、学习目标

1. 掌握我国药品检验机构的分类。
2. 熟悉药品法定检验机构和非法定检验机构的主要职能。

三、基本知识

随着我国医药事业的迅速发展，相应药品检验机构也在发展。我国目前的药检机构大致可分为两类：一类为国家法定检验机构，有中国食品药品检定研究院，省、市一级药检所（院）和区、县级药检所；另一类为非法定检验机构，如生产厂家的质检科、经营部门的药检室、医疗单位制剂部门的药检室以及第三方检验机构等。

（一）法定药品检验机构

药品法定检验机构是指依法承担药品检验义务、履行药品检验职责的法定部门。目前，我国药品法定检验机构设置有以下不同层次：①国家药品监督管理部门设置或者指定的药品检验机构；②省、自治区、直辖市药品监督管理局设置的省、自治区、直辖市药品检验所；③地、市、县等各级药品监督管理部门设置的药品检验所。

药品监督管理部门设置或者指定的药品检验机构的主要职能如下。

（1）承担依法实施药品审批所需的药品检验工作。

（2）承担依法实施药品质量监督检查所需的药品检验工作。

（3）承担当地药品生产企业、药品经营企业和医疗机构的药品检验机构或者人员的业务指导工作。

（4）中国食品药品检定研究院除依法履行上述职能外，还负责国家药品标准品、对照品的标定工作。

（二）非法定药品检验机构

医药企事业单位的检验机构作为医药企事业质量管理体系的一部分，确保所生产或流通使用的药品适用于预定的用途，以符合药品标准和规定的要求。

制药企业实验室的质量分析与测试是质量管理部门对物料、中间产品、成品、环境、空气洁净度、水质等监控的重要手段，是生产的眼睛。快速准确地提供检测结果，能为质量管理部门的现场监控提供支持数据。具体表现在以下方面。

（1）及时放行合格的生产物料用于药品的制造，为生产出合格的药品提供必备的前提条件。

（2）有效的药品生产过程中间控制、放行检验、经营单位的入库检验，为产品最终放行提供重要的质量依据，保证了各个阶段药品的正确性和质量合格性。

（3）有效的稳定性数据和趋势分析指导企业确定药品正确的有效期、包装材料、运输（贮存）条件等，并确保市售产品处于安全有效的质量保证状态。

（4）通过实验室各个方面的有效管理，使质量系统始终处于受控状态。

四、课后作业

1. 法定药品检验机构的主要职能有哪些？
2. 简要回答制药企业质量检测部门的作用体现在哪些方面？

A-3 了解药品检验的职能与要求（药规）

一、核心概念

1. 取样　是指从一批产品中，按取样规则抽取一定数量具有代表性的样品，供检验用。

2. 检验　是以药品质量标准为依据，按照标准操作规程对样品进行检测，对性状、鉴别、检查、含量测定等进行检测，以判断质量是否符合要求。

二、学习目标

1. 掌握药品检验工作程序。
2. 熟悉实验室管理规范。

三、基本知识

（一）药品检验工作程序

药品检验工作程序分为取样、检验、记录和报告三部分。

1. 取样　对原辅料、中间产品、成品、副产品及包装材料都应分别制定取样办法。对取样环境的洁净要求、取样人员资质、取样容器、取样部位、取样方法、取样量、样品混合方法、取样容器的清洗与保管、必要的留样时间，以及对无菌或精麻毒物料在取样时的特殊要求等都应有明确的规定。原料可在仓储区原料取样间取样，取样环境的空气洁净度级别应与生产要求一致；如不在取样间取样，取样时应有防止污染和交叉污染的措施。

取样时，应先检查品名、批号、数量、包装等情况，符合要求后方可取样。填写取样记录，内容包括取样日期、品种、物料编号、规格、批号、进厂编号、来源、取样量、包装，必要的取样说明、取样人签名等。

物料应规定合适的有效期或复验期。临近复验期时，需重新取样检验。已取样的物料，贴上取样证。

取样应具有科学性、真实性和代表性，应全批取样，均匀合理，分部位取样，生产规模的固体原料药要用取样探子取样。除另有规定外，一般为等量取样，混合后作为样品进行检验。每个取样量一般应为全检所需数量的 3 倍，特殊情况另订。

取样操作的一般原则为：设样品总件数为 n，当 n≤3 时，每件取样；当 n 为 4 ~ 300 时，按 $n^{1/2}+1$ 随机取样；当 n≥300 时，按 $n^{1/2}/2+1$ 随机取样。成品可按照《中华人民共和国药典》规定的取样数量进行取样检测。中药材取样件数≤5 时，逐件取样；5 ~ 99 件时，取样 5 件；100 ~ 1000 件时按总件数的 5% 取样；超过 1000 件时，超过部分按 1% 取样。内包装取样件数可参考 GB/T 2828.1（ISO2859 -1）《计数抽样检验程序　第 1 部分：按接收质量限（AQL）检索的逐批检验抽样计划》的要求计算取样。无菌样品取样件数可按照《中华人民共和国药典》2020 年版（四部）无菌检查法（通则 1101）中出厂产品最少检验数量的要求计算。血浆的取样操作应按照《中华人民共和国药典》2020 年版（三部）"血液制品原料血浆管理规程"的要求对每袋血浆进行取样检验。

2. 检验　检验是以药品质量标准为依据，按照标准操作规程对样品进行检测，首先察看性状是否符合要求，再进行鉴别、检查、含量测定等。药品质量标准中的检验项目是相互联系的，判断药品是否符合要求，也应综合检品的性状、物理常数、鉴别、检查和含量测定的检验结果来考虑。

药品性状包括外观、臭、味、溶解度以及物理常数（如相对密度、馏程、熔点、凝点、折光率、黏度、比旋度、碘值、皂化值、吸收系数和酸度）等。

药品的鉴别是对药物或制剂进行真伪判断，常用方法有依据药物化学结构和理化性质进行化学反应、测定某些理化常数、光谱特征（如紫外、红外）、色谱保留时间。鉴别常采用一组（两项及以上）试验来进行综合判断。

药品的检查包括安全性检查、有效性检查、均一性检查和纯度检查。药品安全性方面的检查包括无菌、热原、微生物、细菌内毒素、异常毒性、升压物质、降压物质、过敏性等。有效性检查包括崩解时限、融变时限、溶出度、释放度等。均一性检查包括装量差异、含量均匀度等。纯度检查包括有关物质、杂质等。

药品的含量测定是指按规定的试验方法对有效成分的含量进行测定，测定方法主要包括容量分析法、光谱分析法、色谱分析法、生物检定法等。

3. 记录和报告 原始记录是记录检验过程、实验现象和数据结果的原始素材，必须在工作现场及时、客观、详尽地予以记录，要求原始、真实、完整、清晰，不得任意涂改，若写错时，应在错误处划一横线，保持原字迹可见，并在其旁合适位置写上正确的内容，不得擦抹涂改；对影响结果的数据或文字修改应有修改人签名或盖章。

（1）检验记录的内容和记录顺序

①品名、规格、批号、数量、来源、检验依据。

②取样日期、检验日期。

③检验项目、数据、计算、结果。

④结果判定。

⑤检验人、复核人签名或盖章。

检验记录作为检验的第一手资料，应妥善保存、备查。

（2）检验后出具的检验报告书的内容

①品名、规格、批号、数量、来源、检验依据。

②取样日期、报告日期。

③检验项目、结果。

④检验结论。

⑤检验人、授权签字人签名或盖章。

检验报告是药品质量检验结果的证明书，检验结论必须明确、肯定、有依据。检验报告上授权签字人的签章应写全名。

（二）实验室管理规范

1. 质量管理体系 质量管理是指在质量方面指挥和控制组织的协调的活动。通常包括制定质量方针和质量目标及质量策划、质量控制、质量保证和质量改进。质量管理体系是为实施质量管理所需的组织结构、程序、过程和资源。

质量管理理论的产生和发展经过以下三个阶段。

第一阶段：是以检验为特征的传统质量管理阶段。手工业生产方式时代，生产人员就是检验人员，采取自检为主确保产品质量；进入机械化生产方式，生产分工细化，生产人员加工为主，自检为辅，并出现专职检验人员，形成专职检验部门。质量检验的主要特点是事后检验，对生产中出现的不合格产品进行报废和销毁，防止不合格品出厂。但这种事后检验的方式等于"死后验尸"，不合格产品的损失已经造成，不符合大生产发展的要求。

第二阶段：是以数理统计方式应用于质量控制为特征的质量管理阶段。该理论把质量的波动区分为正常波动和异常波动，指出"异常波动"是生产中的"人、机、料、法、环"等因素的失控造成的，利用控制图及时发现产品质量的异常波动，从而通过分析采取措施，使质量恢复到受控状态，并配合系统抽样方案和统计抽样检验表，把数理统计方法引入质量管理，使单纯依靠"事后检验"的质量发展到具有"预防作用"的统计质量管理。

第三阶段：全面质量管理（total quality management，以下简称为TQM）阶段。TQM思想认为，产品质量的好坏不仅来自最后的检验手段或检验方法的优劣，更来自市场调研、设计开发、生产控制及后勤物流等产品制造的所有环节。药品质量标准检验合格并不能完全地客观地反映药品生产的全过程；对于生产企业，生产过程是一个连续的过程，质量检验是不可逆的，一旦发现原料、辅料、半成品、成品不合格，往往会造成很大的浪费，所以单靠检验控制是远远不够的，需要运用 TQM 进行生产全过程的控制。只有生产过程控制在稳定状态下，才能保证半成品顺利流入下道工序，才能最大限度地保证成品合格，才能尽可能地减少浪费。药品生产企业只有从原料采购、入库开始，一直到制造、成品出厂全过程实施 GMP 管理，质量才能真正得到保证。因此，必须制定原辅料、包装材料、中间体半成品、成品的质量标准（包括法定标准和企业内控标准），建立原辅材料验收制度、对工艺用水、环境监测也制定相应的标准和要求；同时还应制定完善各产品工艺规程和各岗位 SOP，健全工艺卫生管理制度、清场管理制度，完善质量管理方面的各项制度，如产品收回程序、退货管理制度、留样观察制度、用户访问制度等，并相应建立各项记录。技术部门、质管部门应分别对各车间、仓库制定质量控制及工艺卫生检查点，定期到各关键工艺点查证，及时发现问题，提出整改意见。此外，还需重视药品质量反馈情况，了解药品在使用过程中质量情况。因此，建立一个与各部门管理水平密切相关的质量管理体系，才能真正保证和提高产品质量。

药品质量检测是实施质量管理的核心，实施药品质量检测工作的实验室具有以下功能：①对所有影响实验室质量的活动进行有效的和连续的控制；②注重并且能够采取预防措施，减少或避免问题的发生；③一旦发现问题能够及时做出反应并加以纠正。药品质量检测实验室只有不断完善健全和有效运行质量管理体系，充分发挥质量管理体系的功能，才能更好地实施质量管理，达到质量目标的要求。

实验室质量管理体系如下。

（1）组织结构　指实验室为实施其职能按一定格局设置的若干部门，明确各部门的职责范围，隶属关系和相互联系方法，是完成质量方针、目标的组织保证。实验室应建立与质量体系相适应的组织机构。

（2）职责　应明确规定各个检验部门和相关人员的岗位责任，在质量体系、检验工作中应承担的任务和责任，以及明确在检验工作中的对失误应负的责任，各项职责应明确。

（3）程序　包括通用的管理性程序和专用的技术性程序。书面或文件化的程序中通常包括：活动的目的和范围、内容、人员、时间、地点、方法、材料、设备、文件以及监控和记录。

（4）过程　质量管理体系包括四大过程：计划（plan）→实施（do）→检查（check）→处理（action），过程间内在互相联系、形成闭环、不断循环、螺旋式上升，从而保证实验室质量管理体系持续、有效。药品质量检测实验室运行的"PDCA 循环"过程如下。

①P：通过对检验委托书或合同的评审，确认是否满足委托方要求，制订采用的测试方法和有效措施。

②D：按技术要求或规程进行测试，完成检测工作。

③C：经审核分析后出具证书或检验报告，交付委托方。

④A：通过委托方反馈的对检定或校准工作的意见以及审核分析中发现的不符合要求或不合格问题，及时采出纠正或预防措施，必要时进行内部审核和管理评审，改进质量管理体系，完成 PDCA 循环。

（5）资源和人员　是质量体系的硬件，包括人才资源和专业技能，以确保各类检验人员的工作能力适应和满足检验工作的需要，仪器设备得到正常维护，并能根据开展检验工作的需要更新、添置必要的仪器设备，以及对新标准、规范和测试方法的研究。

2. 实验室管理制度　药品检验实验室必须制订一系列的各项实验室管理制度，包括但不限于下列内容：①实验室工作制度；②实验室安全制度；③检品的收检、检验、留样制度；④中药标本管理与使用制度；⑤菌、毒种及细胞系保管制度；⑥药品标准物质管理制度；⑦动物及动物室的管理制度；⑧计量管理制度；⑨精密仪器管理制度；⑩保密制度；⑪差错事故管理制度；⑫技术人员培训进修制度；⑬计算机管理制度。

3. 仪器设备及试剂管理 仪器设备的种类、数量、各种参数，应能满足所承担的药品检验、复核、仲裁等的需要，有必要的备品、备件和附件。仪器的量程、精度与分辨率等能覆盖被测药品标准技术指标的要求。

（1）计量仪器及设备应有专人管理，定期校验检定或按规定送计量部门检定，经检定合格后方能使用。检定后的仪器、仪表应贴上合格证并规定使用期限。对不合格、待修、待检、报废的仪器，要有明显的状态标志，并应及时进行相应的处理。仪器使用人应经考核合格后方可操作仪器。应建立台账，注明检定或送检日期、合格证、有效日期等，应按规定定期复检。仪器使用、维护和报废应有登记制度。

仪器设备应建立管理档案，其内容包括品名、型号、制造厂名、到货、验收及使用的日期、出厂合格证和检定合格证、操作维修说明书、使用情况、维修记录、附件情况等，进口仪器设备的主要使用说明部分应附有中文译文。

（2）滴定液、标准液、标准品、对照品和检定菌的管理应由专人负责。

滴定液应制定标化允许误差及有效期。标准溶液应有配置日期和有效期。滴定液的标签应有品名、浓度、标化时温度、日期、标化人及复核人签名及使用期限。滴定液和标准溶液应定期复标。领用滴定液、标准溶液要做好登记。

标准品及对照品应专人保管、统一申领和发放，并做好记录。

检定菌应定期进行传代纯化，做好遗传谱，做好记录。

4. 标准操作规程 标准操作规程（standard operating procedure，SOP）指将某一事件的标准操作步骤和要求以统一的格式描述出来，用于指导和规范日常的工作。为提高检验工作质量，确保检验数据的准确性和可靠性，药品检验须执行批准的 SOP 和管理制度。如：仪器与设备的使用和管理方法、药品检验技术与方法、动物及动物实验室的管理、试剂及试药溶液的配制与管理等。

SOP 应写明操作程序，其内容应明确、详细。其制定和修订应按规定的程序进行，经批准后实施；制定内容及修订原因，应保存原始制定和修订记录并存档。SOP 应存放于各相应的实验场所。

5. 技术档案资料管理 药品质量检测实验室的所有档案资料应受控管理，包括起草、修订、发放、存档、销毁等。技术档案包括：①质量标准及分析方法；②取样操作规程和记录；③实验室样品的管理规程；④检验记录、原始数据、超标结果的处理；⑤检验报告或证书；⑥环境监测操作规程和记录；⑦生产用水的监测操作规程和记录；⑧检验方法验证方案及报告；⑨实验室分析仪器的使用、校准和维护的操作规程及记录；⑩实验室分析仪器的确认方案及报告；⑪实验室试剂的管理规程及配制、使用记录等；⑫标准品的管理规程及标定、使用记录等；⑬菌、毒种的管理规程及记录；⑭实验室剧毒物品、易制毒物品的管理规程及记录。

检验记录是出具检验报告书的原始依据。为保证药品检验工作的科学性和规范化，检验原始记录必须用蓝黑墨水或碳素笔书写，做到记录原始、数据真实、字迹清晰、完整可追溯。原始检验记录应按页编号，按规定归档保存，内容不得私自泄露。

检验报告书是对药品质量作出的技术鉴定，应长期保存。药检人员应本着严肃负责、实事求是的态度认真出具检验报告书，做到数据完整、字迹清晰、用语规范、结论明确。检验报告书应按统一的规范格式书写打印。

应根据《档案法》及有关规定建立档案资料管理制度，由档案资料管理部门对档案资料实行严格管理。应规定档案资料的分类方案、归档范围，定期立卷和归档。编制档案资料检索工具，便于对档案资料的利用；配置必要的设施，确保档案资料的安全。

6. 检验室安全及环境保护 检验室条件应与检品的生产规模、品种和检验要求相适应，能满足工作任务的要求。建筑面积（包括实验用房、辅助用房）应与其职能要求相适应。检验室应与办公区域及生产区域分开。所有化学分析检验室，配备与生产检验相适应的若干的实验室设备，如分析天平室、精密仪器室、通风柜、无菌检查室、微生物限度检定室、标准溶液标化室、采样间、留样间、办公室、贮藏室及更衣室等。检验设备应能与所生产品种相适应，并配备洁净室监测设施。企业根据生产品种的需要，设置中药标本室，生物检定和放射性同位素检定等实验室。用于微生物检验的实验室应有符合无菌检查法和微生物限度检查法要求的、用于具有开展无菌检查及微生物限度检查等检测活动的、独立设置的洁净区或隔离系统，并为上述检验配备相应阳性菌实验室、实验结果观察区、培养基及实验用具准备区、标准菌种储存区、污物处理区等。实验室应设有专门的区域或房间用于清洗玻璃器皿、取样器具，以及其他用于样品测试的物件。

生物检定、微生物和放射性同位素的实验室应严格分开。无菌检查实验室、微生物限度检查实验室、抗生素效价测定实验阳性菌实验室也应彼此独立。无菌检查、微生物限度检查实验室分无菌操作间和缓冲间。无菌操作间应具备相应的空调净化设施和环境，采用局部百级标准时，其背景环境应符合洁净度要求。进入无菌操作间应有人净和物净的设施。无菌操作间应根据检验品种的需要，保持对邻室的相对正压或相对负压，并定期检测洁净度。无菌操作间内禁放杂物，并应制定地面、门窗、墙壁、设施等的定期清洁、灭菌规程。抗生素微生物检定实验室分为半无菌操作间和缓冲间。半无菌操作间设有紫外线灯；操作台宜稳固，并保持水平。实验室内应光线明亮，并有控制温度、湿度的设备。实验室内应注意防止抗生素的交叉污染。

实验室的环境应清洁、卫生、安静、无污染。仪器放置的场所应符合要求，并便于仪器操作、清洁和维修，要有适当的防尘、防震、通风及专用的排气等设施；对温度或湿度变化敏感易影响检测结果的仪器，应备有恒温或除湿装置。仪器所用电源应保证电压恒定，有足够容量，并有良好的专用地线。

实验室管线设置应整齐，要有安全管理措施和报警、应急及急救设施。用于放射性药品及菌毒种、疫苗检验的实验室，应有相适应的安全保护设施。对于易燃、剧毒和有腐蚀性的物质，应按规定存放和使用区域。各类压力容器的存放和使用，应有安全隔离设施。

四、课后作业

1. 药品检验工作程序是什么？
2. 药品的检验项目有哪些？
3. 什么是 SOP？

B 检验前准备

B-1 药品质量标准和《中国药典》

B-1-1 能正确理解药品质量标准和使用《中国药典》

一、核心概念

药品质量标准 是用以检测药品质量是否达到用药要求并衡量其质量是否稳定均一的技术规定。质量标准主要由检测项目、分析方法和限度组成。

《中华人民共和国药典》（简称《中国药典》）由凡例、正文、通则和索引组成：凡例是为正确使用《中国药典》进行药品质量检定的基本原则，是对《中国药典》正文、通则与药品质量检定有关的共性问题的统一规定。《中国药典》各品种项下收载的内容为标准正文。通则主要收载制剂通则、通用检测方法和指导原则。索引为方便快速查阅有关内容。

二、学习目标

1. 掌握药品质量标准的定义和内容。
2. 熟悉中国药典的内容：凡例、正文品种和通则。
3. 能利用索引，查阅和使用《中国药典》。

三、基本知识

（一）药品质量标准的定义和内容

质量标准主要由检测项目、分析方法和限度组成。在全面、有针对性的质量研究基础上，充分考虑药物的安全性和有效性，以及生产、流通、使用各个环节的影响，确定控制产品质量的项目和限度，制定出合理、可行的并能反映产品特性的和质量变化情况的质量标准，以有效地控制产品批间质量的一致性，保障生产工艺的稳定性。质量标准中所用的分析方法应经过方法学验证，应符合"准确、灵敏、简便、快速"的原则。

化学原料药质量标准中的项目主要包括：药品名称（通用名、汉语拼音名、英文名）、化学结构式、分子式与分子量、化学名、含量限度、性状（外观和熔点、旋光度、吸收系数等物理常数）、鉴别（化学反应、色谱法、光谱法、一般鉴别反应等）、检查（纯度检查及与产品质量相关的检查项等）、含量（效价）测定、类别、储藏、制剂。其中检查项主要包括酸碱度、溶液的澄清度与颜色、一般杂质（氯化物、硫酸盐、炽灼残渣、重金属、砷盐等）、有关物质、残留溶剂、干燥失重或水分等。

化学药物制剂质量标准中的项目主要包括：药品名称（通用名、汉语拼音名、英文名）、含量限度、性状、鉴别（化学反应、色谱法、光谱法、一般鉴别反应等）、检查（与制剂生产工艺有关的及与剂型相关的质量检查项等）、含量（效价）测定、类别、规格、储藏。其中口服固体制剂的检查项主要有溶出度或崩解时限、装量（重量）差异或含量均匀度、有关物质等，注射剂的检查项主要有 pH 值、溶液的澄清度与颜色、有关物质、不溶性微粒、可见异物、细菌内毒素或热原、无菌等。

（二）《中国药典》凡例、正文品种和通则内容

《中国药典》依据《中华人民共和国药品管理法》组织制定和颁布实施。国务院药品监督管理部门颁布的《中国药典》和药品标准为国家药品标准，是药品研制、生产、经营、使用、检验和监督管理均应遵循的法定依据。所有国家药品标准应当符合《中国药典》凡例和通则的相关要求。国家药品标准由凡例与正文及其引用的通则共同构成，药典收载的凡例和通则对药典以外的其他药品国家标准具同等效力。

《中国药典》由一部、二部、三部、四部及其增补本组成。一部收载中药，二部收载化学药品，三部收载生物制品，四部收载通则和药用辅料。国外影响力比较大的药典主要是《欧洲药典》《英国药典》《美国药典》和《日本药典》。

1. 凡例 凡例是为正确使用《中国药典》进行药品质量检定的基本原则，是对《中国药典》正文、通则与药品质量检定有关的共性问题的统一规定。

（1）药典中规定的各种纯度和限度数值以及制剂的重（装）量差异，系包括上限和下限两个数值本身及中间数值。规定的这些数值不论是百分数还是绝对数字，其最后一位数字都是有效位。

试验结果在运算过程中，可比规定的有效数字多保留一位数，而后根据有效数字的修约规则进舍至规定有效位。计算所得的最后数值或测定读数值均可按修约规则进舍至规定的有效位，取此数值与标准中规定的限度数值比较，以判断是否符合规定的限度。

（2）原料药的含量（%），除另有注明者外，均按重量计。如规定上限为100%以上时，系指用本药典规定的分析方法测定时可能达到的数值，它为药典规定的限度或允许偏差，并非真实含有量；如未规定上限时，系指不超过101.0%。

制剂的含量限度范围，系根据主药含量的多少、测定方法误差、生产过程不可避免偏差和贮存期间可能产生降解的可接受程度而制定的，生产中应按标示量100%投料。如已知某一成分在生产或贮存期间含量会降低，生产时可适当增加投料量，以保证在有效期内含量能符合规定。

（3）标准品与对照品系指用于鉴别、检查、含量测定的标准物质。标准品系指用于生物检定或效价测定的标准物质，其特性量值一般按效价单位（或/μg）计，以国际标准物质进行标定；对照品系指采用理化方法进行鉴别、检查或含量测定时所用的标准物质，其特性量值一般按纯度（%）计。

（4）药典使用的滴定液和试液的浓度，以 mol/L（摩尔/升）表示者，其浓度要求精密标定的滴定液用"XXX 滴定液（YYY mol/L）"表示；作其他用途不需精密标定其浓度时，用"YYY mol/L XXX溶液"表示，以示区别。

（5）符号"%"表示百分比，系指重量的比例；但溶液的百分比，除另有规定外，系指溶液100ml 中含有溶质若干克；乙醇的百分比，系指在20℃时容量的比例。

缩写"ppm"表示百万分比，系指重量或体积的比例。

缩写"ppb"表示十亿分比，系指重量或体积的比例。

液体的滴，系在20℃时，以 1.0ml 水为20滴进行换算。

（6）溶液后标示的"（1→10）"等符号，系指固体溶质1.0g 或液体溶质1.0ml 加溶剂使成10ml 的溶液；未指明用何种溶剂时，均系指水溶液；两种或两种以上液体的混合物，名称间用半字线"-"隔开，其后括号内所示的"："符号，系指各液体混合时的体积（重量）比例。

（7）乙醇未指明浓度时，均系指95%（ml/ml）的乙醇。

（8）试验中供试品与试药等"称重"或"量取"的量，均以阿拉伯数字表示，其精确度可根据数值的有效数位来确定，如称取"0.1g"，系指称取重量可为0.06~0.14g；称取"2g"，系指称取重量可为1.5~2.5g；称取"2.0g"，系指称取重量可为1.95~2.05g；称取"2.00g"，系指称取重量可为

1.995～2.005g。

"精密称定"系指称取重量应准确至所取重量的千分之一;"称定"系指称取重量应准确至所取重量的百分之一;"精密量取"系指量取体积的准确度应符合国家标准中对该体积移液管的精密度要求;"量取"系指可用量筒或按照量取体积的有效数位选用量具。取用量为"约"若干时,系指取用量不得超过规定量的 ±10%。

(9)恒重,除另有规定外,系指供试品连续两次干燥或炽灼后称重的差异在0.3mg以下的重量;干燥至恒重的第二次及以后各次称重均应在规定条件下继续干燥1小时后进行;炽灼至恒重的第二次称重应在继续炽灼30分钟后进行。

(10)试验中规定"按干燥品(或无水物,或无溶剂)计算"时,除另有规定外,应取未经干燥(或未去水,或未去溶剂)的供试品进行试验,并将计算中的取用量按检查项下测得的干燥失重(或水分,或溶剂)扣除。

(11)试验中的"空白试验",系指在不加供试品或以等量溶剂替代供试液的情况下,按同法操作所得的结果;含量测定中的"并将滴定的结果用空白试验校正",系指按供试品所耗滴定液的量(ml)与空白试验中所耗滴定液的量(ml)之差进行计算。

2. 正文 《中国药典》各品种项下收载的内容为标准正文。正文系根据药物自身的理化与生物学特性,按照批准的处方来源、生产工艺、贮藏运输条件等所制定的、用以检测药品质量是否达到用药要求并衡量其质量是否稳定均一的技术规定。

3. 通则 通则主要收载制剂通则、通用检测方法和指导原则。制剂通则系按照药物剂型分类,针对剂型特点所规定的基本技术要求;通用检测方法系各正文品种进行相同检查项目的检测时所应采用的统一的设备、程序、方法及限度等;指导原则系为执行药典、考察药品质量、起草与复核药品标准等所制定的指导性规定。

(三)《中国药典》索引和查阅

为了方便使用和检索,《中国药典》均附有索引。《中国药典》除了中文品名目次是按中文笔画及起笔笔形顺序排列外,书末分列有中文索引和英文索引。中文索引按汉语拼音顺序排列,英文索引按英文名称首个字母顺序排列。索引可供方便快速地查阅药典中的有关内容。

四、能力训练

(一)操作条件

用具:《中国药典》二部,《中国药典》四部。

(二)安全及注意事项

注意应使用现行版的《中国药典》。

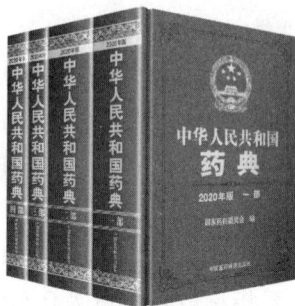

图 B-1 中华人民共和国药典2020年版

（三）操作过程

序号	步骤	操作方法及说明	质量标准
1	查阅溶解度试验方法	从《中国药典》（二部）凡例中，查阅溶解度试验方法	《中国药典》®（二部）凡例
2	查阅阿米卡星质量标准	从《中国药典》（二部）正文中，分别按中文笔画、中文索引和英文索引，查阅阿米卡星质量标准	《中国药典》（二部）正文
3	查阅片剂重量差异检查方法	从《中国药典》（四部）制剂通则中，查阅重量差异检查方法	《中国药典》（四部）通则
4	查阅崩解时限检查方法	从《中国药典》（四部）通用检测方法中，查阅崩解时限检查方法	《中国药典》（四部）通则

【问题情境一】检验员查阅某项内容（如崩解时限检查方法）时，是从凡例、正文和通则（制剂通则、通用检测方法和指导原则）中哪一部分进行查找？

答：首先要认真学习中国药典凡例、正文、通则（制剂通则、通用检测方法和指导原则等）和索引，熟悉凡例、正文和通则中的内容，再进行相关内容的查阅。如崩解时限检查属于通用技术，应在《中国药典》四部通则部分进行查找。

【问题情境二】《中国药典》中正文品种标准与凡例、通则的关系？

答：国家药品标准由凡例与正文及其引用的通则共同构成。凡例是对《中国药典》正文、通则与药品质量检定有关的共性问题的统一规定；通则主要收载制剂通则、通用检测方法和指导原则。在凡例和通则中已经规定的共性、通用的内容，在正文品种标准中不再规定。

（四）学习结果评价

序号	评价内容	评价标准	评价结果（是/否）
1	药品质量标准的概念	能正确理解药品质量标准的定义；能掌握药品质量标准的内容	
2	中国药典的内容	熟悉中国药典凡例、正文品种和通则	
3	中国药典相关内容的查阅和使用	能利用索引，自行查阅药典相关内容，并在规定的时间内完成	

五、课后作业

1. 化学原料药质量标准中的项目主要包括哪些？其中检查项主要包括哪些？

2. 《中国药典》凡例、正文品种和通则的主要内容分别是什么？

（王　建）

B-1-2　能正确掌握《中国药典》通用检测方法

紫外-可见分光光度法

PPT

一、核心概念

1. 紫外-可见分光光度法（ultraviolet visible spectrophotometry；UV-Vis）　在190~800nm波长范围内测定物质的吸光度，用于鉴别、杂质检查及含量测定的分析方法。

2. 光谱带宽（spectral band width；SBW）　从单色器射出的单色光谱线强度轮廓曲线的1/2高度处的谱带宽度，表征仪器的光谱分辨率，与狭缝宽度、分光元件、准直镜的焦距等有关。

二、学习目标

1. 掌握用紫外-可见分光光度法鉴别药物真伪、检查杂质及药物含量测定的基本原理及仪器性能检定；掌握紫外-可见分光光度计仪器类型、开关机、参数设置及定性定量的操作规范及注意事项；

2. 能根据《药品记录与数据管理要求》，正确填写检验原始记录及检验报告书。

三、基本知识

（一）概述

紫外-可见分光光度法是《中国药典》收载最早的仪器法之一，测定灵敏度可达 $10^{-7} \sim 10^{-4} \text{g/ml}$ 或更低范围，适于微量和痕量组分分析。其相对误差可 <1%，仪器价格较低，操作简便，易于维护保养，在药品检验中广泛使用。

《中国药典》2020 年版（一部）中 16 个品种的鉴别、4 个品种的检查及 61 个品种的含量测定；二部中 852 个品种的鉴别、601 个品种的检查及 307 个品种的含量测定采用紫外-可见分光光度法。

（二）原理

1. 朗伯-比尔（Lambert-Beer）定律

$$A = -\lg T = E_{1\text{cm}}^{1\%} cl$$

朗伯-比尔定律是吸收光谱法的基本定律。式中：A 为吸光度（定量时 A 的范围一般为 0.3 ~ 0.7）；T 为透光率，%；$E_{1\text{cm}}^{1\%}$ 为一定波长处物质的物理常数百分吸收系数；c 为溶液的浓度，g/100ml；l 为吸收池的厚度，一般为 1cm。

2. 影响朗伯-比尔定律的因素 化学因素或仪器变化可引起数据偏离 Lambert-Beer 定律。如溶质间或溶质与溶剂的缔合及溶质解离等引起溶质浓度变化；非单色入射光、狭缝宽度效应和杂散光等仪器因素，影响吸光度的测定。

（三）仪器类型

紫外-可见分光光度计分为单光束及双光束 2 类。单光束紫外-可见分光光度计价格便宜，但操作繁琐，光源波动、杂散光难抵消，误差大，绘制图谱不方便。双光束紫外-可见分光光度计操作简便、测量快速、自动化程度高。

近几年，紫外-可见分光光度计在以下 3 个方面有所改进。

（1）单光束紫外-可见分光光度计改进了扫描机构，扫描速度显著加快，最快可达 30000nm/min，实现了全波段的自动扫描，性价比提高而重新受到青睐。

（2）光学系统采用全息光栅，消除像差技术，采用双单色器色散元件的组合，降低了杂散光，提高了分辨率；将吸光度值扩展至 3 ~ 5A，负值也可测出。

（3）检测器采用光二极管阵列，具有光谱响应宽、数字化扫描准确及性能稳定等优点。

（四）仪器性能确认

紫外-可见分光光度计应按国家计量检定规程 JJG 178-2007 定期检定，一般不超过 1 年。

紫外-可见分光光度计在使用中应检验通用技术要求、波长示值误差与重复性（波长准确度）、噪声与漂移、透射比示值误差与重复性（吸光度准确度）、杂散光及吸收池的配套性。在测定过程中对波长准确度及吸光度准确度随时校正，现代仪器一般均有开机自检功能。

1. 通用技术要求 通用技术要求包括安全性能（绝缘电阻 ≥20MΩ）、标志、外观及吸收池（不得有裂纹，透光面应清洁，无划痕和斑点）。

2. 波长准确度 环境因素影响仪器的机械部分，导致波长略有波动，应定期对仪器进行全面校正检定，且测定前校正测定波长。

（1）波长最大允差

级别 \ 波长	190～340nm	340～900nm
I	±0.3nm	±0.5nm
II	±0.5nm	±1.0nm
III	±1.0nm	±4.0nm
IV	±2.0nm	±6.0nm

（2）波长重复性

级别 \ 波长	190～340nm	340～900nm
I	≤0.1nm	≤0.2nm
II	≤0.2nm	≤0.5nm
III	≤0.5nm	≤2.0nm
IV	≤1.0nm	≤3.0nm

（3）波长准确度的检定 根据仪器选择标准物质，可供选择的标准物质有低压石英汞灯、氧化钬滤光片、氧化钬溶液、标准干涉滤光片、镨铒滤光片及仪器的氘灯。

根据仪器波长范围选择测量波长，每间隔100nm至少选择一个波长检定点。

自动扫描仪器根据选择的检定波长设定仪器的波长扫描范围、常用光谱带宽、慢速扫描、小于仪器波长重复性指标的采样间隔。使用溶液或滤光片标准物质时，采用透射比或吸光度测量方式，根据设定的扫描参数用空气做空白进行仪器的基线校正，用挡光板进行暗电流校正，然后将标准物质垂直置于样品光路中，设置合适的记录范围，连续扫描3次，分别检出透射比或吸光度峰值波长 λ_i。

波长示值误差的计算：$\triangle\lambda = \overline{\lambda} - \lambda_n$

式中，$\overline{\lambda}$ 为3次测量的平均值；λ_n 为波长标准值。

波长重复性的计算：$\delta_\lambda = \lambda_{max} - \lambda_{min}$

式中，λ_{max}、λ_{min} 分别为3次测量波长的最大值与最小值。

3. 吸光度准确度

（1）透射比最大允差（%）

级别 \ 波长	190～340nm	340～900nm
I	±0.3	±0.3
II	±0.5	±0.5
III	±1.0	±1.0
IV	±2.0	±2.0

（2）透射比重复性（%）

级别 \ 波长	190～340nm	340～900nm
I	≤0.1	≤0.1
II	≤0.2	≤0.2
III	≤0.5	≤0.5
IV	≤1.0	≤1.0

（3）吸光度准确度的检定　用标准物质（质量分数为 0.06000/1000 重铬酸钾的 0.001mol/L 高氯酸溶液）或紫外光区透射比滤光片及标准吸收池，分别在 235、257、313、350nm 处测量透射比 3 次。

用透射比标称值为 10%、20%、30% 的光谱中性滤光片，分别在 440、546、635nm 处，以空气为参比，测量透射比 3 次。

透射比示值误差计算：$\triangle T = \overline{T} - T_n$

式中，$\overline{T}$ 为 3 次测量的平均值；T_n 为透射比标准值。

透射比重复性的计算：$\delta_T = T_{max} - T_{min}$

式中，T_{max}、T_{min} 分别为 3 次测量透射比的最大值与最小值。

4. 杂散光　190～340nm 用浓度为 10.0g/L 的碘化钠标准溶液（或截止滤光片）于 220nm，340～900nm 用浓度为 50.0g/L 的亚硝酸钠标准溶液于 360nm（钨灯），1cm 标准石英吸收池，蒸馏水做参比，光谱带宽 2nm 测量其透射比示值。340～900nm 棱镜式仪器用截止滤光片在波长 420nm 处，以空气为参比，测量其透射比值。杂散光应符合下表：

级别　　　　波长	190～340nm		340～900nm
	220nm	360nm	420nm
I	≤0.1	≤0.1	≤0.2
II	≤0.2	≤0.2	≤0.5
III	≤0.5	≤0.5	≤1.0
IV	≤1.0	≤1.0	≤2.0

5. 吸收池的配套性

名称	波长	介质	配套误差
玻璃杯 G	440nm	蒸馏水	透射比差值≤0.3%（国标0.5%）
石英杯 QorS	220nm	蒸馏水	

按上述波长和介质，将一个比色皿的透射比调至 100%（空气参比），测量另一比色皿透射比。

（五）定性及定量方法

1. 定性鉴别　化合物的紫外吸收光谱吸收带少，采用本法定性鉴别有一定的局限性，专属性差。图谱相同可能为同一化合物；图谱不同为不同化合物。

通常采用与对照品图谱、标准图谱对照；对比吸收光谱特征数据（最大吸收波长、最小吸收波长、肩峰、吸收系数等）；对比吸光度比值鉴别药物。

维生素 B_{12} 为维生素中唯一含金属离子的配位化合物，显深红色。《中国药典》（2020 年版）中维生素 B_{12} 注射液采用本法鉴别：避光操作。供试品溶液：精密量取本品适量，用水定量稀释成每 1ml 中约含维生素 B_{12} 25μg 的溶液，照紫外－可见分光光度法（通则 0401）测定，在 361nm 与 550nm 的波长处有最大吸收；361nm 波长处的吸光度与 550nm 波长处的吸光度的比值应为 3.15～3.45。

2. 纯度检查　化合物与杂质的吸收光谱有差异时，可用于杂质检查，检测的灵敏度取决于二者吸收系数的差异程度。

《中国药典》（2020 年版）中维生素 C 片溶液颜色的检查用本法：取本品细粉适量（相当于维生素 C 1.0g），加水 20ml，振摇使维生素 C 溶解，滤过，滤液照紫外－可见分光光度法（通则 0401）测定，在 440nm 的波长处测定吸光度，不得过 0.07。

3. 定量方法　常用于结构中含有共轭体系药物制剂及不能用容量法且质量标准要求不高于原料药

的含量测定。有些药物在可见区本身没有吸收，但在一定条件下加入显色试剂或经过处理显色后，能对可见光产生吸收，也可用本法测定含量。如酸性染料比色法、四氮唑比色法、异烟肼比色法等。定量测定时通常选择最大吸收波长处测定吸光度，然后与一定浓度的对照品溶液的吸光度比较或采用吸收系数法计算被测物质的含量。

《中国药典》中紫外－可见分光光度法定量的方法包括对照品比较法、吸收系数法、计算分光光度法和比色法四种，其中前两种最常用。供试品与对照品均需取2份，要求2份原料药的相对平均偏差应≤0.5%，2份制剂的相对平均偏差应≤1.0%。

（1）对照品比较法　按各品种项下的方法，分别配制供试品溶液和对照品溶液。对照品溶液中所含被测成分的量应为供试品溶液中被测成分规定量的100%±10%，所用溶剂也应完全一致，在规定的波长处测定供试品溶液和对照品溶液的吸光度，计算出供试品溶液中被测溶液的浓度。测定时要求狭缝宽度的调整、吸收池的位置和校正及透光率水平应一致。本法比吸收系数法准确，但检测成本高。

$$\frac{A_{供}}{A_{对}} = \frac{C_{供}}{C_{对}}$$

式中，$A_{供}$、$A_{对}$分别为供试品和对照品溶液的吸光度；$C_{供}$、$C_{对}$分别为供试品和对照品溶液的浓度，要求单位统一。

《中国药典》（2020年版）中奋乃静片采用本法测定含量，详见E－3－2。

（2）吸收系数法　按各品种项下的方法配制供试品溶液，在规定的波长处测定其吸光度，再以该品种在规定条件下的吸收系数计算含量。用本法测定时，吸收系数通常应大于100，并注意仪器的校正和检定。《中国药典》中该法所占比重大于对照品比较法。

《中国药典》（2020年版）中维生素B_{12}注射液采用本法测定含量：避光操作。供试品溶液：精密量取本品适量，用水定量稀释成每1ml中约含维生素B_{12}25μg的溶液，照紫外－可见分光光度法（通则0401）测定，在361nm的波长处测定吸光度，按$C_{63}H_{88}CoO_{14}P$的吸收系数（$E_{1cm}^{1\%}$）为207计算，即得。本品含维生素B_{12}（$C_{63}H_{88}CoO_{14}P$）应为标示量的90.0%～110.0%。

（3）计算分光光度法　计算分光光度法有多种，使用时应按各品种项下规定的方法进行。当吸光度处在吸收曲线的陡然上升或下降的部位测定时，波长的微小变化可能对测定结果造成显著影响，故对照品和供试品的测试条件应尽可能一致。因此，计算分光光度法一般不宜用作含量测定。只有少数药品用本法，如维生素A的含量测定。测定前应对仪器进行仔细的校正和检定。

（4）比色法　供试品本身在紫外－可见区没有强吸收，或在紫外区虽有吸收，但为了避免干扰或提高灵敏度，可加入适当的显色剂显色后，使反应产物的最大吸收移至可见区，这种测定方法称为比色法。用比色法测定时，由于显色时影响显色深浅的因素较多，应取供试品与对照品或标准品同时操作。除另有规定外，比色法所用的空白试剂系指用同体积的溶剂代替对照品或供试品溶液，然后依次加入等量的相应试剂，并用同样方法处理。当吸光度与浓度关系线性关系不好时，应取数份梯度量对照品溶液，用溶剂补充至同一体积，显色后测定各份溶液的吸光度，然后以吸光度与相应的浓度绘制标准曲线，再根据供试品的吸光度在标准曲线上查相应的浓度，求出含量。比色法在食品及中药检测中应用较多，化学药品很少应用。

四、能力训练

（一）操作条件

1. 仪器和用具　紫外－可见分光光度计、石英比色杯、挡光板。

2. 试药和试剂　维生素B_{12}注射液、维生素C片、纯化水。

（二）安全及注意事项

1. 吸收池的使用　取吸收池时，手指拿毛玻璃面的两侧。装样品溶液的体积以池体积的4/5为度，使用挥发性溶液时应加盖，透光面要用擦镜纸由上而下擦拭干净，检视应无残留溶剂。为防止溶剂挥干后，溶质残留在杯子的透光面。可先用蘸有空白溶剂的擦镜纸擦拭，然后再用干擦镜纸拭净。吸收池放入样品室时应注意每次放入方向相同。吸收池有产品分类代号标志的为进光方向；标箭头方向的为出光方向。

2. 保护眼睛 操作中不要把眼对着光源。紫外线主要作用于细胞的 DNA，造成光化学损伤，最终可导致细胞死亡或基因突变。紫外线入射到人眼时，波长 200～280nm 的紫外线主要被角膜吸收，可产生角膜上皮细胞脱落，角膜结膜水肿等变化，更严重的情况可导致结膜黄斑，眼球表面鳞状细胞肿瘤。波长 280～400nm 的紫外线可穿透角膜层并被晶状体吸收，严重时可造成晶状体混浊。可见光辐射的危害主要有灼伤、红斑效应、白内障等。

3. 空白溶剂 除另有规定外，应以配制供试品溶液的同批溶剂为空白对照。

4. 测定波长 除另有规定外，在规定的吸收峰波长 ±2nm 内测试几个点的吸光度，或由仪器在规定波长附近自动扫描测定，以核对供试品的吸收峰波长位置是否正确。吸收峰波长应在该品种项下规定波长的 ±2nm 内，并以吸光度最大的波长作为测定波长。设置仪器参数时注意换灯波长应远离测定波长，因为在换灯波长处容易产生肩峰。

5. 仪器光谱带宽 仪器的光谱带宽应选择最大吸光度值所对应的光谱带宽。对于《中国药典》2020 年版中采用紫外－可见分光光度法测定的大部品种，光谱带宽一般为 2nm。

光谱带宽是指从单色器射出的单色光（实际是一条光谱带）谱线强度轮廓曲线的 1/2 高度处的谱带宽度。它表征仪器的光谱分辨率，与狭缝宽度、分光元件（光栅或棱镜的线色散倒数）、准直镜的焦距等有关。许多国外高档的仪器全用光谱带宽表示仪器的分辨率。光谱带宽的选择，应以减小狭缝宽度时供试品的吸光度不再增大为准。

连续可变狭缝的紫外－可见分光光度计使用时需校正光谱带宽。

6. 溶液的 pH 当溶液的 pH 值对测定结果有影响时，应将供试品溶液和对照品溶液的 pH 调成一致。

7. 称量要求 配制溶液时稀释转移次数应尽可能少，转移稀释时所取容积一般应不少于 5ml。吸收系数检查也应称取供试品 2 份，平行操作，2 份的相对平均偏差应在 ±0.5% 以内。

8. 样品室 测定时样品室的盖子应关严，否则，易引入过多的杂散光，使吸光度值下降。

9. 保护仪器 关机前，确保仪器的附件选择与实际相符，否则下次开机无法通过初始化。仪器长期不用时，要保证每月开机通电一次，做好养护工作。

（三）操作过程

序号	步骤	操作方法及说明	质量标准
1	开机前检查	开机前确认紫外－可见分光光度计光路里无异物	光路里应无异物；有异物取出异物
2	开机	先开仪器电源开关，点击工作站图标，仪器开始初始化自检；仪器初始化时不能打开样品室的盖子	自检通过，合则仪器无法工作
3	预热	按仪器说明书预热	预热后光源稳定
4	选择工作室模块	根据实验目的选择光度测量、光谱扫描等模块	鉴别、核对化合物的最大吸收波长时选择光谱扫描；检查及定量测定时选择光度测量
5	暗电流校正	仪器属于新安装、维修过、搬动过的状态；环境温度变化过大；做高吸光度样品；怀疑数据有误时；正常情况下，每 2～3 个月需重新校正暗电流，校正时将挡光板放入供试品的光路中	消除仪器部分噪声带来的误差
6	参数设置	根据标准设定波长、光度模式、光谱带宽、换灯波长；波长范围、扫描速度、扫描间隔等参数	参数要符合要求

续表

序号	步骤	操作方法及说明	质量标准
7	校零或校基线	将装入空白溶液的2个吸收池放入仪器中校零或校基线	排除溶剂、容器的吸收，光的散射和界面反射等对测定结果的影响
8	测吸光度或扫描图谱	倒出供试品光路中吸收池的空白溶液，用供试品溶液冲洗3次。装入4/5高度的供试品溶液，置供试品光路中	得到3次吸光度值或扫描光谱图
9	图谱处理	选中图谱文件，点击工具栏上的峰值检出	自动显示最大、最小吸收波长及相应的吸光度值
10	关机	退出工作站，关闭仪器及电脑电源；取出吸收池	仪器及电脑全部关机
11	原始记录及报告书	正确填写原始记录及报告书；数据处理正确	原始记录要符合《药品记录与数据管理要求》

【问题情境一】检测过程中，发现光谱带宽5nm处的吸光度值＞2nm处的吸光度值，如何处理？

答：重新校正暗电流。

【问题情境二】检测过程中，由于未及时清洗吸收池，导致吸收池较脏，如何处理？

答：用硫酸：发烟硝酸（3∶1，V/V）混合液稍加浸泡，洗净备用。如用铬酸钾洗液清洗时，吸收池不宜在洗液中长时间浸泡（铬酸钾结晶会损坏吸收池的光学表面），并充分用水冲洗，以防铬酸钾吸附于吸收池表面。

（四）学习结果评价

序号	评价内容	评价标准	评价结果（是/否）
1	掌握用紫外–可见分光光度法鉴别药物真伪、检查杂质及药物含量测定的基本原理及仪器性能检定	能根据图谱判断药物的真伪；判断药物杂质限量；计算药物含量	
2	掌握紫外–可见分光光度计仪器类型、开关机、参数设置及定性定量的操作规范及注意事项	能根据工作任务，合理设置参数，独立完成相关检验任务	
3	能正确填写检验原始记录及报告书	正确填写原始记录及报告书	

五、课后作业

1. 甲硝唑紫外–可见分光光度法鉴别法规定：取吸收系数项下的溶液，照紫外–可见分光光度法测定，在277nm的波长处有最大吸收，在241nm的波长处有最小吸收。请问：设置参数时，如何选择波长范围、扫描速度、扫描间隔？

2. 取对乙酰氨基酚约40mg，精密称定2份，分别为0.0410g、0.0422g，置250ml量瓶中，加0.4%氢氧化钠溶液50ml溶解后，加水至刻度，摇匀，精密量取5ml，置100ml量瓶中，加0.4%氢氧化钠溶液10ml，加水至刻度，摇匀，照紫外–可见分光光度法，在257nm的波长处测定吸光度，2份吸光度扣掉空白值后的平均值分别为0.576、0.598，按 $C_8H_9NO_2$ 的吸收系数（$E_{1cm}^{1\%}$）为715计算，即得。计算对乙酰氨基酚的含量，并判断是否符合规定。（干燥失重结果为0.3%；按干燥品计算，含 $C_8H_9NO_2$ 应为98.0%~102.0%）

（甄会贤）

红外分光光度法

一、核心概念

1. 红外线 波长介于微波与可见光之间的电磁波，波长在0.78~1000μm，为非可见光。根据波长

PPT

不同，红外线分为：①近红外线，波长为 0.78 ~ 2.5 μm；②中红外线，波长为 2.5 ~ 25 μm；③远红外线，波长为 25 ~ 1000 μm。

2. 红外分光光度法　在 4000 ~ 400 cm^{-1} 波数（波长 2.5 ~ 25 μm）范围内测定物质的吸收光谱，用于化合物的鉴别、检查或含量测定的方法。所用的仪器为红外光谱仪。

二、学习目标

1. 熟悉红外光谱仪的原理，能正确操作红外光谱仪进行药品鉴别或含量测定。

2. 能正确处理红外分光光度法试验数据并对试验结果做出判断；能正确书写红外分光光度法原始记录和检验报告书，并及时报告异常情况。

三、基本知识

（一）红外分光光度法测定与红外光谱仪工作的基本原理

1. 红外分光光度法测定的原理　红外光谱是由物质分子的振动和转动能级跃迁所产生的光谱，除部分光学异构体及长链烷烃同系物外，几乎没有两个化合物具有相同的红外光谱，据此可以对化合物进行定性和结构分析；化合物对红外辐射的吸收程度与其浓度的关系符合朗伯－比尔定律，是红外分光光度法定量分析的依据。

2. 红外光谱仪的基本工作原理　用一定频率的红外线聚焦照射被分析的试样，如果分子中某个基团的振动频率与照射红外线相同就会产生共振，这个基团就吸收一定频率的红外线，把分子吸收的红外线的情况用仪器记录下来，便能得到全面反映试样成分特征的光谱，从而推测化合物的类型和结构。红外光谱法主要是进行定性分析，但随着比例记录电子装置的出现，也能迅速而准确地进行定量分析。

（二）红外光谱仪的发展和使用

1. 红外光谱仪的发展　红外光谱仪发展共经历三代，第一代是棱镜，第二代是光栅，第三代是目前使用最普遍的傅里叶红外光谱仪。

傅里叶红外光谱仪由光源（硅碳棒、高压汞灯）、Michellson 干涉仪、检测器、计算机和记录仪组成。工作原理如下：由光源发出的红外光经准直为平行红外光束进入干涉仪系统，经干涉仪调制后得到一束干涉光，干涉光通过样品获得含有光谱信息的干涉光，到达检测器，由检测器将干涉光信号变为电信号，此干涉信号为一时间函数，系统根据干涉信号绘出干涉图。这种含有光谱信息的干涉图，难以进行光谱分析。通过模/数转换器进入计算机，由计算机进行傅里叶变换，即可获得以波数为横坐标的红外光谱图，即频域光谱图。并通过数/模转换器进入绘图仪绘出光谱图，如图 B－2 所示。

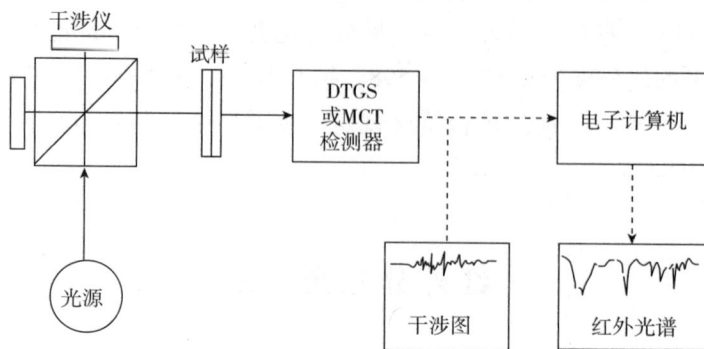

图 B－2　傅里叶红外光谱仪工作原理

2. 仪器的校正 可使用傅里叶变换红外光谱仪或色散型红外分光光度计。用聚苯乙烯薄膜（厚度约为 0.04mm）校正仪器，绘制其光谱图，用 3027cm^{-1}、2851cm^{-1}、1601cm^{-1}、1028cm^{-1}、907cm^{-1} 处的吸收峰对仪器的波数进行校正。傅里叶变换红外光谱仪在 3000cm^{-1} 附近的波数误差应不大于 ±5cm^{-1}，在 1000cm^{-1} 附近的波数误差应不大于 ±1cm^{-1}。

用聚苯乙烯薄膜校正时，仪器的分辨率要求在 3110~2850cm^{-1} 范围内应能清晰地分辨出 7 个峰，峰 2851cm^{-1} 与谷 2870cm^{-1} 之间的分辨深度不小于 18% 透光率，峰 1583cm^{-1} 与谷 1589cm^{-1} 之间的分辨深度不小于 12% 透光率。仪器的标称分辨率，除另有规定外，应不低于 2cm^{-1}。

3. 样品的制备

（1）固体试样 可采用压片法、石蜡糊法和薄膜法。以下主要介绍压片法。

一般红外测定用的窗片为直径 13mm、厚度约 1mm 的小片，取样品（约 1mg）与干燥的溴化钾（KBr，约 200mg）在玛瑙研钵中混合均匀，充分研磨后（使颗粒达到约 2μm），将混合物均匀地放入固体压片模具的顶模和底模之间，使铺展均匀，然后把模具放入压力机中，抽真空约 2 分钟，加压至 8~10T/cm 左右，保持压力 2~5 分钟，撤去压力并放气后，即可得到透明或均匀半透明的窗片。目视检测，片子应呈透明状，其中样品分散均匀，并无明显的颗粒状样品。取出窗片，将其装入固体样品测试架中。

（2）液体试样 可采用液膜法和液体池法。

①液膜法 沸点较高的试样，可直接滴在两片 KBr 窗片之间形成液膜进行测试。取两片 KBr 窗片，用丙酮棉花清洗其表面并晾干。在一窗片上滴 1 滴试样，另一窗片压于其上，装入到可拆式液体样品测试架中进行测定。

②液体池法 沸点较低、挥发性较大的试样或黏度小且流动性较大的高沸点样品注入封闭液体池中进行测试，液层厚度一般为 0.01~1mm。

（三）红外分光光度法的应用

1. 原料药鉴别 除另有规定外，应按照国家药典委员会编订的《药品红外光谱集》各卷收载的各光谱图所规定的方法制备样品。具体操作技术参见《药品红外光谱集》的说明。

2. 制剂鉴别 品种鉴别项下应明确规定制剂的前处理方法，通常采用溶剂提取法。提取时应选择适宜的溶剂，以尽可能减少辅料的干扰，避免导致可能的晶型转变。提取的样品再经适当干燥后依法进行红外光谱鉴别。

3. 多组分原料药鉴别 不能采用全光谱比对，可选择主要成分的若干个特征谱带，用于组成相对稳定的多组分原料药的鉴别。

4. 晶型、异构体限度检查或含量测定 供试品制备和具体测定方法均按《中国药典》2020 版各品种项下有关规定操作。

四、能力训练

（一）操作条件

1. 仪器和用具

（1）红外光谱仪 可选用傅里叶变换红外光谱仪或色散型红外分光光度计。

（2）电子天平 感量应不低于 0.1mg。

（3）药匙 用于取用药物粉末或小颗粒状的固体试剂。

（4）玛瑙研钵 由天然玛瑙制作而成，玛瑙研钵本身硬度大，把样品研细的同时，自身没有损耗，所以不会污染样品。

2. 试剂和药品

（1）溴化钾（KBr）　KBr 晶体是红外光谱测试波段最透明（即没有吸收峰、有一个小吸收峰但强度很小）的材料之一，价格便宜易得，不易潮解，具有一定的机械强度，适宜于加工成窗片。

（2）维生素 B$_6$　原料药，用于鉴别试验。

（二）安全及注意事项

（1）红外实验室的温度应控制在 15～30℃，相对湿度应小于 65%，适当通风换气以免积累过量的二氧化碳和有机溶剂蒸气。

（2）由于各种型号的仪器性能不同，供试品制备时研磨程度的差异或吸水程度不同等原因，均会影响光谱的形状。因此，进行光谱比对时，应考虑各种因素可能造成的影响。

（3）采用压片法时应注意如下几点：①所用的 KBr 在中红外区应无明显的干扰吸收，应预先研细，过 200 目筛，并在 120℃干燥 4 小时后分装并在干燥器中保存备用；②供试品研磨应适度，通常以粒度 2μm 左右为宜。供试品过度研磨有时会导致晶格结构破坏或者晶型转化；力度不够细则易引起光散射能量损失，使整个光谱基线倾斜，甚至严重变形，该现象在压片法及糊法中最易发生；③ KBr 对钢制模具表面的腐蚀性很大，模具用后需及时清洗干净，然后放入干燥器中。

（三）操作过程

鉴别维生素 B$_6$ 的操作步骤及质量标准见下表。

序号	步骤	操作方法及说明	质量标准
1	开机前准备	开机前检查实验室电源、温度和湿度等环境条件	电压稳定，温度控制在 15～30℃，相对湿度应小于 65%
2	开机	接通电源开机，自检通过后仪器需预热 30 分钟；开启电脑，运行操作软件，设定适当的操作技术参数	先开仪器再开电脑；查阅《药品红外光谱集》中的规定设定参数
3	样品制备	取维生素 B$_6$ 粉末 1mg，加入干燥的 KBr 约 200mg，在玛瑙研钵中混合均匀，压制样品片，同时制备空白窗片	目视检测，片子应呈透明状，且样品分散均匀
4	样品扫描测定	首先将空白片放入样品室的光路中，再将样品片放入样品室的光路中，分别扫描得到样品谱图	
5	结果判断	将所得到的样品图谱与对照图谱（《药品红外光谱集》448）比较，并对结果进行判断	比较样品图谱和对照图谱全谱谱形、谱带和主要谱带的强度是否一致
6	关机	移走测试架上的样品并进行清洁；关闭软件、仪器电源和计算机，并盖上仪器防尘罩	模具应清洗干净，关机顺序为软件－仪器－电脑，不能颠倒

【问题情境一】扫描得到的样品图谱最强吸收峰的透光率太大（如大于 30%），是什么原因？反之，如果最强吸收峰透光率为 0%，且为平头峰，是什么原因？该如何解决？

答：以上现象为样品浓度不恰当所致。如果最强吸收峰的透光率太大，则说明样品浓度太低。如最强吸收峰透光率为 0%，则说明样品浓度太高，此时均应调整样品浓度后重新测定。

【问题情境二】压好的 KBr 窗片上出现不透明的小白点，是什么原因，该如何解决？

答：目视检测，窗片应呈透明状，且样品分散均匀，如果出现小白点则说明试样有未研细的小粒子，需重新研磨压片。

【问题情境三】压好的 KBr 窗片整个片子不透明，是什么原因？该如何解决？

答：可能的原因有两个：第一，药物和 KBr 混合物粉末用量太大，片子太厚，所以不透明；解决的办法，减少压片所用混合物粉末的量；第二，压力不够及分散不好所致；解决的办法，重新研磨或压制，使其分散均匀，并适当加大压力。

（四）学习结果评价

序号	评价内容	评价标准	评价结果（是/否）
1	熟悉红外光谱仪的原理，能正确操作红外光谱仪进行药品鉴别或含量测定	正确操作仪器、正确处理样品和设置参数、正确采集数据和记录图谱	
2	能正确处理红外分光光度法试验数据并对试验结果做出判断	正确计算药品含量或正确判断样品图谱是否与对照图谱一致，并判断其是否符合规定	
3	能正确书写红外分光光度法原始记录和检验报告书，并及时报告异常情况	详细记录所使用的仪器型号和测定条件，规范书写原始记录和报告书，报告并分析异常情况	

五、课后作业

1. 红外分光光度法样品制备的方法有：固体试样可采用_____、_____和_____；液体试样可采用_____和_____。

2. 请完成红外分光光度法操作的过程

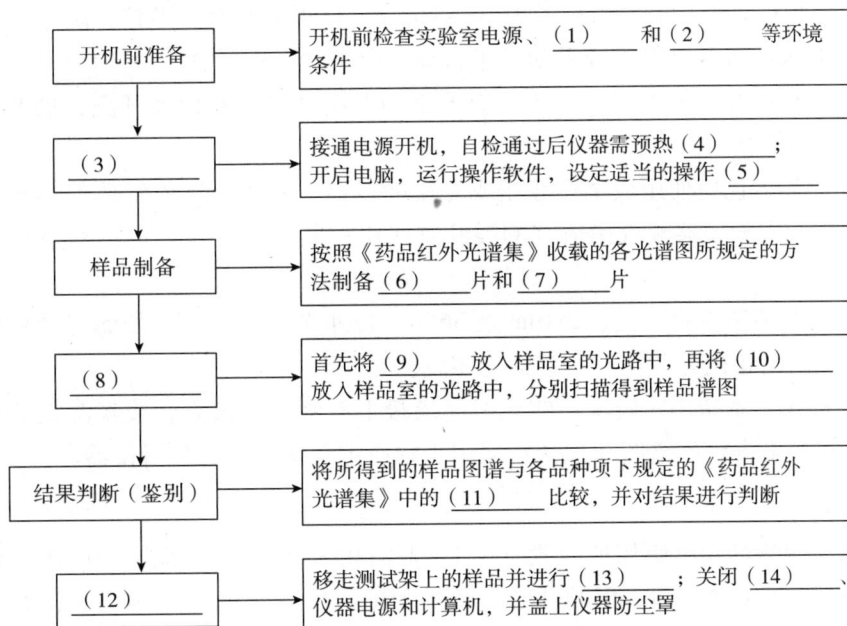

（焦豪妍）

薄层色谱法

PPT

一、核心概念

1. 薄层色谱法 将供试品溶液点于薄层板上，在展开容器内用展开剂展开，使供试品所含成分分离，所得色谱图与适宜的标准物质按同法所得的色谱图对比，亦可用薄层色谱扫描仪进行扫描，用于鉴别、检查或含量测定。

2. 比移值（R_f） 从基线至展开斑点中心的距离与从基线至展开剂前沿的距离的比值。

$$R_f = \frac{基线至展开斑点中心的距离}{基线至展开剂前沿的距离}$$

二、学习目标

1. 熟悉薄层色谱法的原理，能采用薄层色谱法进行药品鉴别、杂质检查或含量测定。
2. 能正确处理薄层色谱法试验数据并对试验结果做出判断。
3. 能正确书写薄层色谱试验原始记录和检验报告书，并及时报告异常情况。

三、基本知识

（一）薄层色谱法简介

1. 薄层板　按支持物的材质分为玻璃板、塑料板或铝板等；按固定相种类分为硅胶薄层板、键合硅胶板、微晶纤维素薄层板、聚酰胺薄层板、氧化铝薄层板等。固定相中可加入黏合剂、荧光剂。硅胶薄层板常用的有硅胶 G、硅胶 GF$_{254}$、硅胶 H、硅胶 HF$_{254}$，其中 G、H 表示含或不含石膏黏合剂。F$_{254}$ 为在紫外光 254nm 波长下显绿色背景的荧光剂。按固定相粒径大小分为普通薄层板（10 ~ 40μm）和高效薄层板（5 ~ 10μm）。

保证色谱质量的前提下，可对薄层板进行特别处理和化学改性以适应分离的要求，可用实验室自制的薄层板。固定相颗粒大小一般要求粒径为 10 ~ 40μm。玻板应光滑、平整，洗净后不附水珠。

2. 点样器　一般采用微升毛细管或手动、半自动、全自动点样器材。

3. 展开容器　上行展开一般可用适合薄层板大小的专用平底或双槽展开缸，展开时须能密闭；水平展开用专用的水平展开槽。

4. 显色装置　喷雾显色应使用玻璃喷雾瓶或专用喷雾器，要求用压缩气体使显色剂呈均匀细雾状喷出；浸渍显色可用专用玻璃器械或用适宜的展开缸代用；蒸气熏蒸显色可用双槽展开缸或适宜大小的干燥器代替。

5. 检视装置　通常为装有可见光、254nm 及 365nm 紫外光光源及相应的滤光片的暗箱，可附加摄像设备供拍摄图像用，暗箱内光源应有足够的光照度。

6. 薄层色谱扫描仪　系指用一定波长的光对薄层板上有吸收的斑点，或经激发后能发射出荧光的斑点，进行扫描，将扫描得到的谱图和积分数据用于物质定性或定量的分析仪器。

（二）操作方法

1. 薄层板制备　市售薄层板临用前一般应在 110℃ 活化 30 分钟，聚酰胺薄膜不需活化。铝基片薄层板、塑料薄层板可根据需要剪裁，但须注意剪裁后的薄层板底边的固定相层不得有破损。如在存放期间被空气中杂质污染，使用前可用三氯甲烷、甲醇或二者的混合溶剂在展开缸中上行展开预洗，晾干，110℃ 活化，置干燥器中备用。

自制薄层板除另有规定外，将 1 份固定相和 3 份水（或加有黏合剂的水溶液，如 0.2% ~ 0.5% 羟甲基纤维素钠水溶液，或为规定浓度的改性剂溶液）在研钵中按同一方向研磨混合，去除表面的气泡后，倒入涂布器中，在玻璃板上平稳地移动涂布器进行涂布（厚度为 0.2 ~ 0.3mm），取下涂好薄层的玻璃板，置水平台上于室温下晾干后，在 110℃ 烘 30 分钟，随即置于有干燥剂的干燥箱中备用。使用前检查其均匀度，在反射光及透视光下检视，表面应均匀、平整、光滑，并且无麻点、无气泡、无破损及污染。

2. 点样　除另有规定外，在洁净干燥的环境中，用专用毛细管或配合相应的半自动、自动点样器械点样于薄层板上。一般为圆点状或窄细的条带状，点样基线距底边 10 ~ 15mm，高效板一般基线离底边 8 ~ 10mm。圆点状直径一般不大于 4mm，高效板一般不大于 2mm。接触点样时注意勿损伤薄层表面。条带状宽度一般为 5 ~ 10mm，高效板条带宽度一般为 4 ~ 8mm，可用专用半自动或自动点样器械喷雾法点样。点间距离可视斑点扩散情况以相邻斑点互不干扰为宜，一般不少于 8mm，高效板供试品间隔不少于5mm。

3. 展开　将点好供试品的薄层板放入展开缸中，浸入展开剂的深度为距原点5mm为宜，密闭。除另有规定外，一般上行展开8~15cm，高效薄层板上行展开5~8cm。溶剂前沿达到规定的展距，取出薄层板，晾干，待检测。

展开前如需要溶剂蒸气预平衡，可在展开缸中加入适量的展开剂，密闭，一般保持15~30分钟。溶剂蒸气预平衡后，应迅速放入载有供试品的薄层板，立即密闭，展开。如需使展开缸达到溶剂蒸气饱和的状态，则须在展开缸的内壁贴与展开缸高、宽同样大小的滤纸，一端浸入展开剂中，密闭一定时间，使溶剂蒸气达到饱和再如法展开。

必要时，可进行二次展开或双向展开，进行第二次展开前，应使薄层板残留的展开剂完全挥干。

4. 显色与检视　有颜色的物质可在可见光下直接检视，无色物质可用喷雾法或浸渍法以适宜的显色剂显色，或加热显色，在可见光下检视。有荧光的物质或显色后可激发产生荧光的物质可在紫外光灯（365nm或254nm）下观察荧光斑点。对于在紫外光下有吸收的成分，可用带有荧光剂的薄层板（如硅胶GF_{254}板），在紫外光灯（254nm）下观察荧光板面上的荧光物质淬灭形成的斑点。

5. 记录　薄层色谱图像一般可采用摄像设备拍摄，以光学照片或电子图像的形式保存，也可用薄层色谱扫描仪扫描或其他适宜的方式记录相应的色谱图。

（三）系统适用性试验

按各品种项下要求对实验条件进行系统适用性试验，即用供试品和标准物质对实验条件进行试验和调整，应符合规定的要求。

1. 比移值（R_f）　系指从基线至展开斑点中心的距离与从基线至展开剂前沿的距离的比值。

$$R_f = \frac{基线至展开斑点中心的距离}{基线至展开剂前沿的距离}$$

除另有规定外，杂质检查时，各杂质斑点的比移值R_f以在0.2~0.8之间为宜。

2. 检出限　系指限量检查或杂质检查时，供试品溶液中被测物质能被检出的最低浓度或量。一般采用已知浓度的供试品溶液或对照标准溶液，与稀释若干倍的自身对照标准溶液在规定的色谱条件下，在同一薄层板上点样、展开、检视，后者显清晰可辨斑点的浓度或量作为检出限。

3. 分离度（或称分离效能）　鉴别时，供试品与标准物质色谱中的斑点均应清晰分离。当薄层色谱扫描法用于限量检查和含量测定时，要求定量峰与相邻峰之间有较好的分离度，分离度（R）的计算公式为：

$$R = \frac{2(d_2 - d_1)}{(W_1 + W_2)}$$

式中，d_2——相邻两峰中后一峰与原点的距离；

　　　d_1——相邻两峰中前一峰与原点的距离；

　　　W_1及W_2——相邻两峰各自的峰宽。

除另有规定外，分离度应大于1.0。

在化学药品杂质检查的方法选择时，可将杂质对照品用供试品自身稀释的对照溶液溶解制成混合对照溶液，也可将杂质对照品用待测组分的对照品溶液溶解制成混合对照标准溶液，还可采用供试品以适当的降解方法获得的溶液，上述溶液点样展开后的色谱图中，应显示清晰分离的斑点。

4. 相对标准偏差　薄层扫描含量测定时，同一供试品溶液在同一薄层板上平行点样的待测成分的峰面积测量值的相对标准偏差应不大于5.0%；需显色后测定的或者异板的相对标准偏差应不大于10.0%。

（四）测定法

1. 鉴别　按各品种项下规定的方法，制备供试品溶液和对照标准溶液，在同一薄层板上点样、展开与检视，供试品色谱图中所显斑点的位置和颜色（或荧光）应与标准物质色谱图的斑点一致。必要时化学药品可采用供试品溶液与标准溶液混合点样、展开，与标准物质相应斑点应为单一、紧密斑点。

2. 限量检查与杂质检查　按各品种项下规定的方法，制备供试品溶液和对照标准溶液，并按规定的色谱条件点样、展开和检视。供试品溶液色谱图中待检查的斑点与相应的标准物质斑点比较，颜色（或荧光）不得更深；或照薄层色谱扫描法操作，测定峰面积值，供试品色谱图中相应斑点的峰面积值不得大于标准物质的峰面积值。含量限度检查应按规定测定限量。

化学药品杂质检查可采用杂质对照法、供试品溶液的自身稀释对照法或两法并用。供试品溶液除主斑点外的其他斑点与相应的杂质对照标准溶液或系列浓度杂质对照标准溶液的相应主斑点比较，不得更深，或与供试品溶液自身稀释对照溶液或系列浓度自身稀释对照溶液的相应主斑点比较，不得更深。通常应规定杂质的斑点数和单一杂质量，当采用系列自身稀释对照溶液时，也可规定估计的杂质总量。

3. 含量测定　照薄层色谱扫描法，按各品种项下规定的方法，制备供试品溶液和对照标准溶液，并按规定的色谱条件点样、展开、扫描测定。或将待测色谱斑点刮下经洗脱后，再用适宜的方法测定。

（五）薄层色谱扫描法

薄层色谱扫描法系指用一定波长的光照射在薄层板上，对薄层色谱中可吸收紫外光或可见光的斑点，或经激发后能发射出荧光的斑点进行扫描，将扫描得到的图谱及积分数据用于鉴别、检查或含量测定。可根据不同薄层色谱扫描仪的结构特点，按照规定方式扫描测定，一般选择反射方式，采用吸收法或荧光法。除另有规定外，含量测定应使用市售薄层板。

扫描方法可采用单波长扫描或双波长扫描。如采用双波长扫描，应选用待测斑点无吸收或最小吸收的波长为参比波长，供试品色谱图中待测斑点的比移值（R_f）、光谱扫描得到的吸收光谱图或测得的光谱最大吸收和最小吸收应与对照标准溶液相符，以保证测定结果的准确性。薄层色谱扫描定量测定应保证供试品斑点的量在线性范围内，必要时可适当调整供试品溶液的点样量，供试品与标准物质同板点样、展开、扫描、测定和计算。

薄层色谱扫描用于含量测定时，通常采用线性回归二点法计算，如线性范围很窄时，可用多点法校正多项式回归计算。供试品溶液和对照标准溶液应交叉点于同一薄层板上，供试品点样不得少于2个，标准物质每一浓度不得少于2个。扫描时，应沿展开方向扫描，不可横向扫描。

四、能力训练

（一）操作条件

1. 仪器和用具

（1）薄层板　可购买市售薄层板或采用一定比例的固定相和水溶液自制薄层板。

（2）展开缸　有平底和双槽展开缸两种，展开时须能密闭。

（3）定量毛细管（或自动点样器）　定量毛细管有 1μl、2μl、3μl、5μl 和 10μl 等多种规格，根据点样量选择。自动点样器分为自动和半自动两种，具有可重复点样、条带扩散小、重复性好、可以大容量点样、硅胶不会黏附针尖、避免样品损失等优点。

（4）喷雾瓶　有 30ml、50ml 和 100ml 等多种规格，喷雾瓶带有洗耳球作为打气球，喷雾均匀，雾点细。

（5）紫外分析仪　常用暗箱式紫外分析仪，可发射波长为 254nm 的短波紫外光和波长为 365nm 长波紫外光。

（6）薄层色谱扫描仪　用一定波长的光对薄层板上有吸收的斑点，或经激发后能发射出荧光的斑点，进行扫描，将扫描得到的谱图和积分数据用于物质定性或定量的分析仪器。

（7）电子天平　感量应不低于 0.1mg。

2. 试剂和药品

（1）甲苯咪唑片　片剂，用于鉴别试验。

（2）布洛芬　原料药，用于杂质检查。

（3）展开剂　应对所需成分有良好的溶解性；可使成分间分开；待测组分的 R_f 在 0.2～0.8 之间，定量测定在 0.3～0.5 之间；不与待测组分或吸附剂发生化学反应；沸点适中，黏度较小；展开后组分斑点圆且集中；混合溶剂最好用新鲜配制。

（4）显色溶剂　可以分成两大类：一类是检查一般有机化合物的通用显色剂；另一类是根据化合物分类或特殊官能团设计的专属性显色剂。

（二）安全及注意事项

（1）铺板前，所用玻璃板应洗净不挂水珠，干燥备用。

（2）铺板要均匀，厚度适宜，并于室温下晾干后在 110℃ 活化 30 分钟，置于有干燥剂的干燥箱或干燥器中备用。

（3）点样时几个样点要在一条直线上，点样基线距底边 10～15mm，高效板一般基线距底边 8～10mm；点样点一般为圆点，大小要合适（斑点直径一般不大于 4mm，高效板一般不大于 2mm）；点间距离可视斑点扩散情况以相邻斑点互不干扰为宜，一般不少于 8mm，高效板供试品间隔不少于 5mm。

（4）点样用的毛细管不能交叉使用。

（5）如果因溶液太稀，一次点样不够，需重复点样，则应待前次点样的溶剂挥发后方可重点，以防样点过大造成拖尾、扩散等现象，影响分离效果。

（6）点样结束待样点干燥后，方可进行展开。点样要轻，不可刺破薄层。

（7）将薄层板放入展开缸时，浸入展开剂的深度为距原点 5mm 为宜。

（8）除另有规定外，一般上行展开 8～15cm，高效薄层板上行展开 5～8cm，注意不能使溶剂上沿展开超出薄层板。

（三）操作过程

1. 甲苯咪唑片的鉴别　操作步骤及质量标准见下表。

序号	步骤	操作方法及说明	质量标准
1	制备薄层板	取洁净干燥的玻璃板，按照固定相（如硅胶 GF_{254}）：0.2% 羟甲基纤维素钠 1:3 的比例研磨均匀后，均匀涂布于玻璃板，在 110℃ 烘 30 分钟，随即置于有干燥剂的干燥箱中备用	薄层板表面硅胶厚度为 0.2～0.3mm，在反射光及透视光下检视，表面应均匀、平整、光滑，并且无麻点、无气泡、无破损及污染
2	供试液和对照品溶液的配制	取甲苯咪唑片的细粉适量（约相当于甲苯咪唑 20mg），加甲酸 2ml，振摇使甲苯咪唑溶解，加丙酮 18ml，摇匀，滤过，取滤液作为供试品溶液；另取甲苯咪唑对照品 20mg，加甲酸 2ml 使溶解，加丙酮 18ml，摇匀，作为对照品溶液	取样量 $= \dfrac{(1 \pm 10\%) \times 主药规定量 \times 平均片重}{每片标示量}$ 供试品应研磨成细粉且均匀，供试品溶液和对照品溶液均应澄清，如有不溶物应过滤
3	点样	用定量毛细管或自动点样器点样供试品和对照品溶液各 10μl 于薄层板上，一般为圆点状或窄细的条带状，接触点样时注意勿损伤薄层表面	点样基线距底边 10～15mm，高效板一般基线距底边 8～10mm；斑点直径一般不大于 4mm，高效板一般不大于 2mm
4	展开	在展开缸中加入适量的展开剂三氯甲烷－甲醇－甲酸（90:5:5），密闭，保持 15～30 分钟蒸气预平衡，然后迅速放入载有供试品的薄层板，立即密闭，展开	薄层板浸入展开剂的深度为距原点 5mm，上行展开 8～15cm，高效薄层板上行展开 5～8cm
5	显色	晾干，置紫外光灯（254mn）下检视	应在 1 小时内观察，无色物质需采用显色剂显色后在可见光或者紫外灯下观察
6	图谱记录	采用摄像设备拍摄，以光学照片或电子图像的形式保存薄层色谱图像，或采用薄层色谱扫描仪扫描或其他适宜的方式记录相应的色谱图	正确记录溶剂前沿和样品斑点展开的距离，样品斑点的大小和颜色深浅
7	结果判断	比较样品中主斑点和对照品斑点位置、颜色和大小	样品主斑点和对照品溶液斑点 R_f 应一致

2. 布洛芬的有关物质检查 操作步骤和质量标准见下表。

序号	步骤	操作方法及说明	质量标准
1	制备薄层板	取洁净干燥的玻璃板，按照固定相（如硅胶 GF_{254}）：0.2%羟甲基纤维1：3的比例研磨均匀后，均匀涂布于玻璃板，在110℃烘30分钟，随即置于有干燥剂的干燥箱中备用	薄层板表面硅胶厚度为0.2～0.3mm，在反射光及透视光下检视，表面应均匀、平整、光滑，并且无麻点、无气泡、无破损及污染
2	供试液和对照溶液的配制	取布洛芬细粉用三氯甲烷制成每1ml中含100mg的溶液，作为供试品溶液；精密量取适量，用三氯甲烷定量稀释制成每1ml中含1mg的溶液，作为对照溶液	供试品应研磨成细粉且均匀，供试品溶液和对照溶液均应澄清，如有不溶物应过滤
3	点样	用定量毛细管或自动点样器点样供试品和对照品溶液各5μl于薄层板上，一般为圆点状或窄细的条带状，接触点样时注意勿损伤薄层表面	点样基线距底边10～15mm，高效板一般基线距底边8～10mm；斑点直径一般不大于4mm，高效板一般不大于2mm
4	展开	在展开缸中加入适量的展开剂正己烷－乙酸乙酯－冰醋酸（15：5：1），密闭，保持15～30分钟蒸气预平衡，然后迅速放入载有供试品的薄层板，立即密闭，展开	薄层板浸入展开剂的深度为距原点5mm，上行展开8～15cm，高效薄层板上行展开5～8cm
5	显色	晾干，喷以1%高锰酸钾的稀硫酸溶液，在120℃加热20分钟，置紫外光灯（365mn）下检视	应在1小时内观察，无色物质需采用显色剂显色后在可见光或者紫外灯下观察
6	图谱记录	采用摄像设备拍摄，以光学照片或电子图像的形式保存薄层色谱图像，或采用薄层色谱扫描仪扫描或其他适宜的方式记录相应的色谱图	正确记录溶剂前沿和样品斑点展开的距离，样品斑点的大小和颜色深浅
7	结果判断	供试品溶液如显杂质斑点，与对照溶液的主斑点比较，不得更深	自身稀释对照：供试液中除主斑点外的杂质斑点与对照液中主斑点比较，不得更深

【问题情境一】 自制薄层板放入烘箱活化时，薄层板表面吸附剂裂开，是什么原因？如何解决？

答：可能的原因及解决方法如下。第一：配制吸附剂时，硅胶的比例太大，所以配制出的吸附剂太干燥，加热容易开裂。解决的办法：硅胶与0.2%羟甲基纤维素钠水溶液的比例是1：3，硅胶不可太多。第二：薄层板没有完全晾干，表面看是干了，但是最中间的没有干，直接放入110℃的烘箱，就会开裂。解决的办法：待薄层板完全晾干，再进行活化。

【问题情境二】 展开的过程中，斑点拖尾严重，斑点之间没有完全分离，连成一条线，是什么原因造成的？如何解决？

答：可能的原因及解决方法如下。第一：对于一些具有酸碱性的化学成分，在溶液中部分电离，展开时存在分子、离子两种状态，以中性的有机试剂展开必然会出现两种层析行为，造成脱尾。解决的方法：查阅文献，选择合适的展开剂。第二：点样量过大，样品超载，出现拖尾现象。解决的方法：减少点样量。

（四）学习结果评价

序号	评价内容	评价标准	评价结果（是/否）
1	熟悉薄层色谱法的原理，能采用薄层色谱法进行药品鉴别、杂质检查或含量测定	正确制备薄层板、点样、展开、显色和对图谱进行记录	
2	能正确处理薄层色谱法试验数据并对试验结果做出判断	正确对药品进行鉴别，判断样品图谱是否与对照图谱一致；正确判断杂质是否超过限量；正确计算药品含量，并判断上述结果否符合规定	
3	能正确书写薄层色谱试验原始记录和检验报告书，并及时报告异常情况	详细记录薄层色谱试验的条件、过程和结果，规范书写原始记录和报告书，报告并分析异常情况	

五、课后作业

1. 完成薄层色谱法的操作步骤

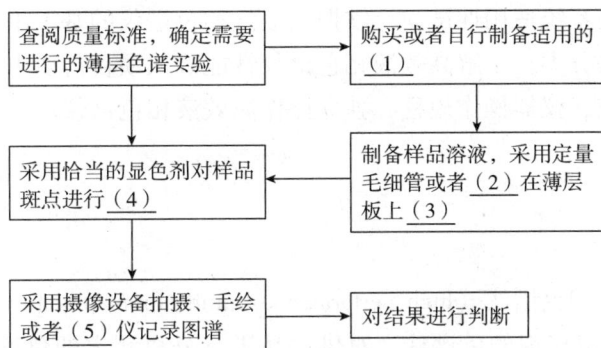

2. 试述薄层扫描法用于含量测定的原理及操作方法。

（焦豪妍）

高效液相色谱法

PPT

一、核心概念

1. 固定相　色谱法中，固定在柱管内的填充物。

2. 流动相　色谱法中，沿固定相流动的液体。反相色谱法中，流动相常用甲醇 – 水系统和乙腈 – 水系统，可加入一定浓度缓冲盐。

3. 死时间（t_0）　不被固定相保留的组分从进样到其在柱后出现浓度极大时的时间间隔。

4. 保留时间（t_R）　从进样到某组分在柱后出现浓度极大时的时间间隔，即从进样开始到某组分的色谱峰顶点的时间间隔。保留时间是色谱法的基本定性参数。

5. 色谱图　由检测器输出的电信号强度对时间作图所绘制的曲线。

6. 基线　仅有流动相通过检测器时，所得到的流出曲线。反映仪器及操作条件的恒定程度。

7. 峰面积（A）　色谱峰与基线间包围的面积。是色谱法的基本定量参数。

8. 峰高（h）　色谱峰顶点至基线之间的垂直距离。

9. 峰宽（W）　通过色谱峰两侧拐点做切线，在基线上所截得的距离。

10. 半峰宽（$W_{h/2}$）　峰高一半处的峰宽。

11. 色谱柱（column）　由柱管和固定相组成。柱管多用不锈钢制成。根据分离原理不同，可分为反相色谱柱、正向色谱柱、离子交换色谱柱、手性分离色谱柱。

12. 分配系数（K）　在一定温度和压力下，组分在两相中达到分配平衡后，其在固定相和流动相中的浓度之比，$K = \dfrac{c_s}{c_m}$。

13. 容量因子（k）　在一定温度和压力下，组分在两相中达到分配平衡后，其在固定相和流动相中的质量之比，$k = \dfrac{m_s}{m_m}$。

14. 确认　证明厂房、设施、设备能正确运行并可达到预期结果的一系列活动。包括设计确认、安装确认、运行确认、性能确认。

15. 性能确认（performance qualification，PQ）　确认仪器能够按照用户需求持续运行。在安装确认和运行确认完成后，通过性能确认证明仪器在正常操作环境中的适用性。

二、学习目标

1. 掌握高效液相色谱法用途、基本概念、常用固定相与流动相。
2. 掌握高效液相色谱法系统适用性试验；掌握高效液相色谱仪的基本组成与操作规范。
3. 了解高效液相色谱法分类；了解高效液相色谱仪性能确认项目与要求。
4. 能按照药品质量标准、仪器操作规程，独立操作高效液相色谱仪。

三、基本知识

（一）概述

1. 概念与特点　高效液相色谱法（high performance liquid chromatography，HPLC）系采用高压输液泵将规定的流动相泵入装有填充剂的色谱柱，对供试品进行分离测定的色谱方法。注入的供试品，由流动相带入色谱柱内，各组分在柱内被分离，并进入检测器检测，由积分仪或数据处理系统记录和处理色谱信号。

高效液相色谱法作为一种通用、灵敏的定性定量分析技术，具有分离效能高、选择性高、检测灵敏度高、分析速度快等特点，可用于鉴别、杂质检查、溶出度、释放度、含量均匀度及含量测定等，是药品质量检测中应用最广的分析方法。近年来，超高效液相色谱、液相色谱－质谱联用技术、全二维高效液相色谱等新方法、新技术不断涌现，使液相色谱法获得新生。

2. 分类　高效液相色谱法依据溶质在固定相和流动相分离过程的物理化学原理分类，可分为吸附色谱、分配色谱、离子色谱、体积排阻色谱、亲和色谱。

（1）**吸附色谱**　用固体吸附剂作固定相，固定相可为极性吸附剂（Al_2O_3、SiO_2）或非极性吸附剂（石墨化炭黑），流动相可为不同极性的有机溶剂，依据样品中各组分在吸附剂上吸附性能的差别来实现分离。

（2）**分配色谱**　以在固相载体上表面涂渍或化学键合非极性固定液的固定相或在载体表面涂渍或键合极性固定液为固定相，以不同极性溶剂为流动相，依据样品中各组分在固定液和流动相间分配性能的差别来实现分离。当固定相的极性大于流动相的极性时，可称为正相分配色谱或简称正相色谱，若固定相的极性小于流动相的极性时，可称为反相分配色谱或简称反相色谱。

以键合非极性基团的载体为填充剂填充而成的色谱柱为反相色谱柱。常见的载体有硅胶、聚合物复合硅胶和聚合物等；常用的填充剂有十八烷基硅烷键合硅胶、辛基硅烷键合硅胶和苯基键合硅胶等。

用硅胶填充剂，或键合极性基团的硅胶填充而成的色谱柱为正相色谱柱。常见的填充剂有硅胶、氨基键合硅胶和氰基键合硅胶等。氨基键合硅胶和氰基键合硅胶也可用作反相色谱。

（3）**离子色谱**　用高效微粒离子交换剂作固定相，可用由苯乙烯－二乙烯基苯共聚物作载体的阳离子或阴离子的交换剂以具有一定 pH 的缓冲溶液作流动相，依据离子型化合物中各离子组分与离子交换剂上表面带电荷基团进行可逆性离子交换能力的差别而实现分离。

（4）**体积排阻色谱**　用化学惰性的具有不同孔径的多孔软质凝胶（如葡聚糖、琼脂糖）、半刚性凝胶（如苯乙烯－二乙烯基苯低交联度共聚物）或刚性凝胶作固定相（如苯乙烯－二乙烯基苯高交联度共聚物），以水、四氢呋喃、邻二氯苯、N，N－二甲基甲酰胺作流动相，按固定相对样品中各组分分子体积阻滞作用的差别来实现分离。

（5）**亲和色谱**　固定相用葡聚糖、琼脂糖、硅胶等作为载体，偶联不同极性的间隔臂，再键合生物特效分子、染料分子等不同特性的配位体后构成，用具有不同 pH 的缓冲溶液作流动相，依据生物分子（氨基酸、肽、蛋白质等）与基体上键连的配位体之间存在的特异性亲和作用能力的差别，而实现对具有生物活性的生物分子的分离。

（二）原理

混合组分随流动相经过固定相时，会与固定相发生相互作用。由于结构和性质的不同，组分与固定相作用的类型、强度也不同，在固定相上滞留的程度也不同，即被流动相携带向前移动的速度不等，产生差速迁移，从而实现混合组分的分离。利用各组分流出色谱柱时间（即保留时间）、转换产生电信号大小（即峰面积或峰高）对成分定性、定量分析。色谱过程示意图见图 B-3。

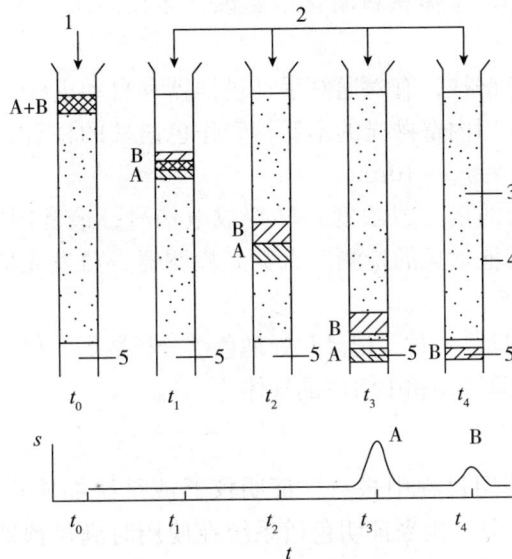

图 B-3　色谱过程示意图

1. 供试品；2. 流动相；3. 固定相；4. 色谱柱；5. 检测器

经色谱柱分离后的各组分随流动相依次进入检测器，检测器将流动相中各组分浓度或质量的变化转变为可测量的电信号，记录此信号强度随时间变化的曲线，成为色谱流出曲线，又称为色谱图，见图 B-4。

色谱流出曲线上的突起部分称为色谱峰。正常色谱峰为对称形正态分布曲线。不正常色谱峰有两种：拖尾峰和前沿峰。拖尾峰前沿陡峭，后沿平缓；前沿峰前沿平缓，后沿陡峭。

区域宽度是色谱流出曲线中很重要的参数，它的大小反映色谱柱或所选色谱条件的好坏。

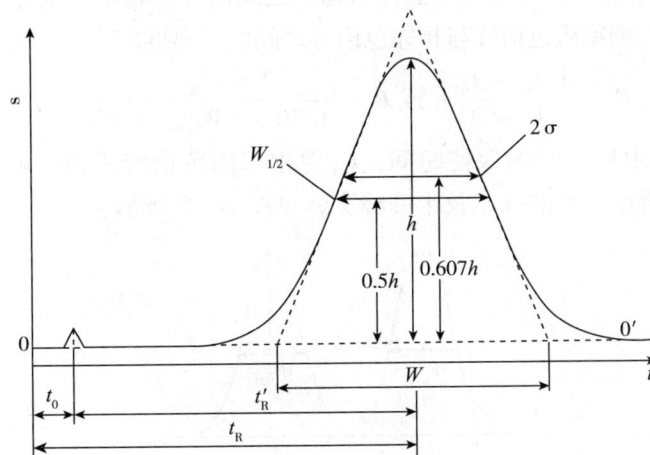

图 B-4　色谱流出曲线与区域宽度

t_0，死时间；t_R，保留时间；h，峰高；$0.5h$，半峰高；

W，峰宽；$W_{h/2}$，半峰宽；σ，标准偏差（0.607 倍峰高处的峰宽之半）

（三）高效液相色谱仪组成

高效液相色谱仪组成部分主要包括：储液瓶、高压输液泵、进样装置、色谱柱、检测器、数据处理系统。可选择配置在线脱气机。

储液瓶用于储存流动相，应耐腐蚀，可为玻璃、不锈钢、氟塑料或特种塑料聚醚醚酮，容积为 $0.5 \sim 2.0 L$。

高压输液泵用于输送流动相，泵体材料耐化学腐蚀、能在高压下连续工作、输出流量范围宽、流量稳定、重复性高。

进样装置用于将试样送入色谱柱，有六通阀手动进样器和自动进样器两种。

色谱柱用于装填固定相，常用内壁抛光的不锈钢管作色谱柱的柱管，内径一般为 $3.9 \sim 4.6 mm$，长度一般为 $10 \sim 50 cm$，填充剂粒径为 $3 \sim 10 \mu m$。

检测器将色谱洗脱液中组分的量（或浓度）转变成电信号，最常用的检测器为紫外-可见光检测器，包括二极管阵列检测器，其他常见的检测器有荧光检测器、蒸发光散射检测器、示差折光检测器、电化学检测器和质谱检测器等。

数据处理系统用于控制仪器操作参数、记录和处理色谱分析数据、优化色谱条件的色谱数据工作站。

在线脱气机用于及时有效去除流动相中溶解的气体。

（四）系统适用性试验

系统适用性试验是在仪器使用过程中进行，证明仪器或系统在使用时满足预期使用要求的测试，是高效液相色谱法必须的组成部分，用来证明色谱系统在使用时满足预期的实验要求，是对仪器性能、分析操作、色谱柱条件及被测试样品的综合评价。

系统适用性试验通常包括理论板数、分离度、灵敏度、拖尾因子和重复性五个参数。按各品种正文项下要求对色谱系统进行适用性试验，即用规定的对照品溶液或系统适用性试验溶液在规定的色谱系统进行试验，必要时，可对色谱系统进行适当调整，以符合要求。

1. 理论板数（n）　用于评价色谱柱的分离效能。一般为待测物质或内标物质的理论板数。在规定的色谱条件下，注入供试品溶液或各品种项下规定的内标物质溶液，记录色谱图，记录保留时间（t_R）和峰宽（W）、半峰高宽（$W_{h/2}$），计算色谱柱的理论板数。

$$n = 5.54 \times (t_R/W_{h/2})^2 \text{ 或 } n = 16 \times (t_R/W)^2$$

2. 分离度（R）　用于评价待测物质与被分离物质之间的分离程度，是衡量色谱系统分离效能的关键指标。除另有规定外，待测物质色谱峰与相邻色谱峰之间的分离度应大于1.5。分离度的计算公式为：

$$R = \frac{2(t_{R2} - t_{R1})}{W_1 + W_2} \text{ 或 } R = \frac{2 \times (t_{R2} - t_{R1})}{1.70 \times (W_{1,h/2} + W_{2,h/2})}$$

式中，t_{R2} 为相邻两色谱峰中后一峰的保留时间；t_{R1} 为相邻两色谱峰中前一峰的保留时间；W_1、W_2 及 $W_{1,h/2}$、$W_{2,h/2}$ 分别为相邻两色谱峰的峰宽及半高峰宽，见图 B-5 所示。

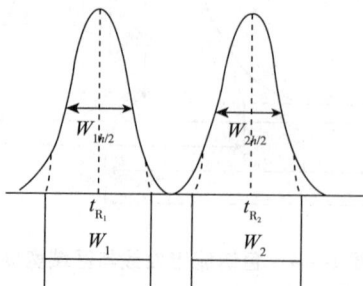

图 B-5　色谱系统适用性试验—分离度各参数示意图

3. 灵敏度 用于评价色谱系统检测微量物质的能力，通常以信噪比（S/N）来表示。通过测定一系列不同浓度的供试品或对照品溶液来测定信噪比。定量测定时，信噪比应不小于10；定性测定时，信噪比应不小于3。系统适用性试验中可以设置灵敏度实验溶液来评价色谱系统的检测能力。

4. 拖尾因子（T） 用于评价色谱峰的对称性，除另有规定外，T 值应在 0.95 ~ 1.05 之间。拖尾因子计算公式为：

$$T = \frac{W_{0.05h}}{2d_1}$$

式中，$W_{0.05h}$ 为 5% 峰高处的峰宽；d_1 为峰顶在 5% 峰高处横坐标平行线的投影点至峰前沿与此平行线交点的距离，见图 B-6 所示。

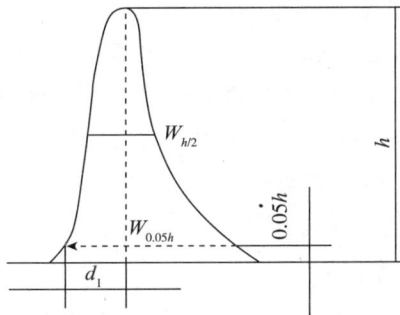

图 B-6 色谱系统适用性试验—拖尾因子各参数示意图

5. 重复性 用于评价色谱系统连续进样时响应值的重复性能。采用外标法时，通常取各品种项下的对照品溶液，连续进样 5 次，除另有规定外，其峰面积测量值的 RSD 应不大于 2.0%；采用内标法时，通常配制相当于 80%、100% 和 120% 的对照品溶液，加入规定量的内标溶液，配成 3 种不同浓度的溶液，分别至少进样 2 次，计算平均校正因子，其 RSD 应不大于 2.0%。

（五）性能确认

1. 泵流量准确度和精密度

流量设定值（ml/min）	流量设定值误差（%）	流量稳定性（%）
0.5	±2	≤1.5
1.0、2.0	±1	≤1.0
5.0、10.0	±3	≤1.5

2. 梯度误差 梯度误差应不超过 ±2%。

3. 柱温箱温度准确度和温度稳定性 温度设定值误差应不超过 ±2℃。控温稳定性应不大于 1℃/h。

4. 紫外-可见光检测器波长准确度 波长示值误差不超过 ±2nm。

5. 紫外-可见光检测器基线噪音和基线漂移 静态基线漂移 ≤5×10⁻⁴AU/h，静态短期基线噪声 ≤3×10⁻⁵AU。动态基线漂移 ≤1×10⁻³AU/h，动态短期基线噪声 ≤5×10⁻⁵AU。

6. 定性定量测量重复性 定性测量重复性应 ≤0.5%，定量测量重复性应 ≤3.0%。

四、能力训练

（一）操作条件

1. 仪器和用具

（1）高效液相色谱仪。

（2）超声波清洗仪，用于流动相超声脱气。

（3）分析天平，用于精密称定重量。

（4）研钵，用于粉碎片剂。

（5）量瓶，用于溶解稀释供试品。

（6）刻度吸管，用于精密量取液体体积。

（7）微量注射器，用于取样、进样。

（8）镜头纸，用于擦拭注射器针头。

（9）标准，《中国药典》（2020 年版）、《中国药典分析检测技术指南》（2017 年版）、《中国药品检验标准操作规范》（2019 年版）。

2. 试剂（固定相、流动相） 　高效液相色谱法中最常用的固定相是化学键合相。化学键合相是通过化学反应将有机基团键合在载体表面构成的固定相。根据化学键合相与流动相极性的相对强弱，可分为正相和反相色谱法。在正相色谱法中，固定相极性大于流动相极性。在反相色谱法中，固定相极性小于流动相极性。在高效液相色谱法中，70% ~80% 的分析任务是由反相色谱法来实现的。

以下介绍反相色谱法中常用固定相、流动相。

（1）非极性键合相　反相液相色谱法常用固定相，如十八烷基硅烷键合硅胶（ODS、C_{18}）、辛基硅烷键合硅胶（C_8）、苯基键合硅胶等。

（2）甲醇/乙腈 - 水　反相液相色谱法中常用流动相。水为主要成分，极性最强，为改善分离的选择性常加入甲醇、乙腈。乙腈对有机物具有良好的溶解能力，黏度最低，为首选，不足之处是具有毒性，价格较贵。当组分和固定相不变时，增加流动相中水的比例，组分容量因子（k）值变大，保留时间（t_R）变大。

（3）改性剂　在反相色谱中常向含水流动相中加入酸、碱或缓冲液，减少谱带拖尾、改善峰形。如分析有机弱酸时，常向甲醇 - 水中加入 1% 的甲酸（或乙酸、三氯乙酸、磷酸、硫酸）；分析弱碱性样品，向流动相中加入 1% 的三乙胺，分析易离解的碱性有机物时，向流动相中加入 0.1% ~1% 的乙酸盐或硫酸盐、硼酸盐。

（4）试药　甲硝唑对照品、甲硝唑片。

（二）安全及注意事项

（1）药品质量标准收载于《中国药典》（2020 年版）一、二、三部正文中，检测方法、指导原则等收载于四部通则中。

（2）有机溶剂有挥发性，易燃易爆，不能遇明火。如遇大面积起火，应使用二氧化碳灭火器。乙腈有毒性，使用中应注意个人防护。

（3）流动相使用前必须使用 0.22μm 或 0.45μm 滤膜过滤，蒸馏水要每天更换。过滤有机溶剂使用有机系膜，不得使用水膜。使用前必须进行脱气处理。如高效液相色谱仪为单泵，一般先配制流动相，再过滤、超声。

（4）安装色谱柱方向不可装反，否则冲塌固定相，影响分离效能。

（5）打开仪器电源开关，通过自检且指示灯显绿色后，再打开工作站软件。

（6）日常实验中，记录一定色谱条件下（固定相、流动相、流速等）系统压力，便于判断与排除异常压力。

（7）供试品溶液进样前必须使用微孔滤膜过滤。

（8）手动进样时，用微量注射器取供试品，取样体积应大于进样体积，针筒内不得有气泡。如有气泡，将针头朝上，待气泡上升到注射器筒顶部，缓缓推动活塞杆，排出气泡。

（9）流动相中有缓冲盐时，分析完成后，务必用含有 5% 有机溶剂 - 水溶液冲洗系统 1 个小时以上，避免键合相在酸碱性溶液中水解，防止缓冲盐析出固体颗粒，磨损柱塞杆、进样垫等部件。

（10）实验结束后，色谱柱两端密封，固定相保存于有机溶剂中。

（三）操作过程

查阅《中国药典》（2020年版），确定甲硝唑片鉴别、含量测定色谱条件，操作高效液相色谱仪，完成甲硝唑片质量检查。

序号	步骤	操作方法及说明	质量标准
1	确定色谱条件	查阅《中国药典》（2020年版） 固定相：C_{18}，5μm，4.6mm×150mm 流动相：甲醇－水（20∶80） 检测波长：320nm 对照品：0.25mg/ml甲硝唑 进样量：10μl 系统适用性试验：理论板数按甲硝唑峰计算不低于2000	准确确定色谱方法、色谱条件
2	准备流动相	将去离子水和甲醇分别用0.45μm微孔滤膜过滤，倒入储液瓶，超声波脱气15分钟后，放置在仪器的试剂架上。如高效液相色谱仪为单泵，应按甲醇－水（20∶80）配制好流动相，用0.45μm微孔滤膜过滤，再超声	流动相应无颗粒型杂质，无气泡。流动相位置要高于泵体，以保持一定的输液静压差。使用过程储液瓶应密闭，以防溶剂蒸发引起流动相组成变化
3	安装色谱柱	选择C_{18}/ODS为固定相的色谱柱，按照色谱柱标示方向安装色谱柱	流动相流动方向与色谱柱标示一致，无漏液
4	开机	依次开启各组件的电源开关、计算机电源开关、工作站	各组件通过自检，指示灯全部绿色后，打开工作站，显示"就绪"或"ready"
5	排气	方法一：打开排气阀，按下purge键，排除泵及管路中气体，排气停止后（或观察废液管路中无气泡再按下purge键），关闭排气阀 方法二：打开排气阀，设置泵A（水）比例为100%，流速由小至大，至5ml/min保持约5分钟，观察柱前管路无气泡。切换到泵B（甲醇）排气，如有C、D相，依次切换，关闭排气阀	柱前管路中无气泡，可停止排气
6	平衡色谱系统	先用甲醇平衡系统30分钟，再用甲醇－水（20∶80）平衡系统30分钟	观察系统压力，稳定且无异常，基线平衡无波动
7	配制对照品溶液	取甲硝唑对照品适量，精密称定，置于量瓶中，加适量甲醇－水（20∶80）溶解，并定量稀释至刻度，摇匀，浓度为0.25mg/ml。制备两份	选择分析天平称取甲硝唑对照品，准确至所取重量千分之一。量瓶中刻线以上无溶液，溶液凹液面与刻线相切
8	配制供试品溶液	取本品20片，精密称定，研细，精密称取细粉适量，置50ml量瓶中，加50%甲醇溶液适量，振摇使甲硝唑溶解，用50%甲醇溶液稀释至刻度，摇匀，经微孔滤膜滤过，精密量取续滤液5ml，置100ml量瓶中，用流动相稀释至刻度，摇匀。制备两份	使用分析天平精密称定片重及片粉重量。量瓶中刻线以上无溶液，溶液凹液面与刻线相切。使用刻度吸管精密量取续滤液。片粉重量计算见下式，重量范围为 $$m_{片粉} \times (1 \pm 10\%) \frac{0.25g}{m_{片粉}} = \frac{标示量}{W}$$
9	进样	手动进样器：用甲醇清洗微量注射器，使用甲硝唑对照品（已用微孔滤膜过滤）润洗多次，取10μl。将六通阀进样器置于load状态，微量注射器垂直插入进样器至底部，缓慢推动活塞杆，将液体全部注入六通阀进样器，将其快速扳至inject状态。 自动进样器：将供试品（已用微孔滤膜过滤）置于样品瓶中，置于样品架上，设定好序列、数据等参数 进样量：对照品1，5针；对照品2，2针；供试品1，2针；供试品2，2针	液体样品体积准确，无气泡。取样后，用镜头纸擦拭注射器针头外部，无溶液残留。慢推快扳手动进样器，减少色谱峰拖尾及系统压力波动
10	数据处理	打开数据文件，设置积分参数，分别读取甲硝唑对照品、供试品保留时间、峰面积数值。记录原始记录	色谱图正常，理论板数、分离度、拖尾因子、灵敏度符合系统适用性试验要求
11	冲洗系统	用甲醇清洗系统30分钟。如流动相中有缓冲盐，先用5%有机溶剂－水冲洗1个小时，再换用甲醇或乙腈清洗30分钟。取下色谱柱，密封	如流动相中有缓冲盐，务必冲洗至废液溶液至近中性。用有机溶剂平衡系统至压力正常平稳

【**问题情境一**】高效液相色谱系统压力过高，分析其原因并提出解决办法。

答：系统压力过高一般由方法问题、误操作、系统堵塞、压力传感器故障造成。

方法问题：在建立分析方法时，使用小粒径色谱柱、柱温及流速等参数建立不当，可降低流速或升高柱温（如 35 ~ 40℃），以降低系统压力。

误操作：首先检查影响压力的色谱条件，包括：流动相有机溶剂是否错用、流速设置、色谱柱是否拿错、柱温设置等，如有异常进行纠正。

系统堵塞：排除方法问题及误操作后，排查是否系统堵塞，进行分段排查。从高效液相色谱仪入口或出口端开始，依次松开管路接头，如压力为 0，判断堵点在断点后；如压力持续较高，判断堵点在断点前。确定堵塞部位后可进行直接更换（如管路、过滤白头等）、超声清洗（如在线过滤器等）或反冲（如色谱柱、进样针等部位），如超声清洗或反冲无效则需更换。养成良好的实验习惯，可避免系统堵塞情况出现，如：流动相及供试品使用前要进行过滤、流动相中有缓冲盐要用 5% 有机溶剂 – 水冲洗、每天更换水等。

压力传感器故障：上述排查后未发现压力高原因，则需要更换压力传感器。

【问题情境二】实验室中，对一份大黄素样品分析。在相同色谱条件下，分别获得大黄素对照品（图 B – 7）、供试品色谱图（B – 8），供试品中哪一个峰为大黄素峰？判断依据是什么。

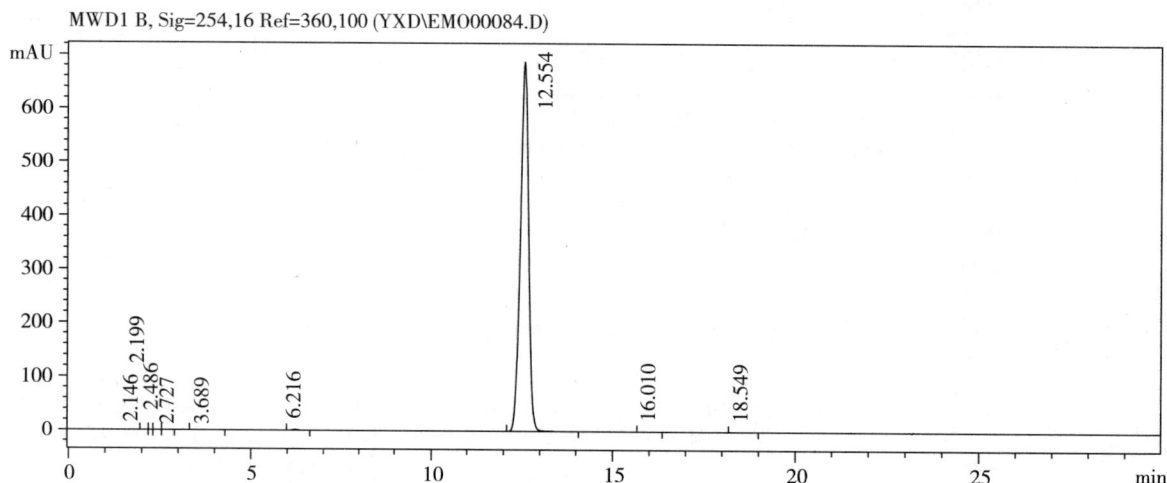

图 B – 7　大黄素对照品色谱图

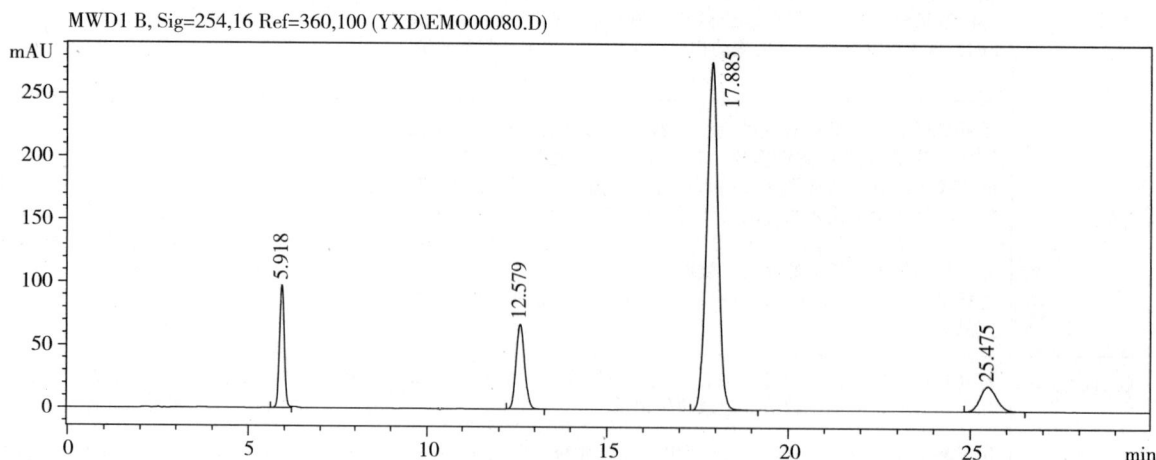

图 B – 8　供试品色谱图

答：供试品色谱图中保留时间为 12.579 的峰代表大黄素。一定色谱条件下，供试品中各成分完全分离，系统适用性试验满足《中国药典》（2020 年版）要求。在相同色谱条件下，同一成分应具有相同保留时间。大黄素对照品保留时间为 12.554，供试品色谱图四个色谱峰中，保留时间为 12.579 的峰应代表大黄素，可利用此峰面积进一步做定量分析。

（四）学习结果评价

序号	评价内容	评价标准	评价结果（是/否）
1	掌握高效液相色谱法用途、基本概念、常用固定相与流动相	能识别色谱图、定性定量参数	
2	掌握高效液相色谱法系统适用性试验；掌握高效液相色谱仪的基本组成与操作规范	能按照操作规程熟练操作高效液相色谱仪	
3	了解高效液相色谱法分类；了解高效液相色谱仪性能确认项目与要求	能确定高效液相色谱法类型，能按照要求确认高效液相色谱仪性能	
4	能按照药品质量标准、仪器操作规程，独立操作高效液相色谱仪	能自行查阅药典，确定色谱条件，正确操作仪器，得到可靠数据	

五、课后作业

1. 《中国药典》（2020 年版）中规定，高效液相色谱法系统适用性试验有哪几项，如何要求？

2. 高效液相色谱法用于定性、定量的参数分别是什么？

（王文洁）

气相色谱法

PPT

一、核心概念

1. 气相色谱法（gas chromatography；GC） 利用气体作流动相的色层分离分析方法。

2. 顶空分析 通过样品基质上方的气体成分来测定组分含量，包括静态顶空和动态顶空（吹扫捕集进样，灵敏度高）。

3. 分流歧视 在一定分流比条件下，由于不同样品组分实际分流比的不同，从而影响定量的准确度。

4. 溶剂聚焦效应 不分流进样时，由于色谱柱的起始温度比溶剂沸点低 10～20℃，样品在进样口中以一定速度气化，大量溶剂带着组分流向低温柱头，并在柱头冷凝，冷凝在柱头上的溶剂与固定相膜混合，形成比固定相液膜厚几倍的溶剂液膜。同时设置较快的升温速率，溶剂挥发速度较快，分析物组分就浓缩在未挥发的溶剂中，产生窄谱带。

二、学习目标

1. 掌握用气相色谱法鉴别药物真伪、检查杂质及药物含量测定的基本原理、仪器结构及性能检定。掌握气相色谱仪开关机、系统适用性试验、参数设置及定性定量的操作规范及注意事项。

2. 熟悉用气相色谱法检查药物质量选择的色谱柱、载气、进样方式及检测器。

3. 能根据工作任务，选择适合的色谱柱、载气、进样方式及分流比，独立进行气相色谱法的定性定量分析。

4. 能根据《药品记录与数据管理要求》，正确填写检验原始记录及检验报告书。

三、基本知识

(一) 概述

气相色谱法作为一种重要的分离、分析方法，在复杂挥发性成分的分析中占据重要地位。近年来，随着进样技术及仪器联用技术的发展，气相色谱法在药物检测、食品科学、临床医学、代谢组学、环境科学、石油化工等领域广泛应用。气相色谱法具有分离效率高、分析速度快、样品用量少、检测灵敏度高等优点，主要用于分离分析各类沸点较低、热稳定性好、易挥发性的中小分子化合物。挥发性较差或热稳定性较差的样品，采用衍生化或裂解等方法预处理后也可用气相色谱法分析。《中国药典》（2020 年版）中有机溶剂残留量的检查，维生素 E 及其制剂、樟脑、林旦乳膏、复方十一烯酸锌软膏等药物的鉴别、检查及含量测定均采用气相色谱法。

近年来，固相微萃取技术（SPME）及液相微萃取技术与气相色谱联用、气相色谱与质谱联用、全二维气相色谱法已经发展成为一种成熟的技术，用于微量挥发性及半挥发性复杂物质的分析。

(二) 仪器性能确认

气相色谱仪应按国家计量检定规程 JJG 700 - 2016 定期检定，一般不超过 2 年。仪器性能确认 PQ 是确认仪器能按照用户需求持续运行，在安装确认 IQ 和运行确认 OQ 完成后，通过性能确认证明仪器在正常操作环境中的适用性。

1. 气路连接检漏 用试漏液检查气源至仪器所有通过的接头，应无泄漏。

2. 载气流速准确度检查 设定四个不同的载气流速（1、2、4、8ml/min），待气流稳定后，观察设定值与监测值差异（应保持一致）。

3. 柱箱控温准确度测定

（1）色谱条件 进样口 200℃，检测器 FID 250℃，柱温箱 40 ~ 200℃（速率 1.0℃/min）。色谱柱任选，柱流量与柱孔径保持一致，分流比 5∶1。

（2）操作 待仪器平衡 30 分钟后，运行程序升温，每隔 20 分钟观察监测值。允许偏差：｜监测值 - 设定值｜≤0.1℃。

4. 电子流量控制器动作确定 接上毛细管柱，选择分流模式，分别设定载气柱头压力（100kpa）与流速（100ml/min）。监测值允许偏差：压力（｜监测值 - 设定值｜）≤0.2kpa；流速（｜监测值 - 设定值｜）≤0.5ml/min。

5. 检测器气体流速监测值测定 气体流量设置为：空气，400ml/min；氢气，40ml/min；载气 30ml/min，允许流速监测值偏差 ±0.2ml/min。

6. FID 灵敏度检查

（1）色谱条件 色谱柱，极性毛细管柱；柱温，170℃；进样口温度，250℃；检测器温度，280℃；流速，1.4ml/min（根据柱内径适当调整）；分流比，40∶1；载气，氮气。

（2）样品溶液的制备 称取正十六烷适量，用正庚烷稀释成 0.1mg/ml 的溶液，即得。

（3）测定法 仪器就绪后，精密量取样品溶液 1μl。注入气相色谱仪，记录正十六烷峰面积，按下式计算离子化率 S，应≥0.01。

$$S(C/g) = \frac{Q \times 10^{-15}}{1.25 \times W \times X}$$

式中：Q 为正十六烷峰面积，$\mu V \times sec$；W 为取样量，g；C 为库仑，$A \times sec$；X 为分流比。

7. 基线噪音、基线漂移、检测限及定性定量重复性

（1）基线噪音、基线漂移 将仪器的各部分连接好，连接色谱柱，FID 检测器，设定柱温为

160℃，气化室温度230℃，检测室温度230℃，待系统稳定后，调整基线在图谱的中部，待基线稳定后，记录基线30分钟，计算基线漂移和噪声。FID检测器的基线噪音应≤1pA（5Hz）；基线漂移（30min）≤10pA（20Hz）。

（2）检测限 待基线稳定后，取配制好的100ng/μl的正十六烷-异辛烷溶液，待系统平衡后连续进样6次，进样量为1μl，记录正十六烷峰面积，由色谱图峰高及基线噪声，按下式计算检测限 D_{FID}，检测限≤0.5ng/s。

$$D_{FID} = 2N_d \cdot W/A$$

式中，D_{FID} 为FID检测限，g/s；N_d 为基线噪声，A；W 为正十六烷的进样量，g；A 为正十六烷的峰面积的算术平均值（$A \times s$）。

（3）定性重复性 连续测量7次溶质的保留时间和峰面积测量的RSD≤1%。

（4）定量重复性 连续测量7次溶质的保留时间和峰面积测量的RSD≤3%。

8. 进样精密度

（1）色谱条件 色谱柱，极性或中等级性毛细管柱；柱温，50℃；进样口温度，220℃；检测器温度250℃；流速1.0ml/min（根据柱内径适当调整）；分流比，5∶1；载气，氮气；传输管及样品环管温度，120℃；瓶温，80℃；平衡时间，20分钟。

（2）样品溶液制备 称取乙醇适量，用水稀释成0.4mg/ml溶液，即得。

（3）测定法 精密量取样品溶液1.0ml于顶空瓶中，立即封瓶。以顶空进样方式注入气相色谱，记录色谱图，并计算峰面积RSD（至少进5针），要求连续5针峰面积RSD≤2.0%。

（三）系统适用性试验

同高效液相色谱，详见B-1-2。

（四）定性及定量方法

1. 定性方法

（1）保留时间 在相同的测定条件下，供试品中组分与对照品的保留时间相同，说明二者可能为同一组分。对于复杂的多组分样品，可利用极性相差较大的2根色谱柱进行定性。但载气的流速、温度及柱温微小的波动就会导致保留时间变化，因此，要求条件恒定。

（2）相对保留时间 系指供试品中待测组分的保留时间扣除死时间后与内标物保留时间扣除死时间后的比值。相对保留时间只受固定相的种类和温度的影响，是理想的定性参数。

（3）联用定性 气相色谱还可与MS、IR等联用，该法定性可靠。

2. 定量方法

（1）内标法 手动进样时，为了减小留针时间和室温的影响，气相色谱法大多用内标法定量。内标法可以消除供试品前处理及进样体积的影响，但内标物要求纯度高、与供试品中各组分完全分离、保留时间在待测物附近或处于多个待测组分中间，寻找不易。

配制一定浓度的内标溶液，分别精密称（量）取对照品、供试品适量（要求内标物与待测物的峰面积比为0.7～1.3），用内标溶液配制成对照品、供试品溶液，进样，记录色谱图，根据下式计算供试品溶液的浓度。

不加校正因子的内标法：$c_{供} = \dfrac{c_{对} \times A_{供}/A_{供内}}{A_{对}/A_{对内}}$

加校正因子的内标法：校正因子 $f = \dfrac{A_{对内}/c_{对内}}{A_{对}/c_{对}}$

$$c_{供} = f \times \dfrac{A_{供}}{A_{供内}/c_{供内}}$$

式中，c 为供试品或对照品溶液的浓度；A 为供试品、对照品或内标物质溶液的峰面积。

（2）外标法　由于自动进样器的普及、操作简便，气相色谱法也用外标法定量，实验准确度取决于进样的准确度及实验条件的稳定性。外标法分为工作曲线法和单点校正法。工作曲线法系配制一系列浓度的对照品溶液，以浓度为横坐标，峰面积为纵坐标，得到工作曲线，求出斜率（即检验分析方法的灵敏度）、截距（即检验校准曲线的准确度）和线性相关因子 r（即检验校准曲线的精密度，一般要求 $r > 0.999$），在相同条件下，准确进样与对照品溶液相同体积的供试品溶液，根据待测组分的信号，从工作曲线上读取浓度。GB/T22554－2010《基于标准样品的线性校准》要求标准曲线的浓度范围应覆盖正常操作条件下的被测量范围；标准样品的组分尽量与被测样品组分一致；标准样品的浓度值应等距离的分布在被测量范围；标准样品的个数至少应有 3 个浓度；每个标准点至少重复 2 次（从稀释开始）。供试品中各组分浓度变化不大时，采用单点校正法，其广泛适用于药物含量测定。

配制供试品、对照品溶液，进样，记录色谱图，根据下式计算供试品溶液的浓度。

$$c_{供} = \frac{c_{对} \times A_{供}}{A_{对}}$$

式中，c 为供试品或对照品溶液的浓度；A 为供试品、对照品溶液的峰面积。

（3）面积归一化法　配制供试品溶液，进样，记录色谱图，计算除溶剂峰以外的总峰面积，计算各峰面积占总峰面积的百分率。由于仪器线性范围影响，用于杂质检查时，面积归一化法不宜用于微量杂质的检查。

（4）标准加入法　采用顶空进样时，供试品和对照品处于完全不同的基质中，为了消除基质效应的影响，采用标准加入法定量。当标准加入法与其他定量方法结果不同时，以标准加入法为准。

精密称（量）取某个杂质或待测成分对照品适量，以供试品溶液为溶剂，配成浓度适当的溶液，作为对照品溶液，根据外标法或内标法测定杂质或主成分含量。

四、能力训练

（一）操作条件

1. 仪器和用具　气相色谱仪（FID 检测器），N_2、H_2 气钢瓶，铂电阻温度计。

2. 试剂　气相色谱仪专用表面活性剂、正十六烷－正庚烷溶液。

（二）安全及注意事项

（1）注意高压钢瓶的压力及是否漏气。

（2）检查药物中残留溶剂时，根据残留溶剂的沸点选择顶空温度。高沸点的残留溶剂，兼顾供试品的热分解特性，尽量避免供试品产生的挥发性热分解产物对测定的干扰。顶空时间一般 ≥30 分钟，但 <60 分钟。

（3）顶空瓶最好使用一次。若要反复使用，先用洗涤剂清洗（太脏的用洗液浸泡），然后用纯化水洗，再用色谱甲醇冲洗，置于烘箱中烘干备用。

（4）设定峰鉴别方法时，选择"时间窗"或"时间带"。"时间窗"表示容许的峰顶时间被设置为占保留时间的百分数；"时间带"表示容许的峰顶时间被设置为成绝对时间。

（5）气相色谱实验中出现异常现象，90% 以上的问题都与进样口有关。要进行"压力测试"或"泄漏测试"检查进样口是否漏液（与隔垫、O 型圈和色谱柱密封垫有关，要经常更换）。当样品中含高沸点的化合物时，可能在分流流路中冷凝，造成"堵"的问题，影响分流比的准确性和稳定性，导致峰面积重现性不好；液体可能冷凝到开关阀或压力阀，导致进样口压力或者流量无法就绪。在隔垫、衬管、分流平板或色谱柱前段可能有样品残留，要及时进行更换耗材，并截断色谱柱前段 30～50cm 以减少残留，或选择惰性更好的衬管和色谱柱也能减少样品残留。

（6）为了保证仪器的状态，气路中尽量安装脱水、氧气及烃类物质的捕集阱，并定期更换捕集阱（通过指示剂及色谱图基线的变化判断）。水捕集阱最靠近气源，烃类、氧气捕集阱靠近仪器。

（7）关闭氢气和空气后，继续维持尾吹气流量，待检测器温度降低后再关闭尾吹气，防止积水。

（8）实验室环境要求，环境温度，5～35℃；相对湿度，20%～80%；周围无强电磁场干扰，无腐蚀性气体和无强烈震动；供电电源，交流电压220V±22V，频率50Hz±0.5Hz；接地要求，仪器可靠接地（接地电阻≤4Ω）；通风良好，无强烈对流。

（9）在室温条件下，载气、燃气及助燃气的气路系统在0.3MPa下，30分钟压降应不大于0.01MPa。

（三）操作过程

序号	步骤	操作方法及说明	质量标准
1	检查	检查仪器各电源开关	均应处于"关"的状态
2	装柱	根据要求选取合适的色谱柱，取下盲堵，分清出入口，套好石墨密封圈及固定螺母，小心装好，拧紧固定螺母，以不漏气为宜，不要过紧	一般选用毛细管柱（两端有盲堵）；换下的色谱柱必须装上盲堵保存
3	调压	开启载气（N₂）及燃气（H₂）助燃气（空气）钢瓶上的总阀，调节减压阀至规定压力。如采用气体发生器为气源，则需提前2～3小时开机	一般载气钢瓶减压阀输出压力为0.6MPa；氢气和空气输出压力为0.4MPa
4	检漏	用表面活性剂溶液检查柱连接处是否漏气	如漏气，检查柱两端的石墨密封圈或再紧固定螺母
5	开机	打开仪器、电脑电源开关；再双击工作站图标；输入用户名和密码，点击确定	根据GMP（2020版）及《药品记录与数据管理规范》的要求，每个登陆工作站的企业人员必须有专属密码，保证所有数据都能追踪到人。学校一般用户名设为Admin，没有密码
6	检查系统配置	单击"系统配置"，双击"仪器（通讯设置）"，检查自动进样器、SPL进样口、检测器的属性设置。点击"确定"，将仪器配置参数传输给气相色谱	根据实际情况设置样品瓶、瓶架和进样针的参数，载气（N₂）、检测器类型FID
7	溶液配制	精密称取供试品、内标物质及对照品，配制供试品溶液、对照品溶液、内标溶液	供试品和对照品溶液各2份
8	预试验	（1）创建方法文件　点击菜单栏中"文件"中"新建方法文件"或点击工具栏中"新建"图标。在"仪器参数视图"中设置方法，设定完成，点击菜单栏中"文件"中"保存方法文件"，选择保存目录，输入文件名，点击"保存"。点击"下载"图标，将方法参数下载到仪器上	"仪器参数视图"中设置： （1）自动进样器参数　进样体积（一般为1～2μl）、进样后溶剂清洗次数（一般1～2次）、进样前样品清洗次数（一般2～3次）、注入后待机时间（黏度越大，时间越长）、注射器注入速度（快速）、进样模式（正常、样品＋空气＋溶剂、样品＋溶剂） （2）SPL进样口参数　气化室温度、进样模式（毛细管柱选择分流）、控制模式（线速、压力、流量3种，分流、不分流只能选择线速或压力）、总流量（软件自动计算）、色谱柱流量（软件自动计算）、隔垫吹扫流量（3ml/min）、分流比 （3）色谱柱参数　柱温（采用时间升温程序时，设置柱箱温度程序）、色谱柱信息设置 （4）检测器（FID）设置　检测器温度（≥250℃）、数据采集打钩、数据采集结束时间、采样频率（通常采用与"基本周期"相同的值）、H₂，空气及氮气（尾吹气＋载气）流量（1∶10∶1） （5）常规参数设置　准备就绪检查、自动点火前打勾（检测器温度达到设定温度，仪器自动打开氢气、空气开关，并自动点火）、准备就绪时自动归零前打勾 （6）观察色谱基线是否抬高判断点火是否成功

序号	步骤	操作方法及说明	质量标准
8	预试验	（2）采集数据 ①基线平稳时，点击"数据采集"菜单中的"斜率测试"。点击"设置到参数"，软件自动将测得值保存到"方法"菜单中"数据处理参数"的"斜率"参数项中 ②空白基线采集：点击"单次分析"，设置样品名"空白"；数据文件保存路径及文件名称，点击"确定"，参数下传气相色谱仪，工作站显示"待机"状态。仪器配置自动进样器，自动完成进样；手动进样时，空白溶液注入进样口后，点击"开始"键，开始数据采集 ③样品数据采集：单次分析窗口中输入"样品名称"，选择数据文件保存路径，输入保存数据文件名称，输入样品位置。点击"确定"后，进样	根据试验情况，适当调整柱温、载气流速、分流比、进样量、进样口和检测器温度等，使色谱峰的保留时间、分离度、峰面积符合要求
9	系统适用性试验	根据试验情况，适当调整分析方法文件中的柱温、载气流速、进样量、进样口温度、检测器温度及分流比等，确保色谱峰的理论板数、分离度、灵敏度、拖尾因子及重复性符合要求	除另有规定外，分离度 R > 1.5；定量测定时，信噪比≥10；定性测定时，信噪比≥3；采用内标法定量时，要求 3 种不同浓度（80%、100%、120%）对照品溶液加入规定量的内标溶液，分别至少进样 2 针，平均校正因子的 RSD≤2.0%；采用外标法定量时，要求对照品溶液连续 5 针峰面积的 RSD≤2.0%
10	正式测定	（1）创建批处理文件 ①单击辅助栏中"批处理"图标；点击菜单栏"文件"中的"新建批处理文件"，输入相应信息和参数 辅助栏中"批处理分析开始" ②设置表样式：选择"表样式"，单击"确定" ③单击"文件"中的"批处理文件另存为"	（1）输入样品瓶位置、样品名称（对照品、样品）、分析方法文件、保存数据文件名称 （2）将样品量、稀释因子添加到显示项目中，输入样品量及稀释因子值。点击右键，添加行，编辑批处理表 （3）输入批处理表文件名（样品1、样品2），单击"保存"
		（2）采集数据 单击辅助栏中"批处理分析开始"，执行批处理	按批处理表设置自动依次进样分析
		（3）关机 在气相色谱实时分析上点击"停止 GC"，关闭系统。当检测器、进样口、柱温箱温度降至50℃后，关闭气相色谱实时分析。关气相色谱电源，关闭载气	填写仪器使用记录本
11	数据处理（外标法）	（1）修正数据文件积分条件 点击"处理工具"图标，双击"再解析"图标，进入气相色谱"再解析"。打开数据文件，在显示窗口显示色谱图，修正数据文件积分条件	数据文件方法栏中的"视图"状态改为："编辑"状态。 选择积分参数，设置半峰宽（毛细柱 2~3s；填充柱 5~8s）、斜率（手动设置或工作站实时分析自动测定斜率值）、漂移、最小峰面积（减少杂峰积分）
		（2）创建方法名称 单击辅助栏中"数据处理"图标，进入数据处理界面。点击"应用到方法"	输入方法名称"外标曲线"，单击"保存"
		（3）创建组分表 单击辅助栏中"向导处理"图标，按提示设置相应参数，创建完成新的化合物表。保存组分表至方法文件。点击菜单栏"文件"中的"保存数据文件/方法文件"，点击"确定"。"方法文件"保存为"外标曲线"	（1）峰积分参数设置：设置相关参数，点击"下一步" （2）选择处理的目标组分峰，单击"下一步" （3）设置定量方法（外标法）、校准曲线最大级别数、校准曲线的类型、零点、单位、浓度格式等，单击"下一步" （4）设置峰鉴别方法，单击"下一步"，输入目标组分峰名称，标准溶液浓度，单击"完成" （5）创建完成新的化合物表显示于"化合物"标签中，核对化合物表中内容。无误后将化合物表从"编辑"模式切换为"视图"模式
		（4）标准曲线的生成 手动生成标准曲线：点击辅助栏中的"校准曲线"，从数据资源管理器中选择"外标曲线"；打开"方法文件"，切换为数据文件，将数据文件拖入相应级别，生成校准曲线。保存"方法文件"	
		（5）未知样品的定量：打开未知数据文件，点击菜单栏"文件"，选择"加载方法参数"，通过"峰表"可以查看定量结果	数据采集前如未输入样品量和稀释因子，此时也可设定。点击菜单栏中的"文件"，选择数据文件属性，在"样品信息"标签下输入样品量和稀释因子，点击"确定"

续表

序号	步骤	操作方法及说明	质量标准
12	数据处理（内标法）	（1）修正数据文件积分条件：同上 （2）创建方法名称：同上 （3）创建组分表：同上 （4）标准曲线的生成：同上 （5）未知样品的定量：同上	（1）输入方法名称"内标法"，单击"保存" （2）创建组分表时，设置定量方法（内标法），方法文件保存为"内标曲线" （3）生成标准曲线时，选择"内标曲线"
13	数据处理（面积归一化法）	（1）修正数据文件积分条件：同上 （2）创建方法名称：同上 （3）创建组分表：同上 （4）标准曲线的生成：同上 （5）未知样品的定量：同上	（1）输入方法名称"面积归一化法"，单击"保存" （2）创建组分表时，设置定量方法（面积归一化法），方法文件保存为"面积归一化法" （3）生成标准曲线时，选择"内标曲线"
14	打印报告	（1）点击辅助栏中"报告生成器"，从数据资源管理器中选择报告格式，选择"数据文件"，加载至"报告模板"。预览报告，打印报告 （2）退出工作站，再依次关计算机及打印机电源	设置报告模块属性，修改报告格式

【问题情境一】FID污染后，喷嘴内径变小，造成点火困难，检测器灵敏度下降时，如何清洗检测器？

答：定期拆下检测器喷嘴和收集极（戴手套，防止手接触），先用通针（游丝）通喷嘴，必要时用金相砂打磨，然后再依次用洗涤剂、水超声清洗喷嘴和收集极。100～120℃温度烘干。

【问题情境二】实际工作中如何选择色谱柱的固定液？

答：根据样品的组成选择固定液。一般按照"极性相似相溶"原则，即组分的结构、性质与固定液相似时，在固定液中的溶解度最大，保留时间最长；反之，溶解度小，保留时间短。如烃类化合物最好用烃类固定液；极性化合物用极性固定液。

【问题情境三】实际工作中，需要用气相色谱测定多份供试品，如何核对仪器有无变化？

答：通常每隔5批供试品溶液再进2次对照品溶液，核对仪器有无变化。

（四）学习结果评价

序号	评价内容	评价标准	评价结果（是/否）
1	掌握气相色谱的基本原理、仪器结构及性能检定；掌握气相色谱开关机、系统适用性试验、参数设置及定性定量的操作规范及注意事项	记住气相色谱内标法、外标法、峰面积归一化法的计算公式；能按照各种气相色谱的操作规程进行实验操作	
2	熟悉气相色谱法用到的色谱柱、载气、进样方式及检测器	能正确选择、使用色谱柱、载气及检测器；能保养、正确贮存色谱柱	
3	能根据工作任务，选择适合的色谱柱、载气、进样方式及分流比，独立进行气相色谱的定性定量分析	能自行查阅药典，根据各品种项下具体要求，独立进行气相色谱的定性定量分析	
4	能正确填写检验原始记录及报告书	能根据2020年12月1日实施的《药品记录与数据管理要求》，正确填写原始记录及报告书	

五、课后作业

1. 使用气相色谱检测药品质量时，出现前沿峰如何处理？

2. 使用气相色谱检测药品质量时，基线向上漂移如何处理？

3. 氢气、氮气及空气高压气瓶的颜色及字颜色分别是什么颜色？

（甄会贤）

B-2 对照品与样品管理

B-2-1 能对样品正确取样

PPT

一、核心概念

1. 样品 取自一个批并且提供有关该批的信息的一个或一组物料或产品。

2. 取样 为一特定目的，自某一总体（物料和产品）中抽取样品的操作。

二、学习目标

1. 掌握取样原则

2. 了解取样器具要求、操作规范。

三、基本知识

（一）取样原则

每批需检验的样品都应按批进行取样，取样量和取样件数应符合恰当的标准。

表1　取样的基本原则

取样件数（N）	取样要求	举例
$1 < N \leq 3$	则每件取样	—
$3 < N \leq 300$	则按 $\sqrt{N} + 1$ 件的原则进行取样	件数为10，取样件数为 $\sqrt{10} + 1 = 4.162$，则取5件
$N > 300$	则按 $\sqrt{N}/2 + 1$ 件的原则进行取样	件数为400，取样件数为 $20/2 + 1 = 11$，则取11件

注：本表格根据中国 "《药品生产质量管理规范》附录9：取样" 进行整理，其他国家根据各自法规，可能会有所不同。

若一次接收的同一批号样品是均匀的，则可从此批样品的任一部分进行取样。

若样品不具有物理均匀性，则需要使用特殊的取样方法取出有代表性的样品。可以根据样品的性质，采用经过验证的措施，在取样前，恢复样品的均匀性。

（二）取样器具的要求

样品按状态分类，一般分为固体和液体。

各种移液管、小杯、烧杯、长勺、漏斗等可用于低黏度的液体。高黏度的液体可用适宜的惰性材料制成的取样器具。粉末状与粒状固体可用刮铲、勺、取样钎等取样。液体取样器及粉末取样器见图B-9和B-10。

取样辅助工具包括：包装开启工具、除尘设备、重新封口包装的材料等。必要时，取样前应清洁待取样的包装。

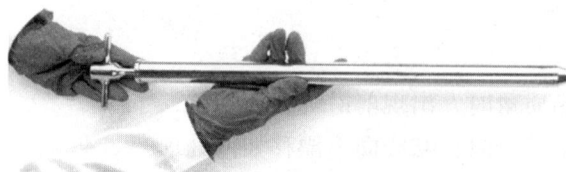

图 B-9　液体取样器

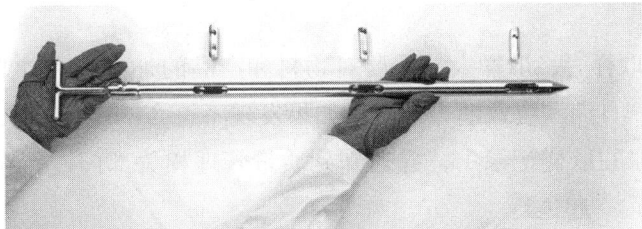

图 B - 10 粉末取样器

所有工具和设备应由惰性材料制成且能保持洁净。使用后应充分清洗，干燥，并存放在清洁的环境里，必要时，使用前用水或适当的溶剂淋洗、干燥。所有工具和设备都必须有书面规定的清洁规程和记录。应证明取样工具的清洁操作规程是充分有效的。

（三）取样操作规范

取样应有书面操作规程。至少包含取样方法、所用器具、样品量、分样的方法、存放样品容器的类型和状态、样品容器的标识、取样注意事项（尤其是无菌或有害物料的取样以及防止取样过程中污染和交叉污染的注意事项）、贮存条件、取样器具的清洁方法和贮存要求、剩余物料的再包装方式。

1. 人员的规范

（1）取样人员应经过相应的取样操作培训，并充分掌握所取物料与产品的知识，以便能安全、有效地工作。

（2）取样时应穿着符合相应防护要求的服装，预防污染物料和产品，并预防取样人员因物料和产品受到伤害。

2. 物料取样 取样员接到取样通知后，做好以下准备工作。

（1）根据请验单的品名、数量计算取样样本数，每件近似平均取样（取样的基本原则见表1）。

（2）准备清洁干燥的取样器、样品盛放容器和辅助工具前往规定地点取样。

（3）取样前应先进行现场核对：核对内容包括物料名称、批号、件数、数量、规格、生产厂家等。核对外包装的完整性，无破损、无污染，密闭。如有铅封，轧印必须清楚，无启动痕迹。

（4）按取样原则随机抽取规定的样本件数，清洁外包装移至合适的场所取样。

（5）根据待取样品的状态和检验项目不同采取不同的取样方法。

①固体样品 需要从包装的上、中、下多个部位进行取样，放入样品盛放容器中，使样品具有代表性。

②液体样品 用专用的取样器具进行抽取，放在洁净的样品盛放容器。分层的液体可以通过搅拌解决均匀性问题；液体中的沉淀可以通过温和的升温和搅动溶解。

（6）取样结束后，封好已打开的样品包件，每一包件上贴上取样证。

3. 产品取样

（1）取样容器准备 准备好相应的取样容器（例如：聚乙烯袋，聚乙烯瓶等）。

（2）执行取样 随机取样原则；同时需要确保抽取的样品按比例地代表同一批次总体的不同部分或一个非均匀样品总体的不同属性，以确保样品具有代表性。样品需被放置在密封的容器中进行保存并做好样品标识。

4. 取样记录 取样人员应填写取样记录，记录中至少应包括品名、批号、规格、总件数、取样件数、取样量、分样量、取样地点、取样人、取样日期等内容。已取样的物料和产品的外包装上应贴上取样标识，标明取样量、取样人和取样日期。样品的容器应当贴有标签，注明样品名称、批号、取样日期、取样人等信息。

5. 取样的异常处理　取样时，取样人员需要对物料和产品的外包装和外观进行现场检查，需要检查核对标签，如品名、生产日期和有效期等信息。如果发现不符合的现场，取样人员应立即停止取样，将观察到的不符合现场记录在取样记录中，并通知到质量管理相关部门进行调查处理，调查可与采购人员和供应商（或生产商）一起进行。

6. 包装　取样结束后，被取样的包装容器上应贴上取样标签，并选用合适方式密封（例如将桶装物料的内层塑料袋扎紧后封好桶盖），使贮存阶段内容物产品质量受损风险降至最低。

四、能力训练

（一）操作条件

1. 仪器和用具　取样器、取样辅助工具等，台秤，样品盛放容器。

2. 样品类型　固体粉末物料。

（二）安全及注意事项

（1）如在洁净区内取样，则要求遵守洁净区的更衣程序和相关洁净区的管理规定。

（2）取样时应防止取样工具、测量工具造成物料污染。为了尽量避免设备和物料潜在的交叉污染，同一时间内只能取一种物料。

（3）有的物料可能有潜在的毒害性，注意防范措施和紧急处理措施。

（4）应制定有效措施防止取样操作对物料和抽取的物料造成污染，并防止物料和抽取的物料之间发生交叉污染。

（5）取样操作要保证物料的代表性。一般情况下取出的物料不得重新放回到原容器中。

（6）取样后应及时转移，其转移过程应能防止污染，不得影响物料质量。

（三）操作过程

序号	步骤	操作方法及说明	操作标准
1	选择并检查取样工具	选择的取样工具与所取的物料是否匹配；检查取样工具是否完好、洁净	取样工具应完好、洁净；材质匹配，并在有效期内
2	取样	根据取样原则，每件近似平均取样。物料从包装的上中下多个部位进行取样，放入盛放容器中，使物料具有代表性	根据物料原包装和取样棒的高度，物料的取样位置正确；根据取样原则，物料件数和数量正确
3	混匀	将取样后物料上下左右用力晃动，以达到混匀的效果	上下左右用力晃动至少各3次，达到混匀效果（根据物料状态不同，次数可适当调整）
4	包装	取样结束后，对物料进行相应的包装并贴上取样标签；同时被取样的包装容器上应贴上取样标签，密封	包装完整，取样标签填写符合要求

【**问题情境一**】取样员在取某批样品之前得知，该批样品共到货3件，则他应该选取几件进行取样？

答：若总件数为N，则当$1 < N \leqslant 3$时，每件取样；故需选取3件进行取样。

【**问题情境二**】取样员在取样过程中，发现某批的第2件物料外包装破损，接下来他应如何操作？

答：如果发现不符合的现场（如外包装破损），取样人员应立即停止取样，将观察到的不符合现场记录在取样记录中，并通知到质量管理相关部门进行调查处理，调查可与采购人员和供应商（或生产商）一起进行。

（四）学习结果评价

序号	评价内容	评价标准	评价结果（是/否）
1	掌握取样的基本原则	能根据取样原则准确计算取样数量和件数	
2	了解取样的器具要求	能正确使用取样器具	
3	了解取样的操作规范	能描述取样过程中的关键点，能准确描述能影响取样准确性的因素	

五、课后作业

1. 请简述一下取样件数的原则。

2. 请简述样品上中下多部位取样的原因。

（张敏利）

B-2-2　对照品的生命周期管理

PPT

一、核心概念

1. 国家标准物质　供国家法定药品标准中药品的物理、化学及生物学等测试用，具有确定的特性或量值，用于校准设备、评价测量方法、给供试药品赋值或鉴别用的物质。

2. 标准品与对照品　用于鉴别、检查、含量测定的标准物质。

（1）标准品　用于生物鉴定或效价测定的标准物质，其特性量值一般按效价单位（或 μg）计。

（2）对照品　采用理化方法进行鉴别、检查或含量测定时所用的标准物质，其特性量值一般按纯度（%）计。

二、学习目标

1. 掌握标准品与对照品的定义、分级与分类。

2. 掌握对照品与标准品的使用与处置要求。

3. 了解标准品与对照品的来源、接收和储存要求。

三、基本知识

（一）国家标准物质的分级与分类

1. 分级

（1）一级国家药品标准物质　具有很好的质量特性，其特征量值采用定义法或其他精准、可靠的方法进行计量。

（2）二级国家药品标准物质　具有良好的计量特性，其特征量值采用准确、可靠的方法或直接与一级标准物质相比较的方法进行计量。

2. 分类　标准品、对照品、对照提取物、对照药材、参考品。

企业如需自制工作标准品或对照品，应当建立工作标准品或对照品的质量标准以及制备、鉴别、检验、批准和贮存的操作规程，每批工作标准品或对照品应当用法定标准品或对照品进行标化，并确定有效期，还应当通过定期标化证明工作标准品或对照品的效价或含量在有效期内保持稳定。标化的过程和结果应当有相应的记录。

（二）来源、接收与储存

1. 来源　候选标准品、对照品及参考品应从正常工艺生产的原料中选取一批质量满意的产品或从中药材（含饮片）中提取获得。

候选对照提取物应从基原明确的中药材（含饮片）或其他动植物中提取获得。

候选对照药材应从基原和药用部位明确的中药材获得。

标准品、对照品可以从中国药品生物制品检定所或国外法定认可机构采购或企业自制。

2. 接收　质量控制部门应安排有专人负责接收和管理标准品、对照品并建立标准品、对照品接收记录。接收标准品、对照品时对于有特殊储存要求（如温度）的标准品、对照品应该立即放到符合要求的环境中。标准品/对照品负责人在接收时应该检查标准品/对照品名称、批号、数量、有效期、说明书等信息并将其记录在标准品接收记录中。

接收时应检查并注意以下信息。

（1）标准品或对照品应当有适当的标识，内容至少包括名称、批号、制备日期（如有）、有效期（如有）、首次开启日期、含量或效价、贮存条件；国家药品标准物质的说明书除提供标签所标明的信息外，还应提供有关国家药品标准物质的组成、结构、来源等信息，必要时应提供对照图谱。

（2）标准品、对照品均有明确的标识和说明书。标签中应该至少包含标准品的名称、批号、纯度、制备日期、有效期或复标期和贮存条件等，如有必要，还应包括数量、处理指南、安全指南等信息。

（3）对照品溶液也应有明确的标识，标签中应该包含标准溶液名称、配制人、配制日期和溶液有效期。为了便于标准溶液使用的追踪，标准品溶液标签中还应定义标准溶液的编号，编号的形式可以根据情况由使用单位自行定义，实验记录中应能体现对照品溶液的编号。

3. 储存　国家药品标准物质的储存条件根据其理化特性确定，应根据标准品、对照品的特性决定其储存条件，一般冷冻储存、冷藏储存，以及还有一些性质比较稳定，只需要储存于常温环境中即可。需要注意：①从标准品、对照品稳定性角度来说，对标准品、对照品最好的储存方法是将其分装成合适的小包装单独标识进行储存；②一般情况，标准品、对照品的储存条件需要符合标签或说明书上的要求；③除另有规定外，国家药品标准物质一般在室温条件下储存，国外药品标准物质一般在2～8℃保存。

（三）使用与处置

1. 使用

（1）使用范围　国家药品标准物质供执行国家法定药品标准使用，包括校准设备、评价测量方法或者对供试药品进行鉴别或赋值等。国家药品标准物质所赋量值只在规定的用途中使用有效。如果作为其他目的的使用，其适用性由使用者自行决定。

（2）使用频次要求　国家药品标准物质单元包装一般供一次使用；标准物质溶液应临用前配制。否则，使用者应证明其适用性。

（3）使用程序要求　使用单位应该有标准操作规程对标准品、对照品的储存、处置和分发等流程进行规定。标准操作规程中应该规定有正确的处置方式、文件的处理。

使用具体注意事项有以下。

①在领用标准品、对照品前，需要注意标准品、对照品的适用范围，比如定量、定性、市场等信息，需要根据实际使用需求及标准品适用范围进行选择标准品。

②首次开启者应该在标签上注明首次开启日期，并签名签日期。

③对于不在室温贮存的标准品、对照品还应规定从储存区域取出后恢复至室温的时间，恢复后方可进行称量等操作。

④注意标签是否含有使用前需另行操作的信息：是否需要在称量使用前干燥、是否需要重新测定标准品、对照品的干燥失重或者有其他应规定的流程，最后还应规定用于计算的数值。

⑤对于企业自制工作对照品，对效期的定义应有科学合理的说明，如基于稳定性考察数据（有国家对照品或使用稳定性得到验证的对照品作为内标物质进行验证）。

2. 处置 标准品、对照品或对照品溶液超过效期后应作废处理不得使用，建立相应的作废处理流程，比如标准品、对照品可按活性成分进行废弃处理，并且需要符合 EHS 法规要求。废弃时记录处理标准品、对照品的名称、批号、数量（重量）、处理人及日期。

四、能力训练

（一）操作条件

仪器和用具 中检所水杨酸对照品若干支、对照品领用记录、防护眼镜、手套、口罩、白大褂、称量勺。

（二）安全及注意事项

（1）对照品开盖及其他操作时应注意劳保用品穿戴。

（2）对照品使用时需保持用具洁净，防止污染。

（三）操作过程

序号	步骤	操作方法及说明	质量标准
1	领用一支检测含量的对照品	明确告知领用的对照品的要求	能够明确告知领用的对照品信息：名称、数量、定量使用
2	检查对照品	检查对照品的瓶签信息	检查内容：名称、批号、含量、贮存条件
3	填写领用记录	填写对照品领用记录	符合记录书写与规范要求，领用记录需包含的内容：领用日期、领用人、领用数量
4	使用对照品	正确称量对照品 30mg	需按以下步骤一步一步进行操作： 在对照品瓶签上登记首次开启人及日期； 穿戴好劳保用品（白大褂、口罩、手套）； 开始使用称量

【问题情境一】 检验员称量完对照品（冷藏保存），发现对照品称量前未放至室温，是否可以使用已经称量的对照品？如何处理？

答：不可以使用。弃用已经称量的对照品，并在记录中写明弃用原因，重新领用并放置至室温后重新称量。

【问题情境二】 当对照品瓶身（材质：玻璃）有裂缝时，是否可以使用？有何影响？

答：不可以使用。当对照品瓶身有裂缝时，对照品可能会混有玻璃碎渣，会造成称取的对照品实际重量小于称量值。

（四）学习结果评价

序号	评价内容	评价标准	评价结果（是/否）
1	了解标准品与对照品的定义、分级分类	能描述日常检验应选用何种标准品/对照品	
2	了解标准品与对照品的来源、接收、储存要求	能清楚标准品、对照品的来源、接收、储存要求	
3	掌握标准品与对照品的使用与处置要求	能根据使用及处置要求进行处理	

五、课后作业

1. 标准品、对照品在使用过程中，需要注意哪些事项？
2. 请根据基本知识绘制接收、使用、处置标准品、对照品的流程，并写出注意事项。

（张敏利）

B-2-3 正确管理试剂

PPT

一、核心概念

试剂 试剂又称化学试剂或试药。主要是实现化学反应、分析化验、研究试验、教学实验、化学配方使用的纯净化学品。

二、学习目标

1. 掌握试剂的使用规范和安全规范。
2. 熟悉试剂的贮藏要求以及各特殊存储条件的定义。
3. 了解试剂的分类。

三、基本知识

（一）试剂的分类

试剂一般按用途分为通用试剂、高纯试剂、分析试剂、仪器分析试剂、临床诊断试剂、生化试剂、无机离子显色剂试剂等。

1. 根据纯度分类 一般常用化学试剂根据纯度的不同，可以分为基准试剂（PT）、优级纯（GR）、分析纯（AR）、化学纯（CP）。

2. 根据理化性质分类 一般常用化学试剂根据理化性质的不同，可以分为固体试剂、液体试剂、酸性试剂、碱性试剂、氧化性试剂、还原性试剂等。

（二）试剂的贮藏

试剂的贮藏根据其性质遵循分类贮藏的原则，如果试剂瓶上有明确的贮藏条件要求，必须遵照执行。此外，固体试剂与液体试剂需要分开贮藏；酸性试剂与碱性试剂需要分开贮藏；氧化性试剂需要与还原性试剂分开贮藏。

部分试剂除去根据性质分类贮藏外，还需满足其自身对环境的要求，一些条件说明如下。

（1）遮光 用不透光的容器包装，例如棕色容器或黑色包装材料包裹的无色透明、半透明容器。

（2）避光 避免日光直射。

（3）密闭 将容器密闭，以防止尘土及异物进入。

（4）密封 将容器密封，以防止风化、吸潮、挥发或异物进入。

（5）熔封或严封 将容器熔封或用适宜的材料严封，以防止空气与水分的侵入并防止污染。

（6）阴凉处 不超过20℃。

（7）凉暗处 避光并不超过20℃。

（8）冷处 2~10℃。

（9）常温（室温） 10~30℃。

（三）试剂的使用规范

1. 试剂的选择 根据使用目的不同需要选择不同纯度级别的试剂，具体要求如下。

（1）标定滴定液用基准试剂。

（2）制备滴定液可采用分析纯或者化学纯试剂，但不经标定直接按称重计算浓度者，则应采用基准试剂。

（3）制备杂质限度检查用的标准溶液，采用优级纯或分析纯试剂。

（4）制备一般试液与缓冲液等可采用分析纯或化学纯试剂。

2. 检查试剂 在选定符合要求级别的试剂后，在使用前还需要确认试剂的保存状态是否良好，标准如下。

（1）如果发现固体试剂吸潮、结块、变质等现象时，则不能继续使用。

（2）如果发现液体试剂有浑浊、发霉、沉淀或变色等现象时，则不能继续使用。

3. 试剂使用效期的管理 实验室用到的所有试药和试剂，都应该有合理的有效期。对于采购的试药和试剂，应该遵守生产厂家规定的有效期。对于生产厂家没有规定有效期的试剂，使用单位可以根据合理的科学依据规定试剂的有效期。一般来说，对于化学性质稳定的试药自开瓶之日起最长推荐有效期不应超过 5 年（不得超过生产厂家规定的效期）。

4. 试剂报废 实验室试剂的报废应根据不同的特性，存放在不同的容器中，并粘贴标签，注明报废试剂的类型（或对照不同类型规定不同颜色标签）。实验室应该制定相应的试剂报废处理流程，根据不同的试剂特性和相应的法规要求制定相应的报废流程。

（四）试剂的安全规范

1. 试剂危险性的识别 试剂试药的使用企业的安环部门，需要建立所有需要的试剂的安全周知卡，并存放于相应的使用现场。任何人员在使用试剂前均需阅读相关的安全周知卡，确定所用试剂的危险性以及相关的防护措施。

2. 安全周知卡的主要内容

（1）化学品及企业标识 主要包括化学品名称，企业名称地址相关电话，生效日期等。

（2）成分/组成信息 包括有害成分、浓度、辅助识别码（如 CAS 号）。

（3）危险性概述 包括危险性类别（例如盐酸为酸性腐蚀品），侵入途径（如吸入、食入、皮肤接触），健康危害（侵入人体对健康的危害），环境危害，燃爆危险。

（4）急救措施 通过各种侵入途径与人体后的紧急的处理措施（例如盐酸的皮肤接触，应立即脱去污染的衣着，用大量流动清水冲洗至少 15 分钟，及时就医。）

（5）消防措施 介绍了试剂在消防上的风险隐患，燃烧的有害产物，灭火方式。

（6）泄漏应急处理 介绍了试剂泄露后的处置措施（分为大量泄漏与小量泄漏）。

（7）操作处置与存储 包括使用的注意事项（人员、防护、环境、设备、运输），存储的条件及注意事项。

（8）接触控制/个体防治 主要包括工程条件控制（以盐酸为例，需要通风、淋浴、洗眼等设备），呼吸系统防护（以盐酸为例，可能接触烟雾时需要佩戴自吸过滤式防毒面具，实验室少量使用时需要佩戴一次性口罩），眼睛防护（以盐酸为例，需要佩戴防护眼睛），手防护（以盐酸为例，戴橡胶耐酸碱手套），身体防护（以盐酸为例，需要穿白大褂）。

（9）理化特征 主要包括外观与性状，熔点，沸点，相对蒸汽密度，闪点，爆炸上限，引燃温度等。

（10）稳定性和反应活性 包括稳定性，禁配物，分解产物，聚合危害，避免接触的条件（指不能接触的物质）。

（11）毒理学资料　主要包括急性毒性（LD$_{50}$），刺激性，致畸形，生殖毒性，致敏性等。

（12）生态学资料　包括生态毒性，生物降解性，非生物降解性，其他有害作用。

（13）废弃处理　包括废弃物性质，废弃注意事项，废弃处置方法。

（14）运输信息　主要包括危险货物编号，包装标志，包装类别，包装方法，运输注意事项。

3. 自身防护　使用试剂试药前需要仔细阅读相应的安全周知卡，按照要求进行自身的防护（如穿戴防护眼镜、防护服、相应的手套、口罩）。

四、能力训练

（一）操作条件

演示实验室使用95%乙醇试剂时所需的防护及正确的使用，并操作喷淋装置与洗眼器。

1. 仪器和用具　通风橱、95%乙醇的安全周知卡、防护眼镜、合适的手套、合适的口罩、白大褂、能正常运行的喷淋设备、能正常运行的洗眼器、吸液棉。

2. 试剂　95%乙醇。

（二）安全及注意事项

（1）在训练前应先演示喷淋装置，洗眼器与吸液棉的使用。

（2）大多数实验试剂对人体与环境均可能造成较大危害，使用时需要格外小心。

（3）现场的喷淋装置、洗眼器等设备均需事先调试合格。

（三）操作过程

序号	操作步骤	操作方法及说明	质量标准
1	95%乙醇的安全周知卡中防护内容的确认	选取95%乙醇的安全周知卡，读取防护相关的内容	能理解安全周知卡描述内容，并按安全周知卡要求实施劳动防护
2	防护用品的选择与穿戴	从以下物品中选择合适的防护用品 防护眼镜，防酸碱的手套，一次性口罩，白大褂，一次性手套，棉手套，乳胶手套，吸液棉	防护眼镜（需完全遮住眼睛） 一次性手套或乳胶手套（需要穿至袖口之上） 一次性口罩（需要完全遮住口鼻） 白大褂
3	使用地点的选择	根据95%乙醇的安全周知卡，确认操作场地	需要在通风橱中使用并准备吸液棉
4	喷淋装置的使用	正确使用喷淋装置（根据厂家说明书操作）	能正确使用喷淋装置
5	洗眼器的使用	正确使用洗眼器（根据厂家说明书操作）	能并正确使用洗眼器

【问题情境一】检验员在配置重金属实验时所用的标准铅储备液时应最低选择什么级别的硝酸铅？

答：《中国药典》规定，杂质限度检查用的标准溶液，采用优级纯或分析纯试剂，因此至少应选择分析纯。

【问题情境二】氨水、单宁酸与盐酸能共同存放吗？

答：氨水为碱性液体，与盐酸的酸性液体应分开存放；单宁酸为固体，应与盐酸的液体分开存放。

（四）学习结果评价

序号	评价内容	评价标准	评价结果（是/否）
1	掌握试剂的分类，并记住一般常用化学试剂根据纯度的不同所分的级别，可以根据实际情况选择符合要求的试剂	能记住纯度分类级别，能根据实际要求选择对应的试剂	
2	掌握安全使用试剂的要求	能独立找到相应的安全周知卡，并根据其中内容准备并正确穿戴防护用品	
3	掌握如何判断试剂是否可以使用	在使用前检查试剂的状态，并根据检查结果判断试剂是否可以使用	

五、课后作业

1. 简述实验室使用盐酸的流程（以流程图形式表述）。
2. 简述一般常用化学试剂按照纯度的分类，并确定配置滴定液与标定滴定液所需的试剂级别。

（张敏利）

B-3　溶液的配制技术

B-3-1　标准溶液配制技术

PPT

一、核心概念

标准溶液　已知准确浓度的溶液。在滴定分析中常用作滴定剂，在其他的分析方法中用标准溶液绘制工作曲线或作计算标准。

二、学习目标

1. 掌握滴定液的配制与标定规范。
2. 掌握滴定液的使用规范。
3. 了解标准溶液的分类。

三、基本知识

（一）标准溶液按配制方法的分类

标准溶液配制方法包括直接法和间接法。

1. 直接法　即准确称取试剂，溶解后定容至一定体积。

2. 间接法　即先配制成近似需要的浓度，再用标准溶液来进行标定。

（二）标准溶液按用途的分类

标准溶液按用途分为滴定液、杂质限度检测用的标准溶液、标准缓冲液和标准比色液。

1. 滴定液　在容量分析中用于滴定被测物质含量的标准溶液，具有准确的浓度（取4位有效数字），直接法或间接法配制。用直接法配制时应采用基准试剂；用间接法配制时应采用分析纯或化学纯试剂，再用基准试剂或滴定液标定浓度。滴定液的浓度以"mol/L"表示，浓度值与其名义值之比，称为"F"值，常用于容量分析中的计算。

2. 杂质限度检测用的标准溶液　直接法配制，应采用分析纯或优级纯试剂配制。

3. 标准缓冲液　pH计校准用的标准缓冲液，直接法配制。应采用pH值基准试剂和新沸并放冷的纯化水配制，杂质限度检测用的标准溶液，即先配制成近似需要的浓度，再用标准溶液来进行标定。

4. 标准比色液　用于溶液颜色检测法，直接法或间接法配制。用直接法配制时应采用基准试剂；用间接法配制时应采用分析纯或化学纯试剂，再用滴定液测定浓度，根据测定结果添加稀释液，调整至所需浓度。

以下内容围绕滴定液相关要求进行阐述。

（三）滴定液的配制规范

（1）所用溶剂"水"，系指蒸馏水或去离子水，在未注明有其他要求时，应符合《中国药典》2020年版（二部）"纯化水"项下的规定。

（2）采用间接配制法时，溶质与溶剂的取用量均应根据规定量进行称取或量取，并且制成后滴定液的浓度值应为其名义值的 0.95～1.05；如在标定中发现其浓度值超出其名义值的 0.95～1.05 范围时，应加入适量的溶质或溶剂予以调整。当配制量大于 1000ml 时，其溶质与溶剂的取用量均应按比例增加。

（3）采用直接配制法时，其溶质应采用"基准试剂"，并按规定条件干燥至恒重后称取，取用量应为精密称定（精确至 4～5 位有效数字），并置 1000ml 量瓶中，加溶剂溶解并稀释至刻度，摇匀。

（4）配制浓度等于或低于 0.02mol/L 的滴定液时，除另有规定外，应于临用前精密量取浓度等于或大于 0.1mol/L 的滴定液适量，加新沸过的冷水或规定的溶剂定量稀释制成。

（5）配制成的滴定液必须澄清，必要时可滤过；并按各该滴定液项下的［贮藏］条件贮存，经标定其浓度后方可使用。

（四）滴定液的标定规范

（1）工作中所用分析天平、滴定管、量瓶和移液管等，均应经过检定合格；其校正值与原标示值之比的绝对值大于 0.05% 时，应在计算中采用校正值予以补偿。

（2）标定工作宜在室温（10～30℃）下进行，并应在记录中注明标定时的室内温度及湿度。

（3）所用基准物质应采用"基准试剂"，取用时应先用玛瑙乳钵研细，并按规定条件干燥，置干燥器中放冷至室温后，精密称取（精确至 4～5 位有效数字），有引湿性的基准物质宜采用"减量法"进行称重。如系以另一已标定的滴定液作为标准溶液，通过"比较"进行标定，则该另一已标定的滴定液的取用应为精密量取（精确至 0.01ml），用量除另有规定外应等于或大于 20ml，其浓度亦应按药典规定准确标定。

（4）根据滴定液的消耗量选用适宜容量的滴定管；滴定管应洁净，玻璃活塞应密合旋转自如，盛装滴定液前，应先用少量滴定液淋洗 3 次，盛装滴定液后，宜用小烧杯覆盖管口。

（5）标定中，滴定液宜从滴定管的起始刻度开始；滴定液的消耗量，除另有特殊规定外，应大于 20ml，读数应估计到 0.01ml。

（6）标定中的空白试验，系指在不加供试品或以等量溶剂替代供试液的情况下，按同法操作和滴定所得的结果。

（7）标定工作应由初标者（一般为配制者）和复标者在相同条件下各作平行试验 3 份，各项原始数据经校正后，根据计算公式分别进行计算：3 份平行试验结果的相对平均偏差，除另有规定外，不得大于 0.1%；初标平均值和复标平均值的相对偏差也不得大于 0.1%；标定结果按初、复标的平均值计算，取 4 位有效数字。

（8）直接法配制的滴定液，其浓度应按配制时基准物质的取用量（准确至 4～5 位有效数字）与量瓶的容量（加校正值）以及计算公式进行计算，最终取 4 位有效数字。

（9）临用前按稀释法配制浓度等于或低于 0.02mol/L 的滴定液，除另有规定外，其浓度可按原滴定液（浓度等于或大于 0.1mol/L）的标定浓度与取用量（加校正值），以及最终稀释成的容量（加校正值），计算而得。

（五）滴定液的贮藏与使用规范

（1）滴定液在配制后应按药典规定的［贮藏］条件贮存，一般宜采用质量较好的具玻璃塞的玻璃瓶，碱性滴定液应贮存于聚乙烯塑料瓶中。

（2）应在滴定液贮瓶外的醒目处贴上标签，写明滴定液名称及其标示浓度。

（3）滴定液经标定所得的浓度或其"F"值，当标定与使用时的室温相差未超过 10℃ 时，除另有规定外，其浓度值可不加温度补正值；但当室温之差超过 10℃，应加温度补正值，或重新标定。

（4）当滴定液用于测定原料药的含量时，为避免操作者个体对判断滴定终点的差异而引入的误差，必要时可由使用者重新进行标定；其平均值与原标定值的相对偏差不得大于 0.1%，并以使用者复标的结果为准。

（5）取用滴定液时，一般应事先轻摇贮存有大量滴定液的容器，使与黏附于瓶壁的液滴混合均匀，而后分取略多于需用量的滴定液置于洁净干燥的具塞玻璃瓶中，用以直接转移至滴定管内，或用移液管量取，避免因多次取用而反复开启贮存滴定液的大容器；倒出后的滴定液不得倒回原贮存容器中，以避免污染。

（6）当需要使用通则规定浓度以外的滴定液时，应于临用前将浓度高的滴定液进行稀释后使用，必要时可参考相应滴定液的制备方法进行配制和标定。

（7）滴定液出现浑浊、沉淀、颜色变化等现象时，不得再用，应重新配制。

四、能力训练

微课
（标准氯化钠溶液的配制）

（一）操作条件

盐酸滴定液（0.5mol/L）的配制与标定。

配制：取盐酸45ml，加水适量使成1000ml，摇匀。

标定：取在270～300℃干燥至恒重的基准无水碳酸钠约0.8g，精密称定，加水50ml使溶解，加甲基红–溴甲酚绿混合指示液10滴，用本液滴定至溶液由绿色转变为紫红色时，煮沸2分钟，冷却至室温，继续滴定至溶液由绿色变为暗紫色。每1ml的盐酸滴定液（0.5mol/L）相当于26.50mg的无水碳酸钠。根据本液的消耗量与无水碳酸钠的取用量，算出本液的浓度，即得。

1. 仪器和用具

（1）分析天平　感量应不低于0.1mg。

（2）电炉　把电能转化为热能的加热炉。

（3）1000ml量瓶　用于配制准确精度的溶液或定量稀释溶液的量入式量器。

（4）50ml滴定管　滴定时可以准确测量滴定剂消耗体积的量出式量器。

（5）50ml量筒　量取液体的量出式量器。

（6）250ml锥形瓶　由硬质玻璃制成的纵剖面呈三角形状的滴定反应器。

（7）滴管　吸取或加少量试剂，以及吸取上层清液，分离出沉淀。

2. 试剂和试液

（1）无水碳酸钠　基准，白色粉末或颗粒；在空气中能吸收1分子水。

（2）盐酸　分析纯或优级纯，无色透明液体，有刺激性特臭，有腐蚀性，在空气中冒白烟。

（3）溶剂　纯化水。

（4）甲基红–溴甲酚绿混合指示液　取0.1%甲基红的乙醇溶液20ml，加0.2%溴甲酚绿的乙醇溶液30ml，摇匀，即得。

（二）注意事项

（1）盐酸滴定液（0.5mol/L）采用间接法配制，需采用优级纯或分析纯的盐酸。

（2）所称取氯化钠重量需满足"称取"项所规定的重量范围。

（三）操作过程

序号	步骤	操作方法及说明	质量标准
1	配制	量取盐酸45ml，加水适量使成1000ml，摇匀	所用盐酸应为优级纯或分析纯；量取时应选用50ml量筒；定容后量瓶中凹液面最低处应与刻度线相切
2	称量	取在270～300℃干燥至恒重的基准无水碳酸钠约0.8g，精密称定。共称取三份	应使用感量应不低于0.1mg的分析天平，称量范围应为0.72g～0.88g
3	溶解	加水50ml使溶解	溶解后锥形瓶中应无可见的溶质颗粒

续表

序号	步骤	操作方法及说明	质量标准
4	滴定	加甲基红－溴甲酚绿混合指示液 10 滴，用本液滴定至溶液由绿色转变为紫红色时，煮沸 2 分钟，冷却至室温，继续滴定至溶液由绿色变为暗紫色	应选用 50ml 滴定管，应能准确判断滴定终点颜色
5	计算	根据本液的消耗量与无水碳酸钠的取用量，算出本液的浓度	应能正确计算 F 值，3 份平行试验结果的相对平均偏差应不大于 0.1%

【问题情境一】 如检验员在标定盐酸滴定液（0.5mol/L）时，判断以下操作会导致的误差（F 值"偏大""偏小""不影响""无法判断"）

（1）读数时，滴定前平视，滴定后俯视。

（2）未用滴定液润洗滴定管。

（3）滴定时不小心使滴定液滴到锥形瓶外。

（4）滴定至近终点时，使用纯化水冲洗锥形瓶内壁。

答：（1）偏大，滴定管俯视读数偏小，F 值偏大。

（2）偏小，未润洗滴定管，滴定管中的滴定液浓度降低，消耗体积变大，F 值偏小。

（3）偏小，滴定液滴到锥形瓶外，消耗体积变大，F 值偏小。

（4）不影响，滴定至近终点时，使用纯化水或规定的溶剂冲洗锥形瓶内壁是正确的滴定操作。

【问题情境二】 如检验员在使用盐酸滴定液（0.5mol/L）时，直接倾取 500ml 用于滴定，滴定后将剩余滴定液倒回原具塞玻璃瓶中，后发现滴定液略有浑浊，过滤后重新装入具塞玻璃瓶中。请问该检验员在使用滴定液的过程中有哪些不规范的操作？

答：（1）取用滴定液时，直接倾取，未轻摇贮存容器，使滴定液与黏附于瓶壁的液滴混合均匀。

（2）倒出后的滴定液不得倒回原贮存容器中，以避免污染。

（3）滴定液出现浑浊现象时，不得再用，应重新配制。

（四）学习结果评价

序号	评价内容	评价标准	评价结果（是/否）
1	熟悉标准溶液的分类	能回答分类的方式与相应的类别	
2	掌握滴定液的配制和标定规范	能根据滴定液配制和标定方法，选择相对应的仪器、用具和试剂，正确配制与标定滴定液	
3	掌握滴定液的使用规范	能判断滴定液是否可以继续使用	

五、课后作业

1. 请查阅最新版的国际原子量表，说明如何在盐酸滴定液（0.5mol/L）的标定过程，计算得出"每 1ml 的盐酸滴定液（0.5mol/L）相当于 26.50mg 的无水碳酸钠"。

2. 如有配制盐酸滴定液（0.5mol/L）9000ml，经取出 150ml 进行标定，结果其 F 值为 1.060（F_1）；问需加水多少毫升（V_2）？经摇匀后可使其 F 值恰为 1.000。

（张敏利）

B-3-2 供试品溶液配制技术

PPT

一、核心概念

供试品 待鉴别、待测定的供测试样品。

二、学习目标

1. 掌握用电子天平称量阿司匹林片和阿司匹林肠溶片进行含量供试品溶液配制的原理和注意事项。
2. 熟悉药物含量供试品溶液的制备过程，原始记录及报告书的填写要求。
3. 熟悉药物含量供试品溶液的储存与处理。

三、基本知识

（一）概述

电子天平是新一代的天平，它利用电子装置完成电磁力补偿的调节，使物体在重力场中实现力的平衡，或通过电磁力矩的调节使物体在重力场中实现力矩的平衡。通过设定的程序，可实现自动调零自动校正自动显示称量结果，或将称量结果经打印机直接输出。具有性能稳定，操作简便，称量速度快，灵敏度高，能进行自动矫正及质量电信号输出的特点。

（二）原理

1. 称量的概念　称量是一个过程，称量准确与否直接关系测定结果的准确。

2. 偏离规定称样量可允许的范围　试验中供试品与试药等"称重"或"量取"的量，均以阿拉伯数字表示，其精确度可根据数值的有效数字来确定，如称取"0.1g"系指称取量可为 0.06 ~ 0.14g；称取"2g"系指称取量可为 1.5 ~ 2.5g；称取"2.0g"系指称取量可为 1.95 ~ 2.05g；称取"2.00g"系指称取量可为 1.995 ~ 2.005g。

（1）**精密称定**　指称取重量应准确至所取重量的千分之一。

（2）**称定**　指称取重量应准确至所取重量的百分之一。

3. 称量方法　指根据不同的供试品采取的不同的称量方法，分为：直接称量法、减量法、增量法。

项目	直接称量法	减量法	增量法
称量方法	将称量容器置于天平盘上，称量为 W_1，将需称量的样品加入称量容器中，再称量为 W_2，两次重量之差，即 $W_2 - W_1$ 为称取样品重量；如消除称量容器重量后再称重（去皮后），则显示的数值即为称取样品重量	将样品放于称量瓶（船）中（如为液体样品，则放于液体称量瓶中）置于天平盘上，称量为 W_1，然后取出所需的样品量，再称剩余样品和称量瓶（船）为 W_2，两次重量之差，即 $W_1 - W_2$ 为称取样品重量。若取出样品前天平已消零，则最后显示的负值即为称取样品的重量	将称量容器置于天平盘上，去皮，将需称量的样品加入称量容器中，直接称量为 W
适用范围	用于粉末状或不易吸潮等样品的称取	用于因样品性质不方便用增量法称取的样品，如容易吸潮、容易挥发等的样品的称取。（减量法在日常使用中较为常用）	用于不易吸潮的粉末或者小颗粒等样品的称取
注意事项	选择合适的称量容器，容器加上所称取样品重量必须在天平称量范围之内；容器必须干净、干燥	称取吸湿性、挥发性或腐蚀性物品时，应加盖，且尽量快速，注意不要将被称物（特别是腐蚀性物品）洒落在称量盘上	选择合适的称量容器，容器加上所称取样品重量必须在天平称量范围之内；容器必须干净、干燥

（三）测定法

阿司匹林片（规格 50mg，0.1g，0.3g，0.5g）的含量测定。

（1）**供试品溶液配制**　取本品阿司匹林片 20 片，精密称定，充分研细，精密称取适量（约相当于阿司匹林 10mg），置 100ml 量瓶中，加 1% 冰醋酸的甲醇溶液强烈振摇使阿司匹林溶解，并用 1% 冰醋酸的甲醇溶液稀释至刻度，滤膜过滤，取续滤液。

（2）**供试品溶液的储存和处理**　室温储存，并按《中国药典》2020 年版高效液相色谱法（通则 0512）要求测定。

四、能力训练

（一）操作条件

1. 仪器和用具

（1）分析天平（感量0.01mg）、称量纸或称量舟

（2）量瓶（100ml；4个）

（3）平头镊子

（4）量筒（250ml、10ml）

2. 试药和试剂

（1）试药　阿司匹林片、阿司匹林肠溶片

（2）试剂　冰醋酸（分析法）、甲醇（分析法）、纯化水。

（二）安全及注意事项

（1）天平首次开机确保预热半个小时以上，天平不用时处于待机状态。

（2）称量物的温度应和天平内的温度一致。采取措施是将待称量物在天平室中放置至室温，确保与天平的温度一致。

（3）对于易吸潮、挥发和暴露空气会反应的物质无法保持恒量，会由于接触环境引起质量的变化，推荐将物质放置在容器中，保持仪器始终密封。若不适用，可采用替代方法降低风险，比如对于易潮解样品，应确保操作环境在规定湿度内，并迅速操作，避免吸潮。

（4）避免热辐射。采取措施使用日光灯，人员要穿长袖，戴上手套，不能直接用裸手接触称量容器。

（5）气流及气压波动。避免过多空调或风扇气流波动；如可能，用小容器代替大容器。

（6）称量过程中，保持水准器内的气泡始终位于水准器圆的中心位置。

（7）操作过程中注意是否有振动，天平台有无物品干扰，称量盘是否清洁干燥。

（8）防止静电的产生。采取措施：尽量不要使用塑料容器，如塑料袋称量；理想的环境湿度（相对湿度40%～70%）。

（9）防止磁场的产生。采取措施：避免使用铁、钢、磁力搅拌子等可磁性穿透的物质；始终在同一位置将物体朝同一方向放置；使用防静电垫盘。

（10）在分析天平上称取样品时，固体应盛放在称量瓶内或称量纸上，液体样品用小滴瓶，易氧化或易和二氧化碳作用的物质，可以装在带盖的称量瓶中。

（11）一般情况下，供试品溶液需配制两份。

（三）操作过程

序号	步骤	操作方法及说明	质量标准
1	称量前检查	开机预热； 是否校验； 水平泡位置； 箱内、秤盘是否清洁； 称量物温度与天平室内温度是否一致； 量瓶瓶口是否清洁、干燥。	预热至少30分钟； 已完成校验； 水平泡居中； 清洁，无异物； 温度一致，不要过热或者过冷的物体放置天平上称量； 清洁、干燥。
2	研磨	取本品20片，精密称定，充分研细	充分研细，目测粉末均一，无大颗粒

续表

序号	步骤	操作方法及说明	质量标准
3	称量粉末	戴上口罩和手套； 将称量纸放置秤盘中央位置； 拿起称量勺，往称量纸中加入粉末，置100ml量瓶； 当显示数字稳定时，读取重量值并记录； 粉末转移置量瓶，并做好标识； 清洁实验桌面，称量勺以及天平卫生	不可裸手操作，防止交叉污染； 称量器具放置秤盘中央位置； 称取约相当于阿司匹林10mg的粉末，置100ml量瓶； 一般显示数值稳定后5秒再读取数值； 标识清晰可见，易辨析； 实验桌面、称量勺、天平均干净、整洁
2	稀释	加1%冰醋酸的甲醇溶液强烈振摇使阿司匹林溶解	关注温度，不能太高，强烈振摇，使阿司匹林溶解完成
3	定容	用1%冰醋酸的甲醇溶液稀释至刻度	溶液的弯液面下缘与表线相切
4	过滤	滤膜过滤，取续滤液	弃去初滤液4－5ml，收集续滤液
5	存储	室温条件下存储	室温条件下存储
6	处理	液相仪检测	按照《中国药典》2020年版照高效液相色谱法（通则0512）测定 此条是否执行，视课程安排确定
7	原始记录及报告书	正确填写原始记录及报告书；数据处理正确	原始记录应符合B－4中《记录与数据管理》要求

【问题情境一】 请描述在做天平称量前时，有哪些注意事项？要求不少于5条。

答：开机，预热；是否校验；温湿度是否符合要求；水平泡是否居中；天平箱内，秤盘是否清洁；称量物温度与天平室内温度是否一致；称量物外部是否清洁、干燥；量瓶瓶口是否干燥。

【问题情境二】 实际工作中做试药含量检查，一般需做几份平行样品？

答：试药含量检查，一般需要做两份。

（四）学习结果评价

序号	评价内容	评价标准	评价结果（是/否）
1	掌握电子天平的原理以及注意事项	记住电子天平的原理以及注意事项	
2	熟悉供试品溶液的制备用到的试药、天平和器具	能正确使用供试品溶液的制备用到的试药、天平和器具	
3	熟悉阿司匹林片和阿司匹林肠溶片含量测定的原始记录以及报告书写的填写	能正确填写原始记录及报告书	
4	能根据药品质量标准，独立完成阿司匹林片和阿司匹林肠溶片的含量测定	能按照操作规范测定药物含量，准确判断结果	

五、课后作业

1. 请根据中国药典，配制布洛芬片的含量测定供试品溶液，并进样、计算结果。

2. 请思考供试品溶液制备过程中，需要注意哪些？请至少写出3条。

（张敏利）

B－4 记录与数据管理

B－4－1 原始记录与检验报告书写

PPT

一、核心概念

1. 原始记录 初次或源头采集的、未经处理的数据，是记载工作成果的原始资料，判断药品质量优劣的原始依据。

2. 检验记录 在药品检验过程中，应用实验观察，调查或者资料分析等方法，依据实际情况直接记录或者统计形成的各种数据，文字，图标，声像等原始资料。

3. 检验报告书 检验人员严格执行检验操作规程，根据质量标准和检验结果，对药品质量作出的技术鉴定。

二、学习目标

1. 掌握纸质检验记录的管理要求。
2. 掌握原始检验记录与检验报告书写基本规范。
3. 了解常见药品记录类型。

三、基本知识

（一）记录分类

根据药品的生命周期，每批药品应当有批记录，包括批生产记录、批包装记录、批检验记录和药品放行审核记录等与本批产品有关的记录。

药品记录根据用途有台账类、日志类、标识类、流程类、报告类等，根据载体可采用纸质、电子或混合等一种或多种形式。

（二）纸质记录的管理要求

1. 记录的设计与创建、审核与批准、印制与发放 记录的设计与创建应当便于识别、记载、收集、保存、追溯与使用；审核与批准应当明确记录文件版本的生效时间，防止无效版本的使用；印制与发放应当注意防止记录的随意替换篡改。

2. 记录记载 记录记载应当明确记载职责，不得由他人代替，并采用可长期保存、不易去除的工具或方法。原始记录应当直接记载于规定的记录文件上，不得通过非受控的载体暂写或转录。

3. 记录更改 在错误的地方画线并使原有信息仍清晰可辨，书写正确信息后签注姓名和日期，必要时应当说明更改的理由。

4. 记录归档与保存 记录的收集时间、归档方式、存放地点、保存期限与管理人员应当有明确规定，并采取适当的保存或备份措施。记录的保存期限应当符合法律法规规定。

（三）检验记录书写规范性要求

1. 检验记录书写与更改基本要求

（1）检验记录要求真实、及时、准确、完整、清晰，防止漏记和随意涂改。不得伪造和撕毁数据。

（2）记录的内容信息应能反映分析人员的实际操作，要求按照使用时间的先后顺序，防止前后冲突，不超前记录，不回忆记录。

（3）原始检验记录应使用统一印制的记录纸或者专用表格，活页文件必须系统收集并统一编号。应使用蓝黑墨水或者碳素笔书写，不得使用铅笔，检验记录应用字规范，字迹工整。

（4）常用的外文缩写（包括实验试剂的外文缩写）应符合规范。

（5）检验记录应使用规范的专业术语，计量单位应采用国际标准计量单位，有效数字的取舍应符合实验要求。

（6）打印的数据、图片等应粘贴于记录上相应位置并有操作者签名。

（7）检验记录不得随意删除、修改或增减数据。如必须修改，须在修改处划线，保证修改前记录能够辨认，并应由修改人签字，注明修改时间及原因。

（8）检验记录应妥善保存，避免水浸、墨污、卷边，保持整洁、完好、无破损、不丢失。

（9）记录应该完整不能留有空格或空白区域。

（10）如检验设备具备打印的功能，应当尽可能采用检测设备自动打印的记录、图谱和曲线图等。

2. 检验记录的基本内容 检验记录的内容通常应包括实验名称、实验时间、实验方法、实验材料、实验过程、实验结果和结果分析等内容。

（1）实验名称 每项实验开始前应首先注明实验名称、应包括待试样品名称、检验项目。

（2）实验时间 需要按年月日顺序记录实验日期和时间。

（3）实验方法 实验方法是实验实施的依据，常规实验方法应经审批。

（4）实验材料 对照品应记录来源、批号、使用前的处理，用于含量测定的，应注明其含量和水分等；实验仪器设备应记录名称、型号；主要试剂的名称、生产厂家、规格、批号及效期；自制试剂的配制方法、配制时间和保存条件等。

（5）实验过程 应详细记录过程中的操作，观察到的现象。根据实验的具体要求，对环境条件敏感的实验，还应记录环境信息（如温度及湿度等）。

（6）实验结果 准确记录计量观察指标的实验数据和定性观察指标的实验变化。

（7）结果分析 每次实验结果应做必要的数据处理和分析，每个检验项目应写明规定限度或范围，根据检验结果做出单项结论（如符合或者不符合规定）。

3. 记录的复核 原始记录需要由第二个有资质的人进行复核，并签姓名和日期。复核过程中如果发现错误，由检验人员进行更正，并签注姓名和日期，必要时应当说明更改的理由。

4. 检验报告书 药品检验报告书是对药品质量作出的技术鉴定，是具有法律效力的技术文件。药检人员应本着严肃负责的态度，根据检验记录，认真填写，要求做到：依据准确，数据无误，结论明确，文字简洁，书写清晰，格式规范。

检验报告书内容一般包括：标题、检验机构名称和地址、检验报告唯一性标识、检品描述（如：产品名称、规格，批号/物料编码、批量/数量，供应商来源等），所用检验方法、检验项目与标准、检验结果与结论、签发人、签发日期等。

四、能力训练

（一）操作条件

1. 仪器和用具

（1）分析天平，称量范围符合要求。

（2）称量船，用于供试品的放置和称量。

（3）不少于 20 片的阿司匹林片。

2. 检测方法 《中国药典》2020 年版（四部，通则 0101）片剂。

（二）安全及注意事项

（1）实验结果无论成功或者失败，均应该详细记录。

（2）数据有效位数的保留原则上与标准规定的有效位数一致。

（3）实验结果经过第二人复核，确保计算正确，报告准确无误。

（三）操作过程

序号	步骤	操作方法及说明	质量标准
1	实验前准备	准备样品、称量船，检测方法 准备检验记录本、记录书写工具	NA
2	检验操作	确认仪器状态 取 20 片样品，依法检查	1. 在记录本中记录本次实验名称、检测依据、及时记录操作过程、实验原始数据（样品片重） 2. 正确完整记录仪器信息 3. 记录内容真实，字迹清晰、易读，保持清洁 4. 无任意涂改，任何更改都应当签注姓名和日期，并使原有信息仍清晰可辨
3	数据处理	按照计算公式计算检测结果	在记录本中记录计算过程和检测结果，无任意涂改
4	结果判定	在记录中按标准判定结果是否符合规定	是/否符合规定的检测结论

【问题情境一】在计算时发现计算结果错误，怎样进行正确的修改？

答：应将错误内容画线，保持原内容清晰可辨，再写上正确的内容，并写上签名和日期。

【问题情境二】在药品检验工作中，如果因特殊原因，记录污损导致检验记录如需重新誊写，原有记录应该如何处理？

答：原则上记录不应该进行誊写。如果记录确实需重新誊写，则原有记录不得销毁，应当作为重新誊写记录的附件保存，同时还应该说明重新誊写原因。

（四）学习结果评价

序号	评价内容	评价标准	评价结果（是/否）
1	了解药品的记录的常见类型	能够讲述常见检验记录类型（根据用途和载体）	
2	掌握纸质检验记录的管理要求	掌握纸质检验记录的记录和更改要求	
3	掌握原始检验记录与检验报告书写基本规范	能够讲述检验记录书写基本要求 能够正确书写检验记录，记录实验名称、检测方法，检验材料，检验过程等	

五、课后作业

找出下列记录案例中的问题

案例1	序号	杂质名称	结果
	1	SD573	<RL (RL= 0.05%)
	2	SR695	<RL (RL= 0.05%)
	3	SP234	<RL (RL= 0.05%)
	4	SM097	0.05%
	5	其他单个有关物质	<RL (RL= 0.05%)
	6	总杂质	0.05%
			张三 2018.08.20
	备注	—	

案例2	供试品批号	RT 对照品（min）			RT 供试品（min）	
		前一个PC	后一个PC	平均值		
鉴别结果	0000002034	4.984	4.982	4.983	4.981	
	0000002035				4.984	
	0000002036				4.985	
	0000002037	4.982	4.981	4.9815	4.981	
保留时间	0000002038				4.983	
	0000002039				4.983	
	含量结果					
系统适应性要求	1、空白溶液色谱中在主峰保留时间处是否出现明显的干扰峰（>1%），□是，☒否 2、分离度溶液中 Fosin 和 Fosin-A 的分离度为 8.2 （≥2.0） 3、5针 Wstd 主峰峰面积 RSD 为 <0.1% （≤2.0%） 4、Cstd 与 Wstd 的回收率 100.8% （98.0%-102.0%）					

（张敏利）

B-4-2 能正确处理数据并分析

PPT

一、核心概念

1. 有效数字 检验工作中所能得到有实际意义的数值。其最后一位数字欠准是允许的，这种由可靠数字和最后一位不确定数字组成的数值，即为有效数字。

2. 数值修约 通过省略原数值的最后若干位数字，调整所保留的末位数字，使最后所得到的值最接近原数值的过程；也可以理解为对拟修约数值中超出需要保留位数时的舍弃，根据舍弃数来保留最后一位数或最后几位数。

二、学习目标

1. 掌握有效数字的运算规则和数据处理。
2. 掌握药物分析中常规检测项的数据判定及报告原则。
3. 了解有效数字和数值修约的概念。

三、基本知识

（一）概述

科学实验要得到准确的结果，不仅要求正确地选用实验方法和实验仪器测定各种量的数值，而且要求正确地记录和运算。实验所获得的数值，不仅表示某个量的大小，还应反映测量这个量的准确程度。一般地，任何一种仪器标尺读数的最低一位，应该用内插法估计到两刻度之间间距的 1/10。因此，实验中各种量应采用几位数字，运算结果应保留几位数字都是很严格的，不能随意增减和书写。实验数值表示正确与否，直接关系到实验的最终结果以及它们是否合理。

（二）有效数字的使用及运算

1. 记录测量数据 记录测量数据时，应根据取样量、量具的精度、检测方法的允许误差和标准中的限度规定，确定数字的有效位数（或数位），检测值必须与测量的准确度相符合，记录全部准确数字和一位欠准数字，即不允许增加位数，也不应该减少位数。例如：3.8000g 是五位有效数字，质量为

3.8000g，误差为 ±0.0001g，2002 是四位有效数字，0.011 中"0.0"不是有效数字，它们是定位的。

2. 有效数字的修约　在正常情况下，测量数据本身并不是最后结果，通过一系列的运算后才能获得。在计算中会出现准确度不同即有效数字位数不同的数据，在确定了有效数字后将多余的数值进行修约，这一过程称为数值修约，也称为数的化整或数的凑整。为了简单计算准确测量结果，必须对有关数字进行修约。各类测试数据的处理原则为"四舍六入五留双"，即当尾数≤4 时舍去；尾数≥6 时进位；当尾数为 5 时，则应视保留的末位数是奇数还是偶数，5 前为偶数应将 5 舍去，5 前为奇数则将 5 进位。

例如：28.2645 取 3 位有效数字时，则有效数字为 28.3；28.350、28.250、28.050 取 3 位有效数字时分别为：28.4、28.2、28.0；28.175、28.165 取 4 位有效数字时为：28.18、28.16，后面的数字不全是零，无论前面数字是偶数还是奇数皆进 1。如：28.2501 取 3 位有效数字时为 28.3，若被舍去的数字包括几位数字时，不得对该数进行连续修约，28.154546 取 4 位有效数字时为 28.15 而不是 28.16。

注意事项：在按英、美、日药典方法修约时，按"四舍五入"进舍即可。

3. 有效数字运算法则

（1）加减运算　以参加运算的各数据中绝对误差最大（即小数点后位数最少）的数据为标准，确定其他数值在运算中保留的位数和决定计算结果的有效位数。

$$10.32 + 1.456 - 0.0431 = 11.7329 \rightarrow 11.73$$

（2）乘除运算　以参加运算的各数据中相对误差最大（即有效数字位数最少）的数据为标准，确定其他数值在运算中保留的位数和决定计算结果的有效位数。

$$0.0121 \times 25.64 \times 1.05784 = 0.0121 \times 25.6 \times 1.06 = 0.328$$

（3）乘方和开方运算　在进行有效数字乘方、开方运算时，计算结果的有效数字位数与乘方、开方之前数字的有效数字的位数相同。

（4）对数和三角函数运算　对数和三角函数运算结果的有效数字位数由其变量对应的数位决定，尾部位数与真实值的有效数字位数相等。真数的有效位数与对数尾数的位数相同，与首数无关。首数用于定位，不是有效数字。例如某溶液中氢离子浓度 8.7×10^{-4} mol/L，则其 pH 为 3.06，其中的数字"3"为首数，仅用于定位作用，与有效数字位数无关；小数点后面的数字"06"才代表 pH 的有效数字（2 位）。

（5）指数函数　指数函数 10^x 或 e^x 的有效数字位数和 x 小数点后的位数相同（包括紧接小数点后面的 0）。例如：$10^{6.35} = 1778279.42 \rightarrow 1.8 \times 10^6$，$10^{0.0035} = 1.0080961 \rightarrow 1.008$。

注意事项：一个数值有效的首位数大于或等于 8 时，在确定运算结果时，有效数字可多计 1 位，例如 90.2 可看作 4 位有效数字。pH、pM、pK、lgC、lgK 等对数值，其有效数字的位数取决于小数部分（尾数）数字的位数，整数部分只代表该数的方次。

（三）数据处理及报告原则的应用

原则：一般将有效数字修约至与标准一致，以药物分析中常规检测项为例，具体见下表。

检测内容	举例			
	标准	原始数据	报告结果	结果判断
pH	2.0 – 3.0	2.26	2.3	合格
炽灼残渣	≤0.1%	0.062%	0.1%	合格
干燥失重	≤0.2%	1.045%	1.0%	不合格
水分	≤0.50%	0.504%	0.50%	合格
含量	≥99.0%	99.671%	99.7%	合格

四、能力训练

【问题情境一】

例：检测 6 片药片重量，结果分别如下：

第一组（六片）：0.2051g，0.2069g，0.2067g，0.2058g，0.2063g，0.2057g（六片平均值：0.2061g）

第二组（六片）：0.2060g，0.2071g，0.2067g，0.2062g，0.2065g，0.2059g（六片平均值：0.2064g），求十二片平均值？

答：十二片总平均值 =（0.2051 + … + 0.2057 + 0.2060 + … + 0.2059）÷12→0.20624…→0.2062g

原则：求平均值时，须将各原始数据全部相加后再除以数据总个数；不得分步平均后再求平均值。

【问题情境二】

例：异戊巴比妥钠的干燥失重，规定不得过 4.0%，今取样 1.0042g，干燥后减失重量 0.0408g，请判断是否符合规定？

答：本例为 3 个数值相乘除，其中 0.0408 的有效位数最少，为三位有效数字，以此为准（在运算过程中暂时多保留一位）。

$0.0408 ÷ 1.004 × 100.0\% = 4.064\%$

因药典规定的限度为不得过 4.0%，故将计算结果 4.064% 修约到千分位为 4.1%，应判为不符合规定（不得大于 4.0%）。

原则：在运算过程中，为减少舍入误差，其他数值的修约可以暂时多保留一位，等运算得到最后的结果时，再根据有效位数弃去多余的数字。在判断药品质量是否符合规定之前，应将全部数据根据有效数字和数值修约规则进行运算，将计算结果修约到标准中所规定的有效位数，而后进行判定。

【学习结果评价】

序号	评价内容	评价标准	评价结果（是/否）
1	熟悉有效数据的相关概念	记住有效数字和数值修约概念	
2	掌握有效数字的修约原则	能正确使用四舍六入五留双的原则对数字进行修约	
3	掌握有效数字运算法则及注意事项	运用加法，乘除运算法则进行有效数字计算	

五、课后作业

1. 求和 $0.123 + 4.5 × 10^{-4}$。

2. 求 25.03 和 25.06 的平均值。

（张敏利）

B-4-3　药品检测的数据可靠性管理

PPT

一、核心概念

1. 数据　根据载体的不同，可分为纸质数据和电子数据。根据来源包括人工观测记录的数据；仪器、设备或计算机化系统产生的数据，采用摄影、摄像技术获取的客观数据，由原始数据衍生或取得的信息等。

2. 数据可靠性　数据生命周期内，数据完整、一致、准确的程度。

二、学习目标

能掌握数据可靠性概念和五大基本要求。

三、基本知识

（一）数据的生命周期和数据管理

数据生命周期贯穿产生、记录、处理、审核、分析、报告、转移、储存、归档、恢复直至失效、销毁的全过程。

数据管理应当遵守归属至人、清晰可溯、同步记录、原始一致、准确真实的基本要求，确保数据可靠性。数据管理是药品质量管理体系的一部分，应当贯穿整个数据生命周期。

（二）基本术语

1. 原始数据　指初次或源头采集的、未经处理的、能完整重现 GXP 活动的数据。

2. 元数据　元数据是用来定义和描述数据的数据。含有数据一个或多个特征及含义的数据，如数据产生的时间、目的、意义、单位、操作人员及重现 GXP 活动所需的信息等。

3. 审计追踪　指一种元数据，包含创建、修改和删除等 GXP 记录相关信息。在纸质或电子记录中，审计追踪可以安全地记录一些数据的生命周期细节，如在记录中创建，补充，删除或变更信息，却不掩盖或覆盖原始记录。审计追踪是"由谁做、做了什么、何时做和为什么这样做"记录的时序表。

4. 电子签名　是指电子数据中以电子形式表现的，用于识别签名人身份、签字时间，并表明签名人认可其中内容的数据。

5. 真实副本　指经过核实和确认已准确并完整地保留了原始记录全部内容和意义的数据的原始记录副本。对于电子数据来说，包括所有必要的元数据和适当的原始记录模板。

（三）数据可靠性基本要求和管理中的应用

数据可靠性基本要求国际上常用缩略词"ALCOA"概括，总结即数据归属至人、清晰可溯、同步记录、原始一致、准确真实，确保数据可靠性。

数据可靠性基本原则		
A	attributable	数据归属至人
L	legible and permanent	数据清晰可溯
C	contemporaneous	数据同步记录
O	original（or true copy）	数据原始一致
A	accurate	数据准确真实

1. 归属至人（A）　可归属性指根据记录能够追溯至数据的创建者、修改人员及其他操作人员。具体到数据管理，就是通过签名，包括手写签名、电子签名或生物特征签名等知道谁产生了这个数据。达到这个目的确保签名唯一，与员工姓名一一对应，员工姓名和实际操作者一一对应。

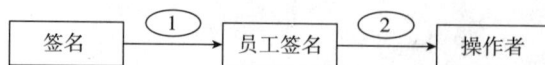

签名　①→　员工签名　②→　操作者

计算机化系统中电子签名通过账号登录、系统清单来实现。数据管理中不同用户不得共享登录账号或者使用通用登录账号以及共享密码。设备不具备独立账号功能的，应当建立相应规程，采用纸质记录或原始电子记录辅以纸质记录（混合），确保记录中的操作行为能够归属到特定个人。电子签名与手写签名等效，并应当经过验证。

2. 数据清晰可溯（L） 数据清晰可溯指数据在规定的数据保存期限内清晰、可读、易懂、可追溯，确保能够完整地重现数据产生的步骤和顺序。

一是除了要求数据本身是清晰的；其次是数据是可"被理解"的，即任何时候看了数据都能明白发生了什么事情。要做到数据可"被理解"，就必须要依靠强大的元数据来提供背景信息。有了元数据，数据所记录的事件就可以被按其发生的时间顺序被重新构建，记录一旦时间被更改，所记录的数据将不代表其实际操作的时间轨迹，导致不能重现数据产生的步骤和顺序。

对于纸质记录的可追溯或者重现数据产生，除了写得清楚，还要包括发生的时间，不允许签署过去和将来的时间。同时必须保证没有数据被插入事件发生顺序中，没有数据删除。

电子记录通过计算机安全的时间戳关联到数据中（审计追踪），也就是通过审计追踪功能确保其追溯性。现有计算机化系统需要具备审计追踪功能，且不得关闭计算机化系统的审计追踪功能，不得修改审计追踪产生的数据。如不具备，可以使用替代方法，如日志、变更控制、记录版本控制或原始电子记录辅以纸质记录来满足数据可追溯性的要求；还应该应当建立规程和维护计划确保机构内各项GXP活动的时间和日期同步，时间戳不被篡改，如定期审核。

3. 数据同步记录（C） 数据同步记录指在数据产生时，应当直接、及时创建正式记录并确保在执行下一步操作前，数据不被篡改、删除或覆盖。

ALCOA的"C"可以被翻译为"存写同步实时"，是要求保证"记"或"存"数据这个动作的时效性。其要求是记/写数据的动作要和所记录的事件同步发生或在其后的第一时间（实时/及时）进行，不延迟，不提前。

纸质记录要达到"C"的要求主要是靠严格执行操作规程；而电子记录除了以上的操作规程方面的手段外，还可以通过一些技术手段来实现，如计算机的程序设计保证应用程序的时间不能被操作人员随意更改。

4. 数据原始一致（O） 数据原始一致，指数据始终保持其原始状态、持久可读，并保持一致。

原始数据的管理要求经过审核、按照规定期限保存，在保存期内应当容易获得和读取。

数据的保留和保存：数据应该定期归档，确保安全，纸质数据便于查阅，电子数据确保可以重现。电子数据应定期备份，以防止发生灾难后，备份数据可完整恢复。数据保存期限应满足相应法规要求，销毁必须经过审批。

5. 数据准确真实（A） 数据准确真实是指数据能正确、真实、有效、可靠。确保所记录的数据本身接近其真实值程度，确保数据准确的控制措施包括如下内容。

（1）产生数据的设备应当经过校准、确认和维护。

（2）产生、储存、分配、维护及归档电子数据的计算机化系统应当经过验证。

（3）分析方法和生产工艺应当经过验证或确认。

（4）数据应当经过审核。

（5）偏差、异常值、超标结果等应当经过调查。

（6）应当建立完善的工作流程减少差错的发生。

四、能力训练

（一）操作条件

1. 仪器和用具

（1）取某一章节下纸质检验记录。

（2）配备液相色谱仪的计算机系统。

（二）安全及注意事项

计算机系统的电子数据审核在有资质人员的指导下进行。

（三）操作过程

序号	步骤	操作方法及说明	质量标准
1	复核纸质检验记录	根据所学知识对记录进行复核	能够识别记录书写与操作一致性、追溯性、准确性、完整性、逻辑合理性等的规范性
2	计算机系统中电子数据检查	在有资质人员指导下了解电子数据的基本管理	能理解系统中账户、密码以及权限管理 了解计算机系统中的时间戳、元数据等 了解数据预测试、重复测试、数据删除与修改等相关的审计追踪 能了解电子数据的保存和备份意义

【问题情境一】 如实验检测过程中因操作错误，导致检测结果不符合质量标准要求，是否可以重新检测进行记录，将错误的操作记录和结果废弃？

答：操作错误的记录仍然为原始记录，也要进行保存，废弃不合格数据，挑选数据违反了数据可靠性要求。

【问题情境二】 在检测某产品项目时，检验记录本页码使用完，是否可先将数据记录在纸条上，然后转抄在新检验记录本中？

答：不可以，边做边记录，同时记录才是正确做法，违反了数据可靠性的同步记录的要求。

（四）学习结果评价

评价内容	评价标准	评价结果（是/否）
掌握数据可靠性的基本原则	能够讲述数据完整性的五大基本原则	

五、课后作业

对以下不符合数据可靠性实例进行分析，将编号填入对应表格中。

①修订计算机系统日期和时间后进行操作

②蓄意篡改图谱，取历史批次图谱代替其他批次

③共享计算机登录账户，登录密码泄露

④电子文件打不开，或者乱码

⑤修改电子数据积分参数，删除原始数据。

数据可靠性要求	不符合数据可靠性的实例编号
A（归属至人）	
L（清晰可溯）	
C（同步记录）	
O（原始一致）	
A（准确真实）	

（张敏利）

B-5 玻璃容量器具准备

B-5-1 常用玻璃量器的检定

PPT

一、核心概念

1. 玻璃容量器具 使用碎玻璃、纯碱、硝酸钠、碳酸贝、石英砂等原料制造而成，经高温熔化塑形等工艺制作出来的一种容器。分为量器和非量器。

2. 玻璃量器 用于定量分析的玻璃容器，分为量入容器（容量瓶、量筒、量杯等）和量出容器（滴定管、吸量管等）。

3. 检定 为评定计量器具的计量性能，确定其是否合格所进行的全部工作，包括检验和加封盖印等。它是进行量值传递的重要形式，是保证量值准确一致的重要措施。

二、学习目标

1. 熟悉常用玻璃容量器具的分类。
2. 了解玻璃容量瓶的通用技术要求、计量性能要求和检定的基本原理。
3. 了解玻璃容量瓶的检定方法，能正确检定玻璃容量瓶。

三、基本知识

（一）常用玻璃量器的分类

1. 普通分类 常用玻璃量器包括滴定管、吸量管、容量瓶、量筒和量杯等。

（1）滴定管分为具塞滴定管、无塞滴定管、三通活塞自动定零位滴定管、侧边活塞自动定零位滴定管、侧边三通活塞自动定零位滴定管、座式滴定管、夹式滴定管。

（2）吸量管分为流出式分度吸量管、吹出式分度吸量管、单标线吸量管。

（3）量筒分为具塞量筒和不具塞量筒。

2. 按型式分类 常用玻璃量器按其型式分为量入式（容量瓶，图 B-11）和量出式（滴定管、吸量管、量筒和量杯）两种，按其准确度不同分为 A 级和 B 级，其中量筒和量杯不分级，有准确度等级而未标注的玻璃量器，按 B 级处理。

3. 技术及性能要求 玻璃量器的通用技术要求包括：材质、外观、结构、密合性；计量性能要求包括：流出时间、等待时间、容量允差。

以下选取玻璃容量瓶为例进行详细介绍。

（二）玻璃容量瓶的通用技术要求

1. 材质 通常采用钠钙玻璃或硼硅玻璃制成，必须经过良好的退火处理，其内应力应满足单位厚度光程差≤100nm/cm。

2. 外观 不允许有影响计量读数及使用强度等缺陷，分度线与量的数值应清晰、完整、耐久，瓶身标记内容包括厂名或商标、标准温度（20℃）、型

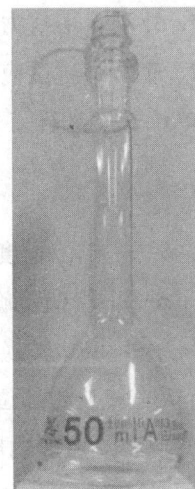

图 B-11 容量瓶

式标记（In）、标称总容量与单位（*xx* ml）、准确度等级（A 或 B），如果用硼硅玻璃制成，应标 "B$_{si}$" 字样。

3．结构 瓶口应与瓶身轴线相垂直，口边要平整光滑，不得有粗糙处及未经熔光的缺口。放置在平台上时，不应摇动。大于 25ml（包括 25ml）的空容量瓶（不带塞）放置在与水平面成 15° 的斜面上时，不应跌倒；小于 25ml 的空容量瓶（不带塞），放置在与水平面成 10° 的斜面上时，不应跌倒。

4. 密合性 当水注入至最高标线，塞子盖紧后颠倒 10 次，每次颠倒时，在倒置状态下至少停留 10 秒，不应有水渗出。

（三）玻璃容量瓶的计量性能要求

在标准温度 20℃时，容量瓶的标称容量允差应符合以下规定。

标称容量/ml		1	2	5	10	25	50	100	200	250	500	1000	2000
容量允差/ml	A	±0.010	±0.015	±0.020	±0.020	±0.03	±0.05	±0.10	±0.15	±0.15	±0.25	±0.40	±0.60
	B	±0.020	±0.030	±0.040	±0.040	±0.06	±0.10	±0.20	±0.30	±0.30	±0.50	±0.80	±1.20
分度线宽度/mm		≤0.4											

（四）玻璃容量瓶的检定控制

玻璃容量瓶的检定控制包括首次检定、后续检定和使用中检验，检定项目见下表。

序号	检定项目	首次检定	后续检定	使用中检验
1	外观	+	+	+
2	应力	+	−	−
3	密合性	+	+	+
4	容量示值	+	+	+

注："＋"表示应检项目；"－"表示可不检项目。

（五）玻璃容量瓶检定方法

1. 外观 用目力观察，可借助放大镜和斜面进行，应符合外观和结构的规定。

2. 应力 通过应力仪读取旋转角度，并测量被测点厚度。

单位长度光程差按下式计算：

$$\delta = \frac{f\phi}{d}$$

式中，δ——单位长度光程差，nm/cm；

ϕ——检偏镜旋转角度，°；

f——仪器转换系数，3.14nm/（°）；

d——被测部位通光处的总厚度，cm。

玻璃容量瓶的内应力应符合规定。

3. 密合性 将水充至最高标线，塞子应擦干，不涂油脂，盖紧后用手指压住塞子，颠倒十次。每次颠倒时，在倒置状态下至少停留 10 秒，不应有水渗出。

4. 容量示值 可以采用衡量法检定，也可采用容量比较法检定，但以衡量法为仲裁检定方法。

（1）衡量法

①取一只容量大于被检玻璃量器的洁净有盖称量杯，称得空杯质量。

②将被检玻璃量器内的纯水放入称量杯，称得纯水质量。

③调整被检玻璃量器液面的同时，应观察测温筒内的水温，读数应准确到0.1℃。

④玻璃量器在标准温度20℃时的实际容量按下式计算：

$$V_{20} = \frac{m(\rho_B - \rho_A)}{\rho_B(\rho_W - \rho_A)}[1 + \beta(20 - t)]$$

式中，V_{20}——标准温度20℃时的被检玻璃量器的实际容量，ml；

ρ_B——砝码密度，取8.00g/cm³；

ρ_A——测定时实验室内的空气密度，取0.0012g/cm³；

ρ_W——纯水t℃时的密度，g/cm³；

β——被检玻璃量器的体胀系数，℃$^{-1}$；

t——检定时纯水的温度，℃；

m——被检玻璃量器内所能容纳水的表观质量，g。

为简便计算过程，可将上式化为下列形式：

$$V_{20} = m \cdot K(t)$$

其中：$K(t) = \frac{\rho_B - \rho_A}{\rho_B(\rho_W - \rho_A)}[1 - \beta(20 - t)]$

$K(t)$ 列于下表中。根据测定的质量值（m）和测定水温所对应的；$K(t)$ 值，即可由上式求出被检玻璃量器在20℃时的实际容量。

⑤凡使用需要实际值的检定，其检定次数至少2次，2次检定数据的差值应不超过被检玻璃容量允差的1/4，并取2次的平均值。

（2）容量比较法

①将标准玻璃量器用配置好的洗液进行清洗，然后用水冲洗，使标准玻璃量器内无积水现象，液面与器壁能形成正常的弯月面。

②将被检玻璃量器和标准玻璃量器安装到容量比较法检定装置上。

③排除检定装置内的空气，检查所有活塞是否漏水，调整标准玻璃量器的流出时间和零位，使检定装置处于正常工作状态。

④将被检玻璃量器的容量与标准玻璃量器的容量进行比较，观察被检玻璃量器的容量示值是否在允许范围内。

（六）检定结果的处理

1. 经检定合格的玻璃量器，贴检定合格证或出具检定证书。

2. 经检定不合格的玻璃量器出具检定结果通知书，并注明不合格项目。

（七）检定周期

玻璃量器的检定周期为3年。

常用玻璃量器衡量法 K（t）值表

①钠钙玻璃体胀系数 $25 \times 10^{-6}/℃$，空气密度 $0.0012g/cm^3$

水温 $t/℃$	0.0	0.1	0.2	0.3	0.4	0.5	0.6	0.7	0.8	0.9
15	1.00208	1.00209	1.00210	1.00211	1.00213	1.00214	1.00215	1.00217	1.00218	1.00219
16	1.00221	1.00222	1.00223	1.00225	1.00226	1.00228	1.00229	1.00230	1.00232	1.00233
17	1.00235	1.00236	1.00238	1.00239	1.00241	1.00242	1.00244	1.00246	1.00247	1.00249
18	1.00251	1.00252	1.00254	1.00255	1.00257	1.00258	1.00260	1.00262	1.00263	1.00265
19	1.00267	1.00268	1.00270	1.00272	1.00274	1.00276	1.00277	1.00279	1.00281	1.00283
20	1.00285	1.00287	1.00289	1.00291	1.00292	1.00294	1.00296	1.00298	1.00300	1.00302
21	1.00304	1.00306	1.00308	1.00310	1.00312	1.00314	1.003115	1.00317	1.00319	1.00321
22	1.00323	1.00325	1.00327	1.00329	1.00331	1.00333	1.00335	1.00337	1.00339	1.00341
23	1.00344	1.00346	1.00348	1.00350	1.00352	1.00354	1.00356	1.00359	1.00361	1.00363
24	1.00366	1.00368	1.00370	1.00372	1.00374	1.00376	1.00379	1.00381	1.00383	1.00386
25	1.00389	1.00391	1.00393	1.00395	1.00397	1.00400	1.00402	1.00404	1.00407	1.00409

②硼硅玻璃体胀系数 $25 \times 10^{-6}/℃$，空气密度 $0.0012g/cm^3$

水温 $t/℃$	0.0	0.1	0.2	0.3	0.4	0.5	0.6	0.7	0.8	0.9
15	1.00200	1.00201	1.00203	1.00204	1.00206	1.00207	1.00209	1.00210	1.00212	1.00213
16	1.00215	1.00216	1.00218	1.00219	1.00221	1.00222	1.00224	1.00225	1.00227	1.00229
17	1.00230	1.00232	1.00234	1.00235	1.00237	1.00239	1.00240	1.00242	1.00244	1.00246
18	1.00247	1.00249	1.00251	1.00253	1.00254	1.00256	1.00258	1.00260	1.00262	1.00264
19	1.00266	1.00267	1.00269	1.00271	1.00273	1.00275	1.00277	1.00279	1.00281	1.00283
20	1.00285	1.00286	1.00288	1.00290	1.00292	1.00294	1.00296	1.00298	1.00300	1.00303
21	1.00305	1.00307	1.00309	1.00311	1.00313	1.00315	1.00317	1.00319	1.00322	1.00324
22	1.00327	1.00329	1.00331	1.00333	1.00335	1.00337	1.00339	1.00341	1.00343	1.00346
23	1.00349	1.00351	1.00353	1.00355	1.00357	1.00359	1.0362	1.00364	1.00366	1.00369
24	1.00372	1.00374	1.00376	1.00378	1.00381	1.00383	1.00386	1.00388	1.00391	1.00394
25	1.00397	1.00399	1.00401	1.00403	1.00405	1.00408	1.00410	1.00413	1.00416	1.00419

四、能力训练

（一）操作条件

1. 环境条件

（1）室温（20 ± 5）℃，且室温变化不得大于 1℃/h。

（2）水温与室温之差不得大于 2℃。

（3）检定介质为纯水（蒸馏水或去离子水），应符合 GB/T 6682—2008 要求。

2. 检定设备

仪器名称	测量范围	技术要求
天平	200g	分度值：0.1mg
天平	1000g	分度值：2mg
天平	5000g	分度值：10mg
精密温度计	（10~30）℃	分度值：0.1℃

（二）安全及注意事项

（1）容量检定前须对量器进行清洗，器壁上不应有挂水等玷污现象，使液面与器壁接触处形成正常弯月面。清洗干净的被检量器须在检定前4小时放入实验室内。

（2）观察液面时注意弯月面的最低点应与分度线上边缘的水平面相切（图B-12），视线应与分度线在同一水平面上；为使弯月面的最低点的轮廓清晰地显现，可在玻璃量器的背面衬一黑色纸带，黑色纸带的上缘放在弯月面的下缘1mm处。

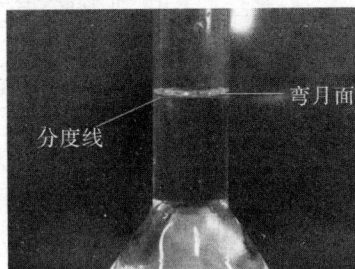

图 **B-12**　弯月面与分度线水平相切

（三）操作过程

序号	步骤	操作方法及说明	质量标准
1	容量瓶清洗及干燥	检查容量瓶已清洗干净并经干燥处理，并在检定前至少4小时放入实验室内	容量瓶已清洗干净并经干燥处理，目测无可见脏污现象，已在实验室环境中放置4小时以上
2	空容量瓶称重	称定空容量瓶的重量	正确记录称量值
3	注水	注纯水至被检容量瓶的标线处	纯水弯月面最低点应与标线上边缘水平面相切
4	称重	称定容量瓶和纯水总重量	正确记录称量值
5	温度测量	将温度计插入到被检容量瓶中，测量纯水的温度	读数应准确到0.1℃，正确记录纯水温度值
6	计算	容量瓶和纯水总重量，与空容量瓶的重量差为纯水质量 m，通过纯水的温度查表得到的对应的 $K(t)$ 值，计算容量瓶在20℃条件下的实际容积	$V_{20} = m \cdot K(t)$
7	结果判定	计算结果按有效数字修约规则进行修约，使其与标准中规定的容量允差的有效数位一致	实际测定的20℃条件下容量瓶的容积与标称容积的偏差满足容量允差时，判为符合规定；超出容量允差时，则判为不符合规定

【问题情境一】采用衡量法进行容量瓶容量示值检定时，如果2次检定数据的差值超过容量允差的1/4，该如何处理？

答：如果2次检定数据的差值超过容量允差的1/4，则判定检定数据无效，重新清洗容量瓶并干燥后，重新检定。

【问题情境二】容量瓶容量示值检定时，如果发现标线以上内壁有挂水珠现象，该如何处理？

答：容量瓶内壁挂水珠说明瓶子未清洗干净，需要根据玻璃量器的清洗方法重新清洗至内壁无挂水珠，干燥后再进行检定。

（四）学习结果评价

序号	评价内容	评价标准	评价结果（是/否）
1	熟悉常用玻璃容量器具的分类	能够简述常用玻璃容量器具的品种及分类	
2	了解玻璃容量瓶的通用技术要求、计量性能要求和检定的基本原理	能够简述玻璃容量瓶的通用技术要求和计量性能要求的项目，以及衡量检定法的基本原理	
3	熟悉玻璃容量瓶的容量检定方法	能够按照玻璃容量瓶衡量法检定操作步骤完成容量检定	

五、课后作业

1. 请补充完整衡量法玻璃容量瓶容量示值检定的操作步骤

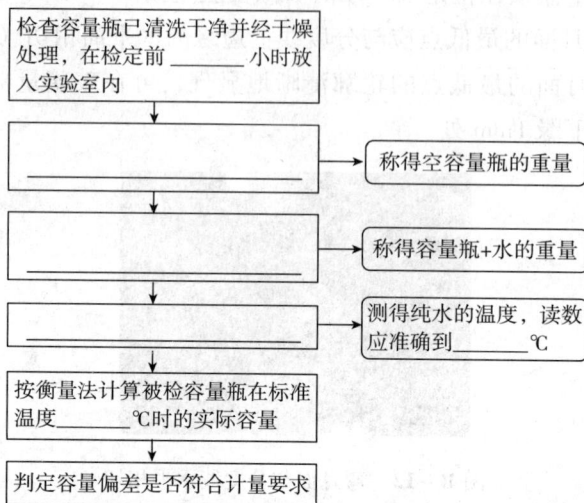

检查容量瓶已清洗干净并经干燥处理，在检定前 _____ 小时放入实验室内

→ 称得空容量瓶的重量

→ 称得容量瓶+水的重量

→ 测得纯水的温度，读数应准确到 _____ ℃

按衡量法计算被检容量瓶在标准温度 _____ ℃时的实际容量

判定容量偏差是否符合计量要求

2. 请根据已知实验数据，采用衡量法计算并判定容量瓶容量示值是否满足计量要求。

（已知条件：容量瓶材质，硼硅玻璃，标称容量 100ml，A 级，空容量瓶重 56.4732g，容量瓶和满刻度纯水总重量 156.1240g；纯水温度，20.7℃。）

（张敏利）

B-5-2　常用玻璃器皿的洗涤

PPT

一、核心概念

常用玻璃器皿　实验室的常见玻璃器皿包括试管、烧杯、量瓶、称量瓶、滴管、移液管及量筒等。

二、学习目标

1. 掌握常见玻璃器皿的清洁要求；玻璃器皿清洗操作规范，能正确洗涤常用玻璃器皿。
2. 熟悉玻璃器皿清洗用到的仪器、用具和试剂。
3. 了解清洗方法的选择与验证。

三、基本知识

（一）概述

实验室玻璃器皿是分析实验室和药品生产企业实验过程中使用的重要的辅助器皿，是常用且容易破损的一种易耗品。在实验室中，使用的玻璃器皿清洁与否直接影响实验结果的准确性、精确性。如果玻璃器皿清洁不善造成污染，往往使得实验结果出现较大的误差，甚至出现相反的实验结果，导致实验失败。因此，确定实验用玻璃器皿的清洁效果，对于保证实验数据的真实性具有重要意义。

（二）清洗方法及其适用性

玻璃器皿的清洗需要根据玻璃器皿所使用的化学物质的特性来选择合适的清洗方法。通常有：水洗法、刷洗法、药剂洗涤法。

1. 水洗法 这是最基本、最简单的一种洗涤方法，即用水冲洗掉玻璃器皿内的可溶物及其表面的灰尘。洗涤时，注入玻璃器皿内的水量不要超过其容积的三分之一，用力振荡后将水倒出。反复清洗数次即可。此法适用于水溶性较好的物质。

2. 刷洗法 当玻璃器皿内壁附有难溶性物质时，可用毛刷进行刷洗，计量玻璃器皿不可使用毛刷刷洗。

刷洗内壁附有不易冲洗掉的物质时，可用毛刷刷洗。首先要根据仪器的种类、规格不同来选择适宜的毛刷。用毛刷刷洗时，应首先确定于手持刷把的位置，以防刷洗时由于用力过猛而损坏仪器。刷洗时，可将刷子在仪器内上下移动，也可以左右旋转，目的是利用毛刷对器壁的摩擦使污物去掉。必要时，可以用毛刷蘸上洗衣粉或洗涤剂来刷洗。刷洗时一般不用去污粉，这是因为去污粉里含有细砂等固体磨擦物，有损玻璃。

3. 洗涤剂洗涤法 对难以洗掉的不溶物，可以考虑用药剂来洗涤。该方法是利用药剂与污物间的作用，将难溶性污物转化为可溶性的物质，从而达到去污的目的。常用的洗涤剂有：稀硝酸、稀盐酸、氢氧化钠溶液、氢氧化钾溶液、铬酸溶液。清洁时，需要根据玻璃器皿所盛装的化学物质的性质选择合适的洗涤剂，因铬酸溶液的危险性和毒性较大，一般情况下不推荐使用。

（三）清洗方法验证

清洗方法应当经过验证，证实其清洁的效果，以有效防止污染和交叉污染。

当采用自动化清洁方法时，应当对所用清洁设备设定的正常操作范围进行验证；当使用人工清洁程序时，应当评估影响清洁效果的各种因素，如操作人员、清洁规程详细程度（如淋洗时间等）。

每个使用的清洁方法都应当进行最差条件验证，对于人工操作而言，如果明确了可变因素，在清洁验证过程中应当考虑相应的最差条件。

清洗后的玻璃器皿表面应干净无残留，不挂水珠等。

清洁验证的次数应当根据风险评估确定，通常应当至少进行连续三次。

（四）干燥

除需洗涤之外，玻璃器皿还需要干燥，以符合实验的要求。根据实验的要求和玻璃器皿本身的特点，可以用风干吹干、烘干、烤干和有机溶剂干燥法来干燥。

1. 风干 也叫晾干，将洗净的玻璃器皿倒立于试管架或仰立于烧杯、烧瓶架上，自然干燥。此方法常用于不急于使用的玻璃器皿。

2. 吹干 用吹风机将玻璃器皿吹干。对于那些在加热时容易炸裂的玻璃器皿常用此方法进行干燥。例如：滴定管、量筒等。

3. 烤干 用加热的方法使玻璃器皿上的水分迅速蒸发，从而使玻璃器皿干燥的方法。常用于可被加热或耐高温的玻璃器皿，如：烧杯、试管。应该注意的是，烘烤前应将玻璃器皿外壁的水擦干，且计量型玻璃器皿不可使用烤干，如量筒、量瓶、移液管等。

4. 烘干 需要干燥的玻璃器皿较多时，常用电热干燥箱来进行干燥。干燥箱的温度一般控制在105℃左右，20分钟即可将玻璃器皿烘干。对有活塞的玻璃器皿，应将活塞取下，分开干燥（但要注意干燥后的活塞仍要与原玻璃器皿配套）。计量型玻璃器皿不可使用烘干，如量筒、量瓶、移液管等。

5. 有机药剂干燥法 也叫快干法。一般只在实验中临时使用。通常将少量乙醇或丙酮或乙醚倒入已控去水分的玻璃器皿中，摇洗控净溶剂，然后用电吹风机吹干。

（五）保管

在贮藏室里玻璃器皿要分门别类的存放，以便取用。经常使用的玻璃器皿放在实验柜中要放置稳妥，高大的器皿放在里面。对于磨口玻璃器皿，在存放前要在磨口处衬以干净的纸条，以防日久粘住。长期不用的滴定管要除掉凡士林后垫纸，用皮筋拴好活塞保存。

（六）一般清洗流程

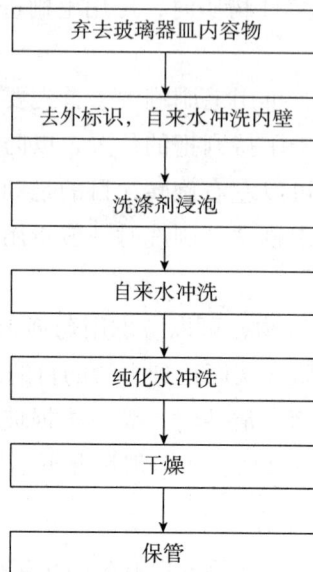

```
┌─────────────────────────┐
│      弃去玻璃器皿内容物       │
└─────────────────────────┘
              ↓
┌─────────────────────────┐
│   去外标识，自来水冲洗内壁     │
└─────────────────────────┘
              ↓
┌─────────────────────────┐
│        洗涤剂浸泡           │
└─────────────────────────┘
              ↓
┌─────────────────────────┐
│        自来水冲洗          │
└─────────────────────────┘
              ↓
┌─────────────────────────┐
│        纯化水冲洗          │
└─────────────────────────┘
              ↓
┌─────────────────────────┐
│          干燥             │
└─────────────────────────┘
              ↓
┌─────────────────────────┐
│          保管             │
└─────────────────────────┘
```

四、能力训练

（一）操作条件

1. 仪器和用具

（1）待清洗玻璃器皿，如试管，量瓶，烧杯等。

（2）普通恒温干燥箱（烘箱），用于非计量玻璃器皿烘干，如试管。

2. 试剂

（1）纯化水　用于玻璃器皿的清洁试剂。

（2）洗涤剂　用作不易清洗的玻璃器皿的洗涤试剂，可分为酸性洗涤剂和碱性洗涤剂。

（二）安全及注意事项

（1）玻璃器具在其内容物弃去后应立即用自来水冲洗其内壁，防止内部颗粒物粘壁，不易清洗。

（2）部分洗涤剂具有腐蚀性，使用时应避免入口或进入眼睛，若不慎进入眼睛，需立即用大量清水冲洗。

（3）洗涤剂应在有效期内，过有效期不可使用。

（4）在使用干燥箱烘干玻璃器皿放入和取出的过程中注意防止烫伤。

（5）计量型玻璃器皿不可使用干燥箱烘干，可采用自然风干。

（三）操作过程

序号	步骤	操作方法及说明	质量标准
1	自来水冲洗	清除玻璃器皿外表面标识，弃去内容物，用自来水冲洗玻璃器皿内部，反复振荡，弃去玻璃器皿内自来水，重复3次	外表面无可见残留标识，内部无颗粒物堆积
2	清洗液浸泡	先尽量倒出玻璃器皿内残留的水，置于清洗液中浸泡3～4小时，浸泡时应保证玻璃器皿内部所有位置都被浸泡到	清洗液浸泡后玻璃器皿内部应无可见颗粒物

序号	步骤	操作方法及说明	质量标准
3	自来水冲洗	从清洗液中取出玻璃器皿后，倒出内部溶液，用自来水冲洗内外壁，弃去残留溶液，重复3次	冲洗后，玻璃器皿内壁应不挂水珠
4	纯化水冲洗	自来水冲洗后，用纯化水再冲洗玻璃容器内外壁，弃去残留溶液，重复3次	冲洗后，玻璃器皿内壁应不挂水珠
5	烘干	非计量玻璃器皿放置至烘箱中烘干	玻璃器皿内外壁无可见液体

【问题情境一】实验室玻璃器皿按用途可分为几类？

答：按用途答题可分为容器类、量器类和其他仪器类。容器类包括试剂瓶、烧杯、烧瓶等。根据它们能否受热又可分为可加热玻璃仪器和不可加热玻璃仪器。量器类有量筒、移液管、滴定管、量瓶等。量器类一律不可受热。其他仪器包括具有特殊用途的玻璃仪器，如冷凝管、分液漏斗、砂芯漏斗、标准磨口玻璃仪器等。

【问题情境二】光学玻璃器皿的清洁是否可用强碱性清洗剂？

答：对于光学测量，需要特别注意容器的清洁，应避免使用强碱性溶液和铬酸溶液。

（四）学习结果评价

序号	评价内容	评价标准	评价结果（是/否）
1	熟悉常见玻璃器皿清洗用到的仪器、用具和试剂	能正确使用常见玻璃器皿清洗用到的仪器、用具和试剂	
2	熟悉常见玻璃器皿的清洁要求，了解清洗方法的选择	记住常见玻璃器皿的清洗方法，了解清洗方法的选择	
3	掌握常见玻璃器皿清洗的操作规范，能正确洗涤常用玻璃器皿	能按照玻璃器皿清洗操作规范进行实验操作	

五、课后作业

1. 哪些玻璃器具不可高温烘干？为什么？

2. 如何判断玻璃器皿的清洁效果？

（张敏利）

C 药品性状检查

C-1 外观与溶解度检查

一、核心概念

1. 外观　通过人的视觉、嗅觉、进行的感官试验，对药品的外观、颜色进行检查，来判定药品的质量优劣。

2. 溶解度　是药品的一种物理性质，各品种项下选用的部分溶剂及其在该溶剂中的溶解性能，可供精制或制备溶液时参考；对特定溶剂中的溶解性能需作质量控制时，在该品种检查项下另作具体规定。

二、学习目标

1. 掌握药物外观和溶解度的概念；掌握不同溶解度的具体规定。
2. 熟悉外观和溶解度的检测方法。
3. 能根据药品的质量标准，正确进行药物外观和溶解度的检查。

三、基本知识

（一）概述

性状项下记载药品的外观、臭、味、溶解度以及物理常数等，在一定程度上反映药品的质量特性。外观性状是药品的色泽外表感观的规定。

在进行药品开发的过程中，原料药的溶解度是一项非常重要的参数，对药物制剂处方和工艺的设计、药物的稳定性、药物的溶出度和释放度检查、药物的质量标准的制定等具有重要的指导意义，同时也与药物的晶型、甚至手性等方面具有密切联系。

（二）原理

药品的近似溶解度以下列名词术语表示。

极易溶解　系指溶质 1g（ml）能在溶剂不到 1～ml 中溶解；

易溶　　　系指溶质 1g（ml）能在溶剂 1～不到 10ml 中溶解；

溶解　　　系指溶质 1g（ml）能在溶剂 10～不到 30ml 中溶解；

略溶　　　系指溶质 1g（ml）能在溶剂 30～不到 100ml 中溶解；

微溶　　　系指溶质 1g（ml）能在溶细 100～不到 1000ml 中溶解；

极微溶解　系指溶质 1g（ml）能在溶剂 1000～不到 10000ml 中溶解；

几乎不溶或不溶　系指溶质 1g（ml）在溶剂 10000ml 中不能完全溶解。

（三）测定法及其适用性

1. 外观检查法　目视或显微镜观察。

2. 溶解度检查法　除另有规定外，称取研成细粉的供试品或量取液体供试品，于（25±2）℃一定容量的溶剂中，每隔 5 分钟强力振摇 30 秒钟；观察 30 分钟内的溶解情况，如无目视可见的溶质颗粒或液滴时，即视为完全溶解。

四、能力训练

（一）操作条件

1. 外观检查需要仪器和用具

（1）白纸（固体检查）

（2）试管（液体）

（3）显微镜

（4）载玻片

2. 溶解度检查需要仪器和用具

（1）容量瓶

（2）水浴锅

（3）分析天平

（4）研钵

（5）R40/3 系列药筛

（二）安全及注意事项

1. 溶解度检查时应取样品研磨成细粉后进行检验，否则会导致检测结果出现误差。

2. 溶解度检查的温度控制必须在 23～27℃ 之间。

（三）操作过程

1. 外观检查——阿司匹林

序号	步骤	操作方法及说明	质量标准
1	取供试品	取固体样品适量置于白纸；取液体样品适量置于试管中，需要检查是否结晶的样品置于载玻片	适量
2	观察	肉眼观察、闻味道，显微镜下观察	
3	结果与判定	根据质量标准要求进行判断	颜色、味道、是否结晶与质量标准描述一致为符合规定，否则不符合规定

2. 溶解度检查——阿司匹林

序号	步骤	操作方法及说明	质量标准
1	研成细粉	取供试品适量，用研钵按同一方向研细	全部通过五号筛，并含能通过六号筛不少于95%的粉末
2	称量或量取	用分析天平称量固体样品细粉，用移液管移取液体样品	1g 或 1ml
3	水浴锅温度	提前设置水浴锅温度	(25±2)℃
4	样品溶解	强力振摇	每隔 5 分钟强力振摇 30 秒钟
5	结果与判断	观察30分钟内的溶解情况	如无目视可见的溶质颗粒或液滴时，即视为完全溶解

【问题情境一】某胶囊剂外观检查时，发现囊壳有黏结现象，请问这种情况是否符合要求？

答：不符合。

【问题情境二】《中国药典》2020 年版规定盐酸左氧氟沙星在水中略溶，实验时，取 1g 供试品置于 100ml 容量瓶中，加水 30～100ml，每隔 5 分钟震摇 30 秒，30 分钟内发现有不溶颗粒，请问操作哪里存在问题？

答：样品应研细。

（四）学习结果评价

序号	评价内容	评价标准	评价结果（是/否）
1	掌握药典凡例关于溶解度的规定	记住极易溶解、易溶、溶解、略溶、微溶、极微溶解、不溶；能按照操作规范进行实验操作	
2	熟悉药物外观检查的方法	记住不同外观的检查方法	

五、课后作业

1. 以下有关项目中，可作为药品外观质量检查的主要内容是
   - A. 药品性状
   - B. 药品外包装
   - C. 药品中包装
   - D. 药品内包装

2. 溶解是指
   - A. 溶质 1g（ml）能在溶剂 1～不到 10ml 中溶解
   - B. 溶质 1g（ml）能在溶剂 10～不到 30ml 中溶解
   - C. 溶质 1g（ml）能在溶剂 30～不到 100ml 中溶解
   - D. 溶质 1g（ml）能在溶剂 100～不到 1000ml 中溶解

（马铭研）

C-2 物理常数测定

C-2-1 能测定相对密度

一、核心概念

1. 密度 是单位体积某种物质的质量，是表示物质在空间分布密集程度的物理量，是物质的一种特性，在国际单位制里，密度的单位是 kg/m^3。

2. 相对密度 在相同的温度、压力条件下，某物质的密度与水的密度之比。除另有规定外，温度为 20℃。

二、学习目标

1. 掌握相对密度测定的原理；掌握比重瓶法、韦氏比重秤法和振荡型密度计法的操作规范。
2. 熟悉相对密度测定法用到的仪器、用具和试剂。
3. 能根据药品的性质，选择适合的测定方法，独立进行药品相对密度检查。

三、基本知识

（一）概述

纯物质的相对密度在特定的条件下是不变的常数。但如果物质的纯度不够则其相对密度的测定值

会随着纯度的变化而改变。因此，测定药品的相对密度，用以检查药品的纯杂程度。本课内容涉及的相对密度仅涉及液体药品。液体药品的相对密度，一般采用比重瓶法测定；测定易挥发液体的相对密度，用韦氏比重秤法。用比重瓶法测定时的环境（指比重瓶和天平的放置环境）温度应略低于20℃或各品种项下规定的温度。液体药品的相对密度也可采用振荡型密度计法测定。

（二）原理

1. 比重瓶法测定相对密度的原理 比重瓶具有一定的容积，在恒定温度下，用同一比重瓶分别称取等体积的待测液体和新沸过的冷水的质量，就可以求得待测液体的相对密度。

$$相对密度 = \frac{供试品的重量}{水的重量} \qquad\qquad 式（C-1）$$

2. 韦氏比重秤法测定相对密度的原理 根据阿基米德定律，一定体积的物体（如比重秤的玻璃锤），在不同液体中所受的浮力与该液体的相对密度成正比。

3. 振荡型密度计法测定相对密度的原理 通过测定 U 型振荡管中液体样品的振荡周期（或频率）可以测得样品的密度。振荡频率（T）与密度（ρ）、测量管常数（c）、振荡管的质量（M）和体积（V）之间存在下述关系：

$$T^2 = \frac{M + \rho \times V}{c} \times 4\pi^2$$

如果将 $c / (4\pi^2 \times V)$ 定义为常数 A，M/V 定义为常数 B，则上述公式可简化如下：

$$\rho = A \times T^2 - B$$

常数 A 和 B 可以通过往振荡管中加入两种已知密度的物质进行测定，常用的物质为新沸放冷的水和空气。分别往样品管中加入干燥空气和新沸放冷的水，记录测得的空气振动周期 T_a 和水的振动周期 T_w，由下式计算出空气的密度值 d_a：

$$d_a = 0.001293 \times \frac{273.15}{t} \times \frac{P}{101.3}$$

式中，d_a——测试温度下的空气密度，g/ml；

　　　t——测试温度，K；

　　　p——大气压，kPa。

从附表 1 中查出测的温度下水的密度值 d_w，照下述公式可分别计算出常数 A 和常数 B：

$$A = \frac{T_w^2 - T_a^2}{d_w - d_a}$$

$$B = T_a^2 - A \times d_a$$

式中，T_w——试样管内为水时观测的振荡周期，s；

　　　T_a——试样管内为空气时观测的振荡周期，s；

　　　d_w——测试温度下水的密度，g/ml；

　　　d_a——测试温度下空气的密度，g/ml。

如果使用其他校准液体，则相应的振荡周期 T 值和 d 值。

如果仪器具有从常数 A 和 B 以及样品 测得的振动周期计算密度功能，则常数 A 和 B 无需计算，按照仪器生产商的操作说明直接读取供试品的密度值。

物质的相对密度可根据下式计算：

$$相对密度 = \rho/0.9982$$

式中，ρ——被测物质在20℃时的密度（0.9982 为水在20℃时的密度，不同温度下水的密度值见下表。）

不同温度下水的密度值表

温度（℃）	密度（g/ml）	温度（℃）	密度（g/ml）	温度（℃）	密度（g/ml）
0.0	0.999840	21.0	0.997991	40.0	0.992212
3.0	0.999964	22.0	0.997769	45.0	0.990208
4.0	0.999972	23.0	0.997537	50.0	0.988030
5.0	0.999964	24.0	0.997295	55.0	0.985688
10.0	0.999699	25.0	0.997043	60.0	0.983191
15.0	0.999099	26.0	0.996782	65.0	0.980546
15.56	0.999012	27.0	0.996511	70.0	0.977759
16.0	0.998943	28.0	0.996231	75.0	0.974837
17.0	0.998774	29.0	0.995943	80.0	0.971785
18.0	0.998595	30.0	0.995645	85.0	0.968606
19.0	0.998404	35.0	0.994029	90.0	0.965305
20.0	0.998203	37378	0.993042	100	0.958345

（三）测定法及其适用性

1. 比重瓶法　比重瓶结构见图 C－1。

（1）比重瓶重量的称定　将比重瓶洗净并干燥，称定其重量，准确至毫克（mg）数。

（2）供试品重量的测定　取上述已称定重量的比重瓶，装满供试品（温度应低于20℃或各品种项下规定的温度）后，插入中心有毛细孔的瓶塞，用滤纸将从塞孔溢出的液体擦干，置20℃（或各品种项下规定的温度）的恒温水浴中，放置若干分钟，随着供试液温度的上升，过多的液体不断从塞孔溢出，随时用滤纸将瓶塞顶端擦干，待液体不再由塞孔溢出（此现象意味着温度已平衡），迅即将比重瓶自水浴中取出，再用滤纸擦干瓶壁外的水，迅速称定重量准确至毫克（mg）数。减去比重瓶的重量，即得供试品重量。

采用带温度计的比重瓶时，应在装满供试品（温度低于20℃或各品种项下规定的温度）后插入温度计（瓶中应无气泡），置20℃（或各品种项下规定的温度）的恒温水浴中放置若干分钟，使内容物的温度达到20℃（或各品种项下规定的温度），用滤纸擦去溢出侧管的液体，待液体不再由侧管溢出，立即盖上罩。将比重瓶自水浴中取出，用滤纸擦干瓶壁外的水，迅速称定重量准确至毫克（mg）数。减去比重瓶的重量，即得供试品重量。

（3）水重量的测定　称得供试品重量后，将比重瓶中的供试品倾去，洗净比重瓶。装满新沸过的冷水，再按照供试品重量的测定法测定同一温度时水的重量。

（4）按式（C－1）计算待测液体的相对密度。

2. 韦氏比重秤法　韦氏比重秤结构见图 C－2。

（1）仪器的调整　将20℃时相对密度为1的韦氏比重秤，安放在操作台上，放松调节器螺丝，将托架升至适当高度后拧紧螺丝，横梁置于托架玛瑙刀座上，将等重游码挂在横梁右端的小钩上，通过调整螺丝调整水平，使指针与支架左上方另一指针对准即为平衡，将等重游码取下，换上玻璃锤，此时必须保持平衡（允许有±0.005g的误差），否则应予校正。

（2）用水校准　取洁净的玻璃圆筒将新沸过的冷水装至八分满，置20℃（或各品种项下规定的温度）的水浴中，搅动玻璃圆筒内的水，调节温度至20℃（或各品种项下规定的温度），将悬于秤端的玻璃锤浸入圆筒内的水中，秤臂右端悬挂游码于1.0000处，调节秤臂左端平衡用螺丝使平衡。

（3）供试品的测定　将玻璃圆筒内的水倾去，拭干，装入供试品至相同的高度，并用上述相同的方法调节温度后，再把拭干的玻璃锤沉入供试液中，调节秤臂上游码的数量与位置使平衡，读取数值至小数点后 4 位，即为供试品的相对密度。

如使用 4℃时相对密度为 1 的比重秤测定 20℃时供试品的相对密度，则用水校准时的游码应悬挂于 0.9982 处，并应将供试品在 20℃测得的数值除以 0.9982。如测定温度为其他温度时，则用水校准时的游码应悬挂于该温度水的相对密度处，并应将在该温度测得的数值除以该温度水的相对密度。

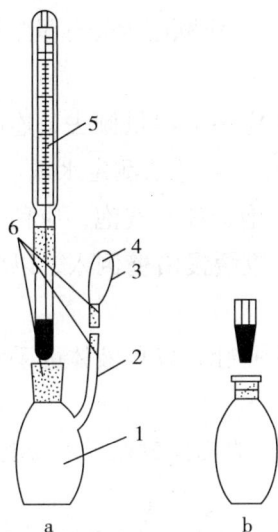

图 C-1 比重瓶

1. 比重瓶主体；2. 侧管；3. 侧孔；
4. 罩；5. 温度计；6. 玻璃磨口

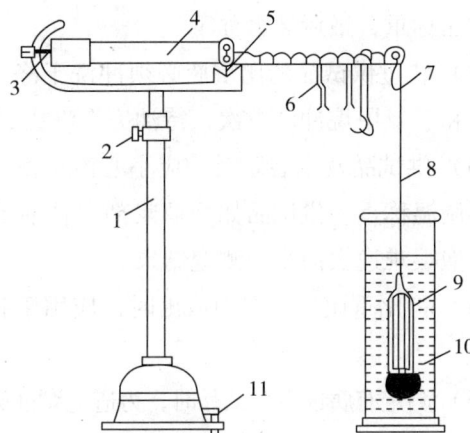

图 C-2 韦氏比重秤

1. 支架；2. 调节器；3. 指针；4. 横梁；
5. 刀口；6. 游码；7. 小钩；8. 细铂丝；
9. 玻璃锤；10. 玻璃圆筒；11. 调整螺丝

3. 振荡型密度计法

（1）对仪器的一般要求 用于相对密度测定的仪器读数精度应不低用于 ±0.001g/ml，并应定期采用已知密度的两种物质（如空气和水）在 20℃（或《中国药典》2020 年版各品种正文项下规定的温度）下对仪器常数进行校准。建议每次测量前用新沸放冷的水对仪器的读数准确性进行认，可根据仪器的精度设定偏差限度，例如精确到 ±0.0001g/ml 的仪器，水的测定值应在 0.9982±0.0001g/ml 的范围内，如超过该范围，应对仪器重新进行校准。

（2）测定法 照仪器操作手册所述方法，取供试品，在与仪器校准时相同的条件下进行测定。测量时应确保振荡管中没有气泡形成，同时还应保证样品实际温度和测量温度一致。如必要，测定前可将供试品温度预先调节至约 20℃（或《中国药典》2020 年版各品种正文项下规定的温度），这样可降低在 U 型振荡管中产生气泡的风险，同时可缩短测定时间。

四、能力训练

（一）操作条件

1. 仪器和用具

（1）比重瓶常用规格有容量为 5、10、25、50ml 的比重瓶或附温度计的比重瓶（图 C-1）。测定使用的比重瓶必须洁净、干燥。

（2）韦氏比重秤由玻璃、横梁、支柱、砝码与玻璃圆筒五部分构成（图 C-2）。根据玻璃锤体积大小不同，分为 20℃时相对密度为 1 和 4℃时相对密度为 1 的韦氏比重秤。

（3）恒温水浴。

（4）振荡型密度计主要由 U 型振荡管（一般为玻璃材质，用于放置样品）、电磁激发系统（使振荡管产生振荡）、频率计数器（用于测定振荡周期）和控温系统组成。

2. 试剂 水应为新沸过的冷水。

（二）安全及注意事项

1. 比重瓶法

（1）比重瓶必须洁净、干燥（所附温度计不能采用加温干燥），操作顺序为先称量空比重瓶重，再装供试品称重，最后装水称重。

（2）装过供试品的比重瓶必须冲洗干净，如供试品为油剂，测定后应尽量倾去，连同瓶塞可先用石油醚和三氯甲烷冲洗数次，待油完全洗去，再以乙醇、水冲洗干净，再依法测定水重。

（3）供试品及水装瓶时，应小心沿壁倒入比瓶内，避免产生气泡，如有气泡，应稍放置待气泡消失后再调温称重。供试品如为糖浆剂、甘油等黏稠液体，装瓶时更应缓慢沿壁倒入，以免因黏度大产生的气泡很难逸去而影响测定结果。

（4）将比重瓶从水浴中取出时，应用手指拿住瓶颈，而不能拿瓶肚，以免液体因手温影响体积膨胀外溢。

（5）测定有腐蚀性供试品时，为避免腐蚀天平盘，可在称量时用一表面皿放在天平盘上，再放比重瓶称量。

（6）当室温高于20℃或各品种项下规定的温度时，必须调节环境温度至略低于规定的温度。否则，易造成虽经规定温度下平衡的比重瓶内的液体在称重过程中因环境温度高于规定温度而膨胀外溢，从而导致误差。

2. 韦氏比重秤法

（1）韦氏比重秤应安装在固定平放的操作台上，避免受热、冷、气流及震动的影响。

（2）玻璃锤应洁净，在装水及供试品时的高度应一致，使玻璃锤沉入液面的深度前后一致。

（3）玻璃锤应全部浸入液体内。

3 振荡型密度计法 黏度是影响测量准确度的另一个重要因素。在进行高黏度样品的测定时，可选用具有黏度补偿功能的数字式密度计进行测定，或者选取与供试品密度和黏度相近的密度对照物质（密度在供试品 ±5%、黏度在供试品的 ±50% 的范围内）重新校准仪器。

（三）操作过程

1. 比重瓶法（以乳酸为例）

序号	步骤	操作方法及说明	质量标准
1	称定比重瓶的重量	洗净干燥后称定	准确至毫克
2	测定供试品重量	比重瓶装满供试品后，插入中心有毛细孔的瓶塞，用滤纸将从塞孔溢出的液体擦干，置20℃（或各品种项下规定的温度）的恒温水浴中，待液体不再由塞孔溢出（此现象意味着温度已平衡），迅即将比重瓶自水浴中取出，再用滤纸擦干瓶壁外的水，迅速称定	装满供试品、结果准确至毫克
3	称水的重量	方法同上	准确至毫克
4	计算	根据供试品重量和水的重量，计算相对密度	相对密度 $= \dfrac{供试品的重量}{水的重量}$
5	结果与判定	计算结果按各品种项下规定限度的精度要求，对测定值进行修约	根据各品种项下规定限度的范围，判定"符合规定"或"不符合规定"

2. 韦氏比重秤法（以乙醇为例）

序号	步骤	操作方法及说明	质量标准
1	调节仪器平衡	在规定温度调节螺丝使韦氏比重秤水平，将等重游码取下，换上玻璃锤，此时必须保持平衡	允许有 ±0.005g 的误差
2	校准	取洁净的玻璃圆筒将新沸过的冷水装至八分满，调至规定温度，将悬于秤端的玻璃锤浸入圆筒内的水中	秤臂右端悬挂游码于 1.0000 处，调节秤臂左端平衡用螺丝使平衡
3	测定供试品	方法同上	读取数值至小数点后 4 位，即为供试品的相对密度
4	结果与判定	计算结果按各品种项下规定限度的精度要求，对测定值进行修约	根据各品种项下规定限度的范围，判定"符合规定"或"不符合规定"

3. 振荡型密度计法（以乙醇为例）

序号	步骤	操作方法及说明	质量标准
1	空气和脱气水振荡周期的测定	往振荡管中加入两种已知密度的物质进行测定，常用的物质为新沸放冷的水和空气	水的测定值应在 0.9982g/ml ±0.0001g/ml 的范围内
2	计算脱气水的密度 d_a	$d_a = 0.001293 \times \dfrac{273.15}{t} \times \dfrac{p}{101.3}$	水的测定值应在 0.9982g/ml ±0.0001g/ml 的范围内
3	查测定温度下水的密度 d_w	见附表	符合要求
4	计算常数 A 和 B	$A = \dfrac{T_a^2 - T_a^2}{d_w - d_a}$ $B = T_a^2 - A \times d_a$	符合要求
5	计算待测液体的密度和相对密度	$\rho = A \times T^2 - B$ 相对密度 $= \rho/0.9982$	如直接测量，仪器的读数精度应不低于 ±0.001g/ml
6	结果与判定	计算结果按各品种项下规定限度的精度要求，对测定值进行修约	根据各品种项下规定限度的范围，判定"符合规定"或"不符合规定"

【问题情境一】相对密度测定过程中，装入供试品或水时是否允许产生气泡？如产生气泡应该怎样处理？

答：不允许产生气泡。应将供试品或水小心沿器壁倒入测定容器内，如有气泡应放置一段时间待气泡消失后再温称重。

（四）学习结果评价

序号	评价内容	评价标准	评价结果（是/否）
1	掌握相对密度测定的原理；掌握比重瓶法和韦氏比重秤法的操作规范	记住比重瓶法的计算公式；能按照比重瓶法和韦氏比重秤法的操作规范进行实验操作	
2	熟悉相对密度测定法用到的仪器、用具和试剂	能正确使用相对密度测定法用到的仪器、用具和试剂	
3	能根据药品的性质，选择适合的相对密度测定方法，独立进行药品相对密度检查	能自行查阅药典，根据各品种项下具体要求，判定相对密度结果	

五、课后作业

1. 相对密度测定的比重瓶法和韦氏比重称法适合的样品有什么不同？

2. 如使用 4℃时相对密度为 1 的比重秤测定 20℃时供试品的相对密度，要如何折算？

3. 甘油相对密度的测定，比重瓶重 27.3562g，比重瓶和供试品重 39.5094g，比重瓶加水重

37.0236g，求甘油的相对密度。

（马铭研）

C-2-2　能测定熔点

一、核心概念

熔点　一种物质按照规定的方法由固相熔化为液相的温度或温度范围。

二、学习目标

1. 掌握测定易粉碎的固体药品、不易粉碎的固体药品（如脂肪、脂肪酸、石蜡、羊毛脂等）、凡士林或其他类似物质的熔点的方法。

2. 熟悉熔点测定法用到的仪器、用具和试剂。

3. 能根据药品的性质，选择适合的熔点测定方法，独立进行药品熔点检查。

三、基本知识

（一）概述

熔点是物质的重要物理常数之一，一种物质由固态转变为液态（熔化相变）的过程中，固液两相平衡共存时的温度，也称为熔化温度，在这个温度以上固体就会熔化。物质的熔点受两个因素影响：一是压强，通常的熔点是指一个大气压时的情况；如果压强变化，熔点也要发生变化；二是纯度，熔点是与纯净物质相对应的物理量。物质的纯度是相对的，如含有其他物质或杂质即使数量很少，物质的熔点会有很大的变化，通常是熔点下降且熔距加长，固体从开始熔化到完全熔化会有个温度范围，称为熔距。每种物质各有相对恒定的熔点和熔距，所含其他物质或杂质越多，物质熔点则越低且熔距越长。因此，测量药品的熔点可以鉴别其真伪或检查其纯度。

根据被测物质的不同性质，在药典通则"熔点测定法"项下列有三种不同的测定方法，分别用于测定易粉碎的固体药品、不易粉碎的固体药品或凡士林及其他类似物质，并在正文各该品种项下明确规定应选用的方法。遇有在正文中未注明方法时，均系指采用第一法。在第一法中，又因熔融时是否同时伴有分解现象，而规定有不同的升温速度和观测方法，由于测定方法受热条件和判断标准的不同，常导致测得的结果有明显差异，因此在测定时必须根据药典正文该品种项下的规定选用方法，并严格遵照该方法中规定的操作条件和判断标准进行测定，才能获得准确的结果。

（二）测定法及其适用性

1. 第一法　测定易粉碎的固体药品。

（1）传温液加热法（A）　供试品研成细粉、干燥后置熔点测定用毛细管中，将毛细管置于放有温度计的传温液中，按照一定的升温速率，加热传温液。记录供试品由初熔变为全熔的温度。重复测定3次，取平均值。

（2）电热块空气加热法（B）　该法是采用自动熔点仪测定供试品的熔点，供试品研成细粉、干燥后置熔点测定用毛细管中，将毛细管置于自动熔点仪中。设置初始温度和升温速率，读取仪器上显示的温度即可。

自动熔点仪的温度示值要定期采用熔点标准品进行校正。

若对B法测定结果持有异议，应以A法测定结果为准。

2. 第二法 测定不易粉碎的固体药品（如脂肪、脂肪酸、石蜡、羊毛脂等）。

供试品首先熔融，然后装入两端开口的毛细管，在冷处静置使之凝固，置于放有温度计的传温液中，按照一定的升温速率，加热传温液。记录供试品由初熔变为全熔的温度。重复测定 3 次，取平均值。

3. 第三法 测定凡士林或其他类似物质的熔点，方法如下。

供试品经加热放冷高于熔点上限 8~10℃ 处理后，用温度计黏附供试品，测定近似熔点，连续 3 次测得近似熔点的极差（最大值与最小值之差）未超过 1℃ 时，即取 3 次的平均值（加上温度计的校正值）作为该供试品的熔点；如连续 3 次测得近似熔点的极差超过 1℃ 时，可再测定 2 次，并取 5 次的平均值（加上温度计的校正值）作为该供试品的熔点。

四、能力训练

（一）操作条件

1. 仪器和用具

（1）温度计。

（2）熔点测定用毛细管。

（3）自动熔点仪。

（4）搅拌器。

（5）加热装置。

（6）传温液盛装容器。

用第二法的 B 法检测时使用自动熔点仪。

2. 试剂（传温液）

（1）水 测定熔点 80℃ 以下的供试品使用水作为传温液，使用前应加热煮沸放冷使脱气。

（2）硅油或液体石蜡 测定熔点 80℃ 以上的供试品使用硅油或液体石蜡作为传温液。

（3）熔点校正标准物质。

（二）安全及注意事项

1. 熔点测定毛细管的大小 由于毛细管内装入供试品量对熔点测定结果有影响，内径大了，全熔温度会偏高 0.2~0.4℃ 之间，故毛细管的内径必须按药典规定为长 9cm 以上，内径 0.9~1.1mm，壁厚 0.10~0.15mm，一端封熔，1.2mm 针头不能插入来控制。装入供试品应在管底高度 3mm 为宜。熔点测定毛细管应用中性硬质玻璃管。

2. 温度计 温度计必须经过校正，最好绘制校正曲线，否则测定结果是不准确的。

3. 传温液 应用不同传温液测定有些药物的熔点时，对某些供试品所得结果不一致。因此选择传温液必须按药典使用；或可先用确知对测定结果无影响的其他适宜的传温液。用完传温液后应盖好，以免传温液被污染。

4. 供试品必须研细并经干燥 为测得结果准确，供试品必须干燥，熔点范围低限于 135℃ 以上，受热不分解的供试品，可应用 105℃ 干燥；熔点在 135℃ 以下或受热分解的供试品，可在五氧化二磷干燥器中干燥过夜。一般说，除另有规定外，应参照各该药品项下干燥失重的温度干燥。对于环磷酰胺和氯化琥珀胆碱等不宜在干燥后测熔点的，则在正文下说明，以免误测。

5. 供试品装入熔点测定管应尽量紧实 可用一洁净长玻璃管，垂直放在玻璃板或其他适宜的硬质物体上，将毛细管自上口放入，使自由落下，反复数次，使粉末紧密集结管底为止。

6. 控制升温速度 升温速度对熔点测定结果有明显影响，所以应严格控制升温速度。一般的供试品加热规定的熔点尚低约10℃时，升温以每分钟上升1.0~1.5℃为宜，熔融分解的供试品，升温速度尽可能保持每分钟上升2.5~3℃为宜。

7. 熔点判断 供试品在熔点测定毛细管内受热出现"发毛""收缩""软化"及"出汗"等变化过程，均不做初熔判断。上述用语含义说明如下：

"发毛"——指内容物受热后膨胀发松物面不平的现象；

"收缩"——指内容物"发毛"后，向中心聚集紧缩的现象；

"软化"——指内容物在"收缩"同时，或在收缩以后变软而形成软质柱的现象；

"出汗"——指内容物在"发毛""收缩"及"软化"而成软质柱状物的同时，管壁上有时出现细微液点及软质柱尚无淮化现象。

在以上几个过程后而形成的"软质柱状物"，尚无液滴出现，是不能作初熔判断，只能在熔点测定管内开始局部液化（出现明显液滴）时的温度，作为初熔温度；供试品全部液化（澄明）时的温度作为全熔温度；供试品"发毛""收缩"及"软化"阶段过长时，反映供试品质量较差。测定熔点至少应测三次，求其平均值。

8. 熔融同时分解点的判断 熔融同时分解的药物，必须严格按药典规定的温度放入并升温（规定距熔点低限约低（10±1）℃时放入，即距初熔尚约低10℃时放入），供试品开始局部液化或开始产生气泡时的温度作为初熔温度；供试品固相消失全部液化时作为全熔温度；遇有固相消失不明显时，应以供试品分解开始膨胀上升的温度作为全熔温度。由于各物质熔融分解时的情况颇不一致，某些药品无法分辩初熔，全熔时，可记录其发生突变时的温度，该温度和初熔、全熔温度一样，均应在各该药品项下规定的范围以内。

9. 读数 测定时读取温度计（0.5~1.0℃分度）读数均宜估计到0.1，报告时有的采取0.1℃及0.2℃以下舍去，0.3~0.7℃写为0.5℃，0.8℃及0.9℃进为1℃，一般均采用"四舍五入"。

10. 减少误差 供试品测定结果在该品规定熔点范围边缘时，应至少重复三次，以减少观察误差。须按国外药品标准测定时，各国药典对药品的熔点都有特殊的规定，测定时宜仔细研究，以保证得到准确数据。

（三）操作过程

1. 第一法 A法——以维生素C为例

序号	步骤	操作方法及说明	质量标准
1	供试品预处理	研成细粉进行干燥	按照各药品项下干燥失重的条件进行干燥，若该药品为不检查干燥失重、熔点范围低限在135℃以上、受热不分解的供试品，采用105℃干燥；熔点在135℃以下或受热分解的供试品，在五氧化二磷干燥器中干燥过夜或用其他适宜的干燥方法如恒温减压干燥
2	装入熔点测定用毛细管	借助适宜的洁净玻璃管，垂直放在适宜的硬质物体上，将毛细管自上口放入，自由落下，反复数次	粉末紧密集结在毛细管的熔封端，装入供试品的高度为3mm
3	放置温度计，加入传温液	将温度计（有0.5℃刻度）放入盛装传温液的容器中，加入传温液	使温度计汞球部的底端与容器的底部距离2.5cm以上；传温液受热后的液面应在温度计的分浸线处
4	加热传温液	将传温液加热，将装有供试品的毛细管浸入传温液，贴附在温度计上（用橡皮圈或毛细管夹固定），位置须使毛细管的内容物部分正好在温度计汞球中部；继续加热，调节升温速率，不搅拌使传温液温度保持均匀	首先温度上升至较规定的熔点低限约低10℃，继续加热然后每分钟上升1.0~1.5℃，测定熔融同时分解的供试品时，调节升温速率使每分钟上升2.5~3.0℃

序号	步骤	操作方法及说明	质量标准
5	结果与判定	记录供试品在熔至全熔时的温度，重复测定3次，取其平均值，即得	测定结果的数据应按修约间隔为0.5℃进行修约，即0.1~0.2℃舍去，0.3~0.7℃修约为0.5℃，0.8~0.9℃进为1℃；并以修约的数据报告。但当标准规定的熔点范围，其有效数字的定位为个位数时，则其测定结果的数据应按修约间隔为1进行修约，即一次修约到标准规定的个位数。经修约后的初熔、全熔或分解突变时的温度均在各品种"熔点"项下规定的范围内时，判为"符合规定"有如下情况之一者判为"不符合规定"：①初熔温度低于规定范固的低限；②全熔温度超过规定范围的高限；③分解点或熔点温度在规定范围之外；④初熔前出现严重的"发毛""收缩""软出汗"现象，且其过程较长，并与正常的该药品作对照比较后有明显差异者

2. 第一法 B法——以维生素C为例

序号	步骤	操作方法及说明	质量标准
1	供试品预处理	研成细粉进行干燥	按照各药品项下干燥失重的条件进行干燥，若该药品为不检查干燥失重、熔点范围低限在135℃以上、受热不分解的供试品，采用105℃干燥；熔点在135℃以下或受热分解的供试品，在五氧化二磷干燥器中干燥过夜或用其他适宜的干燥方法如恒温减压干燥
2	装入熔点测定用毛细管	借助适宜的洁净玻璃管，垂直放在适宜的硬质物体上，将毛细管自上口放入，自由落下，反复数次	粉末紧密集结在毛细管的熔封端，装入供试品的高度为3mm
3	放置于自动熔点仪中	将装有供试品的毛细管插入电热块中，继续加热	调节升温速率每分钟上升1.0~1.5℃，测定熔融同时分解的供试品时，升温速率为每分钟上升2.5~3.0℃
4	结果与判定	记录自动熔点测定仪显示的温度，重复测定3次，取其平均值，即得	测定结果的数据应按修约间隔为0.5℃进行修约，即0.1~0.2℃舍去，0.3~0.7℃修约为0.5℃，0.8~0.9℃进为1℃；并以修约的数据报告。但当标准规定的熔点范围，其有效数字的定位为个位数时，则其测定结果的数据应按修约间隔为1进行修约，即一次修约到标准规定的个位数。经修约后的初熔、全熔或分解突变时的温度均在各品种"熔点"项下规定的范围内时，判为"符合规定"有如下情况之一者判为"不符合规定"：①初熔温度低于规定范固的低限；②全熔温度超过规定范围的高限；③分解点或熔点温度在规定范围之外；④初熔前出现严重的"发毛""收缩""软出汗"现象，且其过程较长，并与正常的该药品作对照比较后有明显差异者

3. 第二法——以巴西棕榈蜡为例

序号	步骤	操作方法及说明	质量标准
1	供试品预处理	取供试品，注意用尽可能低的温度使之熔融，另取两端已锯开的毛细管，垂直插入上述熔融的供试品。取出后，擦去毛细管外壁的残留物。在10℃以下的冷处放置24小时，或置冰上放冷不少于2小时，使之完全凝固	供试品吸入毛细管的高度达约10mm
2	装入熔点测定用毛细管，放置温度计，加入传温液	将上述装有供试品的毛细管用橡皮套固定在温度计上，使毛细管的内容物部分适在汞球的中部。将毛细管连同温度计垂直浸入传温液中	只能用水，液面距离加热面应在6cm以上，并使供试品的上端适在传温液液面下10mm处，（此时温度计的分浸线不可能恰在液面处，可不考虑）
3	加热	缓缓加热并不断搅拌传温度液	温度上升至较规定的熔点低限尚低约5℃时，调节加温速度使每分钟上升不超过0.5℃

序号	步骤	操作方法及说明	质量标准
5	结果与判定	注意观察毛细管内供试品的变化，检读供试品在毛细管内开始上升时的温度，即得	测定结果的数据应按修约间隔为 0.5℃ 进行修约，即 0.1～0.2℃ 舍去，0.3～0.7℃ 修约为 0.5℃，0.8～0.9℃ 进为 1℃；并以修约的数据报告。但当标准规定的熔点范围，其有效数字的定位为个位数时，则其测定结果的数据应按修约间隔为 1 进行修约，即一次修约到标准规定的个位数。经修约后的初熔、全熔或分解突变时的温度均在各品种"熔点"项下规定的范围内时，判为"符合规定"有如下情况之一者判为"不符合规定"：①初熔温度低于规定范围的低限；②全熔温度超过规定范围的高限；③分解点或熔点温度在规定范围之外；④初熔前出现严重的"发毛""收缩""软出汗"现象，且其过程较长，并与正常的该药品作对照比较后有明显差异者

4. 第三法——以乙琥胺为例

序号	步骤	操作方法及说明	质量标准
1	供试品预处理	取供试品适量，缓缓搅拌并加热至温度达 90～92℃，放入一平底耐热容器中放冷。	使供试品的厚度达到 12mm±1mm，放冷至较规定的熔点上限高 8～10℃
2	用温度计黏附供试品	事先取温度计插入试管所附的软木塞，并放冷至 5℃，擦干。温度计汞球部垂直插入经预处理的供试品中，直至碰到容器底部，随即取出温度计并保持垂直悬置，俟黏附在温度计汞球部的供试品表面浑浊，将温度计浸入 16℃ 以下的水中 5 分钟，取出，将温度计插入一试管中	最后，将温度计插入一外径约 25mm、长 150mm 试管中，塞紧固定软木塞于管口，使温度计悬于其中，并使温度计汞球部的底端距试管底部约 15mm
3	测定近似熔点	将上述插入有温度计与供试品的试管垂直固定于水浴中，并使试管底与烧杯底的距离约为 15mm；然后在水浴内注入约 16℃ 的水，至水浴液面与温度计的分浸线相平；加热水浴并缓缓搅拌，使水浴温度以每分钟上升 2℃ 的速度升至 38℃，再继续以每分钟上升 1℃ 的速率升温	升温至供试品的第一滴脱离温度计为止；立即检读温度计上显示的温度（估读至 0.1℃），即为该供试品的近似熔点
4	结果与判定	取供试品，反复测定数次，如连续 3 次测得近似熔点的极差（最大值与最小值之差）未超过 1.0℃ 时，即取 3 次的平均值（加上温度计的校正值）作为该供试品的熔点；如连续 3 次测得近似熔点的极差超过 1.0℃ 时，可再测定 2 次，并取 5 次的平均值（加上温度计的校正值）作为该供试品的熔点	测定结果的数据应按修约间隔为 0.5℃ 进行修约，即 0.1～0.2℃ 舍去，0.3～0.7℃ 修约为 0.5℃，0.8～0.9℃ 进为 1℃；并以修约的数据报告。但当标准规定的熔点范围，其有效数字的定位为个位数时，则其测定结果的数据应按修约间隔为 1 进行修约，即一次修约到标准规定的个位数。经修约后的初熔、全熔或分解突变时的温度均在各品种"熔点"项下规定的范围内时，判为"符合规定"有如下情况之一者判为"不符合规定"：①初熔温度低于规定范围的低限；②全熔温度超过规定范围的高限；③分解点或熔点温度在规定范围之外；④初熔前出现严重的"发毛""收缩""软出汗"现象，且其过程较长，并与正常的该药品作对照比较后有明显差异者

【问题情境】检验员在做硫酸阿托品的熔点时发现检测的重复性不好，每次测定结果相差较大，请你分析一下原因？

答：《中国药典》（2020 年版）规定，硫酸阿托品在 120℃ 干燥 4 小时后要立即测定。因为干燥后的无水物特别容易吸潮，要严格控制操作的时间和温度，干燥后立即装入毛细管熔封，测定前在锯开上端。

(四)学习结果评价

序号	评价内容	评价标准	评价结果（是/否）
1	掌握易粉碎的固体药品、不易粉碎的固体药品（如脂肪、脂肪酸、石蜡、羊毛脂等）、凡士林或其他类似物质的熔点的操作规范	能按照各种方法的操作规范进行实验操作	
2	熟悉熔点测定法用到的仪器、用具和试剂	能正确使用熔点测定法用到的仪器、用具和试剂	
3	能根据药品的性质，选择适合的熔点测定方法，独立进行熔点测定	能自行查阅药典，根据各品种项下具体要求，判定熔点测定结果	

五、课后作业

1. 熔点测定第一法适用于测定哪类药物

    A. 易粉碎的固体药品　　　　　　　　B. 不易粉碎的固体药品

    C. 凡士林及其类似物质　　　　　　　　D. 含手性碳的有机药物

2. 熔点测定第二法适用于测定哪类药物

    A. 易粉碎的固体药品　　　　　　　　B. 不易粉碎的固体药品

    C. 凡士林及其类似物质　　　　　　　　D. 含手性碳的有机药物

3. 熔点测定第三法适用于测定哪类药物

    A. 易粉碎的固体药品　　　　　　　　B. 不易粉碎的固体药品

    C. 凡士林及其类似物质　　　　　　　　D. 含手性碳的有机药物

（马铭研）

C-2-3　能测定旋光度

一、核心概念

1. 旋光度　平面偏振光通过某些含有光学活性化合物的溶液或液体时，能引起旋光现象，使偏振光的平面向左或向右偏转。旋转的度数称为旋光度。

2. 比旋度　在一定波长与温度下，偏振光透过每1ml含有1g旋光性物质的溶液且光路为长1dm时，测得的旋光度称比旋度。

二、学习目标

1. 掌握旋光度测定的原理；掌握旋光度测定的操作规范。

2. 熟悉旋光度测定法用到的仪器、用具和试剂。

3. 能根据药品的性质，独立进行药品旋光度的检查。

三、基本知识

(一)概述

许多有机化合物具有光学活性，即平面偏振光通过其液体或溶液时，能引起旋光现象，使偏振光的平面向左或向右发生旋转，偏转的度数称为旋光度。这种特性是由于物质分子中含有不对称元素（通常为不对称碳原子）所致。光学异构体数为2^n，n为分子中不对称碳原子数。使偏振光向右旋转者

（顺时针方向，朝光源观测）称为右旋物质，常以"＋"号表示，使偏振光向左旋转者则称为左旋物质，常以"－"号表示。影响物质旋光度的因素很多，除化合物的特性外，还与测定波长、偏振光通过的供试液浓度与液层的厚度以及测定时的温度有关。当偏振光通过长 1dm、每 1ml 中含有旋光性物质 1g 的溶液，测定的旋光度称为该物质的比旋度，以 $[\alpha]_{\lambda}^{t}$ 示。t 为测定时的温度，λ 为测定波长。通常测定温度为 20℃，使用钠光谱的 D 线（589.3nm），表示为 $[\alpha]_{D}^{20}$。比旋度为物质的物理常数，可用以区别或检查某些物质的光学活性和纯杂程度。旋光度在一定条件下与浓度呈线性关系，故还可以用来测定含量。

（二）原理

测定旋光度，通常用旋光计进行测定。旋光计一般由光源、起偏镜、测定管、检偏器、半影板调零装置和支架组成。光线通过起偏镜后得到平面偏振光，经样品管后进入检偏器。测定前，先将光量调到最大（即仪器调节零点）；放入被测物质后，如果光经被测物质后透射量仍是最大，此物质即不具旋光性。如果被测物质有旋光性，就会使偏振面改变，使光的透射量减小。这种减小的程度反映了该物质使偏振面改变的大小。而旋转检偏镜使其晶轴与新的振动面一致，光的透射量重新成为最大；此时检偏镜旋转的角度就是该物质的旋光度数，其旋转方向即为该物质的旋光方向。

旋光度与偏振光通过待测液的路径长度 l 和待测液浓度 c 的积成正比。

比旋度计算公式：

（1）液体样品　$[\alpha]_{D}^{t} = \dfrac{\alpha}{ld}$

式中，$[\alpha]$ 为比旋度，α 为旋光度；t 为温度，20℃；D 表示钠光灯源；l 为测定管长度，dm；d 为液体相对密度

（2）固体样品　$[\alpha]_{D}^{t} = \dfrac{\alpha}{lc}$

式中，$[\alpha]$ 为比旋度，α 为旋光度；t 为温度，℃；D 表示钠光灯源；l 为测定管长度，dm；c 为每 100ml 溶液中含有待测物质的重量（按干品或无水物计算），g。

（三）测定法及其适用性

按各品种项下的规定进行操作。除另有规定外，供试液的测定温度应为 20℃±0.5℃，使用波长 589.3nm 的钠 D 线，（汞的 404.7nm 和 546.1nm 也有使用）。纯液体样品测定时以干燥的空白测定管校正仪器零点，溶液样品则用空白溶剂校正仪器零点。供试液与空白溶剂用同一测定管，每次测定应保持测定管方向、位置不变。旋光度读数应重复 3 次，取其平均值，按规定公式计算结果。以干燥品（药品标准中检查干燥失重）或无水物（药品标准中检查水分）计算。

四、能力训练

（一）操作条件

1. 仪器和用具

（1）容量瓶。

（2）旋光仪。

（3）旋光管。

（4）分析天平，感量应不低于 0.1mg。

（5）恒温水浴锅。

2. 试剂　溶剂

（二）安全及注意事项

（1）通电开机之前应取出仪器样品室内的物品，各示数开关应置于规定位置。先用交流供电使钠光灯预热启辉，启辉后光源稳定约 20 分钟后再进行测定，读数时应转换至直流供电。不读数时间如果较长，可置于交流供电，以延长钠光灯的寿命。连续使用时，仪器不宜经常开关。有的仪器测定波长可调，除钠光灯外，还装有其他光源，如汞灯、氙灯、钨灯等，可按操作说明书进行操作。

（2）温度对物质的旋光度有一定影响，配制溶液测定时，均应调节温度至（20±0.5）℃（或各药品项下规定的温度）。测定时应注意环境温度，必要时，应对供试液进行恒温处理后再进行测定（如使用带恒温循环水夹层的测定管）。

（3）测定应使用规定的溶剂。供试液如不澄清，应滤清后再用；加入测定管时，应先用供试液冲洗数次；如有气泡，应使其浮于测定管凸颈处；旋紧测试管螺帽时，用力不要过大，以免产生应力，造成误差；两端的玻璃窗应用滤纸与镜头纸擦拭干净。

（4）测定管不可置干燥箱中加热干燥，因为玻璃管与两端的金属螺帽的线膨胀系数不同，加热易造成损坏，用后可晾干或用乙醇等有机溶剂处理后晾干。注意，使用酸碱溶剂或有机溶剂后，必须立刻洗涤晾干，以免造成金属腐蚀或使螺帽内的橡胶垫圈老化、变黏。仪器不用时，样品室内可放置硅胶以保持干燥。

（5）按规定或根据读数精度配制浓度适当的供试品溶液，通常是读数误差小于±1%。如供试品溶解度小，应尽量使用 2dm 的长测定管，以提高旋光度，减小测定误差。供试液配制后应及时测定，对于已知易发生消旋或变旋的供试品，应注意严格操作与测定时间。

（6）每次测定前应以溶剂作空白校正，测定后，再校正 1 次，以确定在测定时零点有变动，如第二次校正时发现零点有变动，则应重新测定旋光度。

（7）供试的液体或固体物质的溶液显浑浊或含有混悬的小粒，如有上述情形时，应预先滤过，并弃去初滤液。

（三）操作过程——以蔗糖为例

序号	步骤	操作方法及说明	质量标准
1	开启旋光仪	按说明书打开电源开关	钠光灯启动后至少 20 分钟后发光才能稳定
2	配置溶液	按照测定要求配置溶液	溶液应放置于恒温水浴锅中保持测定要求的温度
3	空白调零	纯液态样品测定时以干燥的空白测定管调节仪器零点，溶液样品则用空白溶剂调节仪器零点	每次旋光测定前应以溶剂作空白调零，测定后，再测定一次，以确定在测定时零点有无变动，如第二次测定时发现旋光度差值超过±0.01 时表明零点有变动，则应重新调零
4	测定	用液态供试品或供试品溶液（按各品种项下的规定制备）将测定管冲洗数次，缓缓注入液态供试品或供试品溶液适量，注意勿使产生气泡，如有气泡，应使其移至光路之外；两端的玻璃窗用滤纸吸干并用镜头纸擦拭干，将旋光管置于旋光计内检测读数即得供试液的旋光度	$[\alpha]_D^t = \dfrac{\alpha}{ld}$ $[\alpha]_D^t = \dfrac{\alpha}{lc}$
5	结果与判定	旋光法多用于比旋度测定，药典规定的比旋度多有上下限度或最低限度，可根据上述计算公式得出供试品的比旋度，判断样品是否合格	测定含量时，取 2 份供试品测定读数结果其极差应在 0.02 以内，否则应重做

【问题情境一】液态供试品或者供试品溶液中有小颗粒或混浊，应怎样处理？

答：应预先滤过并弃去初滤液。

【问题情境二】实际工作中做药品旋光度检查，一般溶液浓度应如何确定？

答：配制溶液的浓度应根据药品的比旋度大小，使配成的测定液旋光度一般应在左旋或右旋 2~8° 范围，测定值太小，读取旋光度时容易造成误差。如供试品溶液浓度过小，应使用 2dm 的长测定管，以提高旋光度，减小测定误差。

（四）学习结果评价

序号	评价内容	评价标准	评价结果（是/否）
1	掌握旋光度测定的原理；掌握旋光度测定的操作规范	记住比旋度计算公式；能按照旋光度操作规范进行实验操作	
2	熟悉旋光度测定法用到的仪器、用具和试剂	能正确使用旋光度法用到的仪器、用具和试剂	
3	能根据药品的性质，独立进行药品旋光度检查	能自行查阅药典，根据各品种项下具体要求，判定旋光度检查结果	

五、课后作业

1.（多选题）影响物质旋光度的因素

    A. 化合物的特性   B. 测定波长   C. 偏振光通过的供试液浓度

    D. 偏振光通过的供试液的液层厚度   E. 测定温度

2.（单选题）旋光度测定时旋光度读数应重复几次后取平均值计算

    A. 2   B. 3   C. 4   D. 5

（马铭研）

C-2-4 能测定紫外吸收系数

一、核心概念

1. 摩尔吸收系数 用 ε 表示，溶液浓度 c 为 1 mol/L 和液层厚度为 1cm 的吸光度数值。

2. 百分吸收系数 用 $E_{1cm}^{1\%}$ 表示，溶液浓度为 1%（g/100ml），液层厚度为 1cm 时的吸光度数值。

二、学习目标

1. 掌握紫外吸收系数测定的原理；掌握紫外吸收系数测定法的操作规范。

2. 熟悉紫外吸收系数测定法用到的仪器、用具和试剂。

3. 能根据药品的性质，独立进行药品紫外吸收系数测定。

三、基本知识

（一）概述

紫外 - 可见分光光度法是在 190~800nm 波长范围内测定物质的吸光度，用于鉴别、杂质检查和定量测定的方法。紫外吸收光谱是由于分子中价电子的跃迁而产生的，由分子中价电子的分布和结合情况决定。通常情况下，这些电子都处在各自的成键轨道上，当分子接受了一定的外界能量（通常是光能）后，价电子就会跃迁到具有较高能量的反键轨道上并产生相应的吸收光谱。含有 π 电子和反键电子的分子能吸收紫外光或可见光，激发电子到更高的反键分子轨道，电子越易被激发，它能吸收光的波长就越长。因为这些吸收光谱位于紫外和可见光区，因此称为紫外 - 可见吸收光谱，简称紫外光谱。紫外吸收系数为物质的物理（特性）常数。紫外吸收系数越大，物质对紫外可见光区某波长的光的吸收能力越强。

（二）原理

一定浓度范围内，一定条件下，当一束平单色光通过均匀的非散射试样时，被该物质吸收的光量（吸光度 A）与该物质溶液的浓度（c）和液层厚度（l）成正比：

$$A = -\lg \frac{I}{I_0} = -\lg T = \lg \frac{1}{T} = EcL$$

这就是光吸收定律，也称为朗伯 – 比耳定律。

式中，T——透光率，透过光与入射光强度之比；

   A——吸光度，透光率的负对数；

   l——液层厚度，单位 cm；

   c——被测物质的浓度，其单位"mol/L"或"g/100ml"；

   e——吸收系数。

（三）测定法及其适用性

1. 按照各品种项下规定的方法配置供试品溶液，在规定的波长处测定吸光度，按朗伯 – 比尔定律公式计算吸收系数。

2. 下面方法适合新化合物吸收系数的测定。取精制样品，精密称取适量配制供试品溶液，使溶液的吸光度读数在 0.6 ~ 0.8 之间，1cm 吸收池中，在规定波长处测出吸光度读数，然后再用同批溶剂将溶液释 1 倍，使吸光度在 0.3 ~ 0.4 之间，再按上述方法测定。样品应同时测定 2 份，同一台仪器测定的 2 份结果，相对平均偏差应不超过 ±0.3%，否则应重新测定。测定时，先按仪器正常灵敏度测试，然后再减小狭缝测定，直到减小狭缝宽度至吸光度不再增大为止，取吸光度不改变的数据。再用 4 台不同型号的仪器复测。

四、能力训练

（一）操作条件

1. 仪器和用具

（1）容量瓶。

（2）紫外 – 可见分光光度计。

（3）分析天平。

2. 试剂 溶解样品所需溶剂。

（二）安全及注意事项

（1）使用的吸收池必须洗净。用于盛装样品、参比或空白溶液的吸收池，应装入相同溶剂，吸收池必须配对，否则应加以校正。

（2）取吸收池时，手指拿毛玻璃面的两侧，盛装样品溶液相当于池体积的 4/5 高度为宜，使用挥发性溶液时应加盖，吸收池表面要用擦镜纸擦拭干净，肉眼观察应无残留溶剂，为防止溶剂挥发导致溶质残留在吸收池表面，可先用蘸有空白溶剂的擦镜纸擦拭，然后用干擦镜纸擦干吸收池。放入样品室时应注意每次放入方向相同。使用后用溶剂和水擦拭干净，晾干防尘保存，吸收池如污染不易洗净时可用硫酸 – 发烟硝酸硝酸（3：1）混合液稍加浸泡后，洗净备用。如用铬酸洗液清洗时，吸收池不能长时间浸泡，否则洗液中的铬酸钾结晶会损坏吸收池的光学表面，并应充分用水冲洗，以防铬酸钾结晶吸附于吸收池表面。

（三）操作过程－以对乙酰氨基酚为例

序号	步骤	操作方法及说明	质量标准
1	配置供试品溶液	用0.4%氢氧化钠溶液为溶剂配置样品溶液	溶液应澄清
2	测定吸光度	在规定波长处测定吸光度	吸光度数值在0.3～0.7之间
3	计算	根据测定的吸光度计算紫外吸收系数	$E = A/cl$
4	结果与判定	计算结果按有效数字修约规则进行修约，使其与标准中规定限度的有效数位一致	应称取供试品2份，平行操作，每份结果对平均值的偏差应在±0.5%以内

【问题情境】对乙酰氨基酚的百分吸收系数测定时，第一次配置溶液测定吸光度为0.879，请问这个数据是否可以使用，为什么？

答：不可以，因为超过0.3～0.7的范围。

（四）学习结果评价

序号	评价内容	评价标准	评价结果（是/否）
1	掌握紫外吸收系数测定的原理；掌握紫外吸收系数测定的操作规范	记住朗伯比尔定律计算公式；能按照紫外吸收系数操作规范进行实验操作	
2	熟悉紫外吸收系数用到的仪器、用具和试剂	能正确使用紫外吸收系数测定用到的仪器、用具和试剂	
3	能根据药品的性质，独立进行紫外吸收系数测定	能自行查阅药典，根据各品种项下具体要求，判定紫外吸收系数测定结果	

五、课后作业

重铬酸钾的摩尔质量为294，将其配成每100ml含6.0mg的溶液，用1cm的吸收池，在257nm处测得A值为0.438，则其$E_{1cm}^{1\%}$和ε值分别为多少。

（马铭研）

D 药品鉴别

D-1 化学鉴别

D-1-1 能进行药品一般鉴别试验

PPT

一、核心概念

1. 药品的鉴别 根据药品质量标准中性状和鉴别项下的规定或方法，依据药品的理化性质观测外观、臭、味等性状，测定某些理化常数或特征光谱，同时结合药品的化学结构特点进行某些化学反应，从而对药品的真伪作出判断的过程。

2. 化学鉴别法 化学鉴别法是指根据药品与化学试剂在一定条件下发生离子反应或官能团反应从而产生不同颜色、生成不同沉淀、呈现不同荧光或放出不同气体等现象，从而作出定性分析结论。

3. 一般鉴别试验 依据某一类药品的化学结构或理化性质的特征，通过化学反应来鉴别药品的真伪。

4. 专属鉴别试验 是证实某一种药品的依据，它是根据每种药品化学结构的差异及其所引起的物理化学特性的不同，选用某些特有的灵敏的定性反应来鉴别药品的真伪。

二、学习目标

1. 能依据药品质量标准进行一般鉴别试验。
2. 能正确判断鉴别试验的结果。
3. 能正确书写鉴别试验的原始记录和检验报告书，并及时报告异常情况。

三、基本知识

（一）药品鉴别的目的和特点

1. 药品鉴别的目的 药品的鉴别试验就是依据药品的组成、结构与性质，采用化学、物理化学或生物学方法来判断药品的真伪。只有在药品鉴别无误的情况下，进行药品的杂质检查、含量测定等检验工作才有意义。药品质量标准中鉴别项下规定的试验方法，仅适用于鉴别药品的真伪，对于原料药还应结合性状项下的外观性状、溶解度及物理常数进行确认。

2. 药品鉴别的特点

（1）药品鉴别为已知物的确证试验。根据药品质量标准鉴别药品时，供试品鉴别的目的是确证其真伪，而不是鉴定其组成和化学结构。

（2）药品鉴别通常是利用药品的离子或官能团特征反应、紫外-可见或红外特征吸收、色谱行为、熔点与旋光性等物理性质以及生物活性等，采用化学法、光谱法或者色谱法、生物学法等不同方法鉴别同一种供试品，综合分析试验结果，作出判断。

（3）原料药鉴别项下的试验项目一般为 3~4 个，有的仅 1~2 个。制剂鉴别项下的试验项目一般比其原料药少。对制剂进行鉴别时，要注意消除辅料的干扰，对复方制剂尤其要注意消除各主要成分间的干扰。

（二）药品鉴别的方法

药品鉴别的方法包括化学鉴别法（一般鉴别试验和专属鉴别试验）、光谱鉴别法（紫外－可见分光光度法和红外分光光度法）、色谱鉴别法（薄层色谱法、纸色谱法、高效液相色谱法和气相色谱法）。

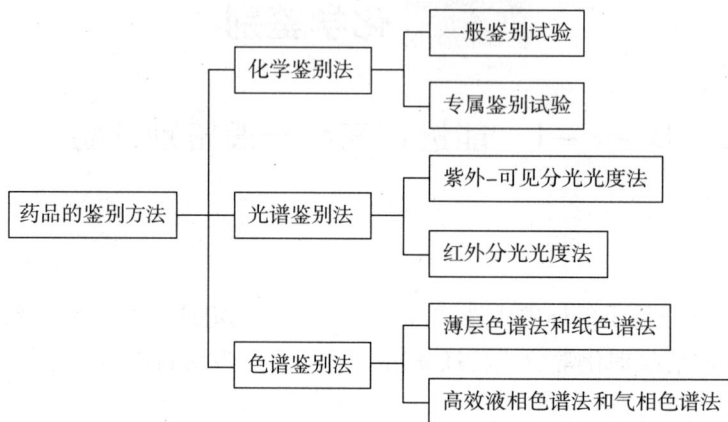

```
                          ┌─ 化学鉴别法 ─┬─ 一般鉴别试验
                          │              └─ 专属鉴别试验
                          │
                          │              ┌─ 紫外-可见分光光度法
药品的鉴别方法 ───────────┼─ 光谱鉴别法 ─┤
                          │              └─ 红外分光光度法
                          │
                          │              ┌─ 薄层色谱法和纸色谱法
                          └─ 色谱鉴别法 ─┤
                                         └─ 高效液相色谱法和气相色谱法
```

（三）一般鉴别试验

《中国药典》2020年版（四部）"一般鉴别试验"中共收载了35个一般鉴别项目，包括：水杨酸盐、丙二酰脲类、有机氟化物、亚硫酸盐或亚硫酸氢盐、亚锡盐、托烷生物碱类、汞盐、芳香第一胺类、苯甲酸盐、乳酸盐、枸橼酸盐、钙盐、钠盐、钡盐、酒石酸盐、铋盐、钾盐、铁盐、铵盐、银盐、铜盐、锂盐、硫酸盐、硝酸盐、锌盐、锑盐、铝盐、氯化物、溴化物、碘化物、硼酸盐、碳酸盐与碳酸氢盐、镁盐、醋酸盐、磷酸盐。

下面列举常见的一般鉴别试验。

1. 水杨酸盐

（1）取供试品的中性或弱酸性稀溶液，加三氯化铁试液1滴，即显紫色。

（2）取供试品溶液，加稀盐酸，即析出白色水杨酸沉淀；分离，沉淀在醋酸铵试液中溶解。

2. 丙二酰脲类

（1）取供试品约0.1g，加碳酸钠试液1ml与水10ml，振摇2分钟，滤过，滤液中逐滴加入硝酸银试液，即生成白色沉淀，振摇，沉淀即溶解；继续滴加过量的硝酸银试液，沉淀不再溶解。

（2）取供试品约50mg，加吡啶溶液（1→10）5ml，溶解后，加铜吡啶试液1ml，即显紫色或生成紫色沉淀。

3. 有机氟化物　取供试品约7mg，照氧瓶燃烧法进行有机破坏，用水20ml与0.01mol/L氢氧化钠溶液6.5ml为吸收液，俟燃烧完毕后，充分振摇；取吸收液2ml，加茜素氟蓝试液0.5ml，再加12%醋酸钠的稀醋酸溶液0.2ml，用水稀释至4ml，加硝酸亚铈试液0.5ml，即显蓝紫色；同时做空白对照试验。

4. 托烷生物碱类　取供试品约10mg，加发烟硝酸5滴，置水浴上蒸干，得黄色的残渣，放冷，加乙醇2~3滴湿润，加固体氢氧化钾一小粒，即显深紫色。

5. 芳香第一胺类　取供试品约50mg，加稀盐酸1ml，必要时缓缓煮沸使溶解，加0.1mol/L亚硝酸钠溶液数滴，加与0.1mol/L亚硝酸钠溶液等体积的1mol/L脲溶液，振摇1分钟，滴加碱性β-萘酚试液数滴，视供试品不同，生成由粉红到猩红色沉淀。

6. 苯甲酸盐

（1）取供试品的中性溶液，滴加三氯化铁试液，即生成赭色沉淀；再加稀盐酸，变为白色沉淀。

（2）取供试品，置干燥试管中，加硫酸后，加热，不炭化，但析出苯甲酸，并在试管内壁凝结成白色升华物。

7. 钙盐

（1）取铂丝，用盐酸湿润后，蘸取供试品，在无色火焰中燃烧，火焰即显砖红色。

（2）取供试品溶液（1→20），加甲基红指示液2滴，用氨试液中和，再滴加盐酸至恰呈酸性，加草酸铵试液，即生成白色沉淀；分离，沉淀不溶于醋酸，但可溶于稀盐酸。

8. 钠盐

（1）取铂丝，用盐酸湿润后，蘸取供试品，在无色火焰中燃烧，火焰即显鲜黄色。

（2）取供试品约100mg，置10ml试管中，加水2ml溶解，加15%碳酸钾溶液2ml，加热至沸，应不得有沉淀生成；加焦锑酸钾试液4ml，加热至沸；置冰水中冷却，必要时，用玻棒摩擦试管内壁，应有致密的沉淀生成。

9. 硫酸盐

（1）取供试品溶液，滴加氯化钡试液，即生成白色沉淀；分离，沉淀在盐酸或硝酸中均不溶解。

（2）取供试品溶液，滴加醋酸铅试液，即生成白色沉淀；分离，沉淀在醋酸铵试液或氢氧化钠试液中溶解。

（3）取供试品溶液，加盐酸，不生成白色沉淀（与硫代硫酸盐区别）。

10. 氯化物

（1）取供试品溶液，加稀硝酸使成酸性后，滴加硝酸银试液，即生成白色凝乳状沉淀；分离，沉淀加氨试液即溶解，再加稀硝酸酸化后，沉淀复生成。如供试品为生物碱或其他有机碱的盐酸盐，须先加氨试液使成碱性，将析出的沉淀滤过除去，取滤液进行试验。

（2）取供试品少量，置试管中，加等量的二氧化锰，混匀，加硫酸湿润，缓缓加热，即发生氯气，能使用水湿润的碘化钾淀粉试纸显蓝色。

四、能力训练

（一）操作条件

1. 仪器和用具

（1）电子天平　感量应不低于0.1mg。

（2）水浴锅　用于试验中的加热、蒸馏、干燥、浓缩等操作，水浴锅内水平放置不锈钢管状加热器，水槽的内部放有带孔的铝制搁板。上盖上配有不同口径的组合套圈，可适应不同口径的烧瓶。水浴锅左侧有放水管，恒温水浴锅右侧是电气箱，电气箱前面板上装有温度控制仪表、电源开关。

（3）药匙　用于取用药物粉末或小颗粒状的固体试剂。

（4）试管架　木制架子或竹制架子，有6孔和12孔两种，用于放置试管。

（5）试管　用于少量试剂的反应容器，在常温或加热时使用。

（6）试管夹　加热试管时，用于夹持试管，以便实验。

（7）量筒　用来量取液体，规格以所能量度的最大容量（ml）表示，常用的有10ml、25ml、50ml、100ml、250ml、500ml、1000ml等。

（8）胶头滴管　用于吸取或滴加少量液体试剂的一种仪器，由胶帽和玻璃管组成。胶头滴管的规格以管长表示，常用为90mm、100mm两种。胶头滴管每滴为0.05ml。

2. 试剂和药品

（1）三氯化铁试液　取三氯化铁 9g，加水使溶解成 100ml，即得。

（2）稀盐酸　取盐酸 234ml，加水稀释至 1000ml，即得。本液含 HCl 应为 9.5% ~ 10.5%。

（3）醋酸胺试液　取醋酸铵 10g，加水使溶解成 100ml，即得。

（4）0.1mol/L 亚硝酸钠溶液　取亚硝酸钠 7.2g，加无水碳酸钠（Na_2CO_3）0.10g，加水适量使溶解成 1000ml，摇匀。

（5）碱性 β - 萘酚试液　取 β - 萘酚 0.25g，加氢氧化钠溶液（1→10）10ml 使溶解，即得。本液应临用新制。

（6）水杨酸钠　原料药，用于一般鉴别试验。

（7）对乙酰氨基酚　原料药，用于一般鉴别试验。

（8）苯甲酸钠　原料药，用于一般鉴别试验。

（二）安全及注意事项

（1）加入试液时，试管应稍倾斜，试液应沿试管内壁逐滴加入，滴管下口不得触及内壁。

（2）加入试液后一般需振摇试管，使之与供试液混匀。振摇时应缓缓摇摆振摇，不得上下振摇，手指不允许堵塞试管口，若需分层反应，则不得振摇试管。

（3）一般需在白色背景下观察反应所产生的颜色或沉淀，若沉淀为白色或类白色则需在黑色背景下观察。

（4）如果反应需加热，一般在水浴中加热。用试管夹夹持试管，内容物不得超过容积的 2/3，试管应倾斜45°，试管口不得闭塞，并不得朝向人。

（5）加热有机溶液绝对不允许使用明火热源。

（三）操作过程

1. 水杨酸盐（水杨酸钠）的鉴别

序号	步骤	操作方法及说明	质量标准
1	与三氯化铁反应	取 5% 水杨酸钠的水溶液 2ml 加三氯化铁试液 1 滴，即显紫色	应显紫色，不得显红色
2	与盐酸反应	取 5% 水杨酸钠水溶液 2ml 置于离心管中，加稀盐酸 8 滴，即析出水杨酸白色沉淀，离心沉淀，弃去上清液，逐滴加入醋酸胺试液，用细玻璃棒搅拌沉淀溶解	可见白色水杨酸沉淀，沉淀可溶于醋酸胺试液
3	结果判断	依据"与三氯化铁反应"和"与盐酸反应"的现象正确书写结果和结论	与三氯化铁反应显"紫色"，与盐酸反应析出白色沉淀，沉淀溶于醋酸胺溶液，即结果为"呈正反应"，结论为"符合规定"

2. 芳香第一胺（对乙酰氨基酚）的鉴别

序号	步骤	操作方法及说明	质量标准
1	重氮化 - 偶合反应	取对乙酰氨基酚 0.1g，加稀盐酸 5ml，置水浴加热 40 分钟，放冷，取 0.5ml，滴加亚硝酸钠试液 5 滴，摇匀，用水 3ml 稀释后，加碱性 β - 萘酚试液 2ml，摇匀	加热需达到 40 分钟，保证酰胺键水解，反应完成后应显红色
2	结果判断	依据现象正确书写结果和结论	试液显红色，即结果为"呈正反应"，结论为"符合规定"

3. 苯甲酸盐（苯甲酸钠）的鉴别

序号	步骤	操作方法及说明	质量标准
1	与三氯化铁反应	取苯甲酸钠50mg，加水适量溶解即可，加三氯化铁试液1滴，即生成赭色沉淀，加稀盐酸，沉淀消失	生成赭色沉淀，且溶于稀盐酸
2	结果判断	依据现象正确书写结果和结论	试液显赭色，且溶于稀盐酸，即结果为"呈正反应"，结论为"符合规定"

【问题情境一】进行水杨酸钠的鉴别时，加入三氯化铁试液后，溶液显红色，是否可以判断为不符合规定？

答：水杨酸盐与三氯化铁在弱酸性条件生成紫色的配位化合物，在中性溶液中生成红色的配位化合物；如果反应呈现红色，可能是 pH 条件不当造成的，可以适当稀释水杨酸盐，使溶液偏酸性，进而能得到正确的试验现象。

【问题情境二】苯甲酸盐的鉴别反应中，生成赭色沉淀后，滴加稀盐酸，没有白色沉淀生成，是什么原因？

答：生成的苯甲酸白色沉淀可能会贴壁，所以可以轻轻转动试管，在试管壁上即可看到析出的苯甲酸白色沉淀。

【问题情境三】芳香第一胺的鉴别反应中，加入亚硝酸钠后立即加入碱性 β – 萘酚试液，没有显现红色，是否可以判断为不符合规定？

答：芳香第一胺发生重氮化反应需要一定的时间，有时反应时间不够，即得不到正确的现象。因此加入亚硝酸钠后，应该适当振摇再加入碱性 β – 萘酚试液。

（四）学习结果评价

序号	评价内容	评价标准	评价结果（是/否）
1	能依据药品质量标准进行一般鉴别试验操作	正确选择试剂和仪器、正确进行相关的操作	
2	能正确判断鉴别的结果并判断其是否符合规定	对于产生的颜色、气体和沉淀等试验现象做出正确的判断，并判断其是否符合规定	
3	能正确书写鉴别试验的原始记录和检验报告书，并及时报告异常情况	详细记录鉴别试验的仪器、试剂、条件和现象，规范书写原始记录和报告书，报告并分析异常情况	

五、课后作业

1. 药品的鉴别在药品质量检测中的意义？

2. 完成一般鉴别试验的流程图

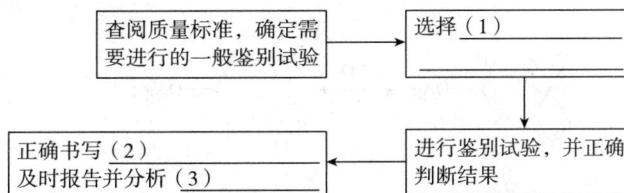

（焦豪妍）

D-1-2　能进行药品专属鉴别试验

PPT

一、核心概念

专属鉴别试验　是证实某一种药品的依据，它是根据每种药品化学结构的差异及其所引起的物理化学特性的不同，选用某些特有的灵敏的定性反应来鉴别药品的真伪。

二、学习目标

1. 能依据药品的理化性质选择并开展专属鉴别试验。
2. 能正确判断专属鉴别试验的结果。
3. 能正确书写专属鉴别试验的原始记录和检验报告书，并及时报告异常情况。

三、基本知识

1. 专属鉴别试验的目的　专属鉴别试验是药品品种的鉴别，目的是要鉴别药品具体是哪一种药品。专属鉴别试验是在一般鉴别试验的基础上，利用各种药品的化学结构差异，来区分同类药品或具有某些相同化学结构的各个药品单体，达到最终确证药品真伪的目的。

2. 专属鉴别试验的方法　根据同一类药品中各个单体药品所具有的特别的离子或官能团，选择化学试剂在一定条件下发生化学反应，产生不同颜色，生成不同沉淀，呈现不同荧光，放出不同气体，从而区别各个单体药品，做出定性分析结论。

3. 专属鉴别试验应用举例　现有苯巴比妥、司可巴比妥钠和硫喷妥钠三种药品，采用适当的方法进行鉴别。

（1）苯巴比妥、司可巴比妥钠和硫喷妥钠三种药品属于巴比妥类药物，巴比妥类药物是丙二酰脲的衍生物，具有丙二酰脲的鉴别反应，故首先采用丙二酰脲类的一般鉴别试验来鉴别药品是否属于巴比妥类。

鉴别方法如下：取供试品约 0.1g，加碳酸钠试液 1ml 与水 10ml，振摇 2 分钟，滤过，滤液中逐滴加入硝酸银试液，即生成白色沉淀，振摇，沉淀即溶解；继续滴加过量的硝酸银试液，沉淀不再溶解。

鉴别原理：丙二酰脲类在碳酸钠试液中形成钠盐而溶解，再与硝酸银试液作用，先生成可溶性的一银盐，继而生成不溶性的二银盐白色沉淀。

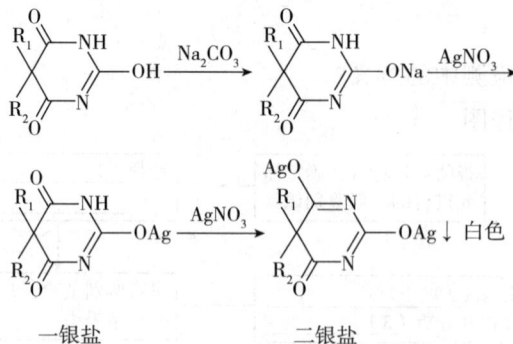

一银盐　　　　　　　　二银盐

（2）确定三种药品均为巴比妥类药物之后，下一步对三种药品的结构进行逐个分析，找到每一种药品特有的离子或官能团。苯巴比妥结构中含有苯环，而其他两种药品结构中没有苯环，故可采用甲醛－硫酸反应来鉴别出哪一种药品是苯巴比妥。司可巴比妥钠结构中含有不饱和双键，是其特有的官能团，故可采用碘试液进行鉴别，能使碘试液褪色的药品是司可巴比妥钠。硫喷妥钠结构中含有硫原子，可与 Pb^{2+} 反应生成黑色 PbS 沉淀，故与铅试液反应呈现黑色沉淀的即为硫喷妥钠。

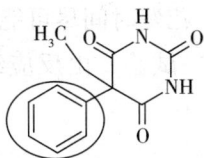

苯巴比妥：甲醛－硫酸反应，接界面显玫瑰红色

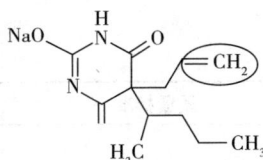

司可巴比妥钠：碘取代反应，可使碘液的棕黄色消失

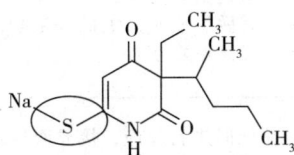

硫喷妥钠：与 Pb^{2+} 反应生成黑色 PbS

（3）采用上述方法最终鉴别出三种药品。

四、能力训练

（一）操作条件

1. 仪器和用具

（1）电子天平　感量应不低于 0.1mg。

（2）试管架　木制架子或竹制架子，有 6 孔和 12 孔两种，用于放置试管。

（3）试管　用作于少量试剂的反应容器，在常温或加热时（加热之前应该预热，不然试管容易爆裂）使用。

（4）量筒　用来量取液体，规格以所能量度的最大容量（ml）表示，常用的有 10ml、25ml、50ml、100ml、250ml、500ml、1000ml 等。

2. 试剂和药品

（1）碳酸钠试液　取一水合碳酸钠 12.5g 或无水碳酸钠 10.5g，加水使溶解成 100ml，即得。

（2）硝酸银试液　取硝酸银 17.5g，加水适量使溶解成 1000ml，摇匀。

（3）硫酸　为无色透明的黏稠状液体，与水或乙醇混合时大量放热，含 H_2SO_4 应为 95% ~98%（g/g），与水或乙醇能任意混合，相对密度约为 1.84。

（4）碘试液　取碘 13.0g，加碘化钾 36g 与水 50ml 溶解后，加盐酸 3 滴与水适量使成 1000ml，摇匀，用垂熔玻璃滤器滤过。

（5）氢氧化钠试液　取氢氧化钠 4.3g，加水使溶解成 100ml，即得。

（6）醋酸铅试液　取醋酸铅 10g，加新沸过的冷水溶解后，滴加醋酸使溶液澄清，再加新沸过的冷水使成 100ml，即得。

（7）苯巴比妥　原料药，用于专属鉴别试验。

（8）司可巴比妥钠　原料药，用于专属鉴别试验。

（9）硫喷妥钠　原料药，用于专属鉴别试验。

（二）安全及注意事项

（1）对某一类药品中的多种药品进行鉴别前，应充分了解药品的结构与理化特性，选择最具某类药品结构特征的一般鉴别试验来鉴别药品的类别，然后选择各种药品最具特征的专属反应来确证具体是哪一种药品。

（2）选用的方法应当简单、快速。方法中的试剂应该尽可能常用，步骤简单，花费时间尽可能少。

（3）不论鉴别药品属于哪一类还是属于哪一种，都应对被检样品同时进行某一试验，由反应结果做出区别结论。

（4）如果要区分鉴别的药品为制剂，需考虑辅料的干扰。

（三）操作过程

序号	步骤	操作方法及说明	质量标准
1	一般鉴别试验：银盐反应	取三种药品（苯巴比妥、司可巴比妥钠和硫喷妥钠）各0.1g，分别置于试管中，加碳酸钠试液1ml与水10ml，振摇2分钟，滤过，滤液中逐滴加入硝酸银试液，即生成白色沉淀，振摇，沉淀即溶解；继续滴加过量的硝酸银试液，沉淀不再溶解	三个药品同时进行反应，先生成可溶性的一银盐，后生成水溶液的二银盐，即可判定为巴比妥类药物
2	专属鉴别试验：甲醛-硫酸反应	取三种药品各50mg，分别置于试管中，加甲醛试液1ml，加热煮沸，冷却，沿管壁缓缓加硫酸0.5ml，使成两液层，置水浴中加热，观察现象	三个药品同时进行反应，接界面显玫瑰红色的为苯巴比妥
3	专属鉴别试验：与碘试液反应	取三种药品各0.1g，分别置于试管中，加水10ml溶解后，加碘试液2ml，显棕黄色，观察5分钟内颜色变化	三个药品同时进行反应，棕黄色在5分钟内消失的为司可巴比妥钠
4	专属鉴别试验：与硫元素反应	取三种药品各0.2g，加氢氧化钠试液5ml与醋酸铅试液2ml，生成白色沉淀，加热后，观察沉淀的变化	三个药品同时进行反应，沉淀变为黑色的为硫喷妥钠

【问题情境一】如何区分苯巴比妥和苯巴比妥钠？

答：首先，采用丙二酰脲类的一般鉴别试验，如与硝酸银反应，来确定两个药品是否属于丙二酰脲类；其次，采用甲醛-硫酸反应，来确定两个药品的结构中是否均含有苯环；最后，采用钠盐的鉴别反应，反应呈阳性的药品为苯巴比妥钠，另一个则为苯巴比妥。

【问题情境二】维生素 B_1 和维生素 C 均为白色结晶性粉末，如何采用化学鉴别法区分两种药品？

答：硫色素反应是维生素 B_1 的专属鉴别反应，维生素 B_1 在碱性溶液中，易被铁氰化钾氧化成硫色素，后者易溶于正丁醇中，显强烈的蓝色荧光，加酸荧光消失，加碱荧光恢复。维生素 B_1 为盐酸盐，在稀硝酸溶液中与硝酸银反应生成白色浑浊，而维生素 C 结构中的二烯醇基具有极强的还原性，可以还原硝酸银为黑色的银沉淀。

因此，上述药品粉末，和硫色素反应呈正反应的为维生素 B_1。与硝酸银反应，生成黑色沉淀的为维生素 C，呈现白色浑浊的为维生素 B_1。

（四）学习结果评价

序号	评价内容	评价标准	评价结果（是/否）
1	能依据药品的理化性质选择并开展专属鉴别试验	选择的方法能区别同类药品中的各个药品	
2	能正确判断专属鉴别试验的结果	对于产生的颜色、气体和沉淀等试验现象做出正确的判断	
3	能正确书写专属鉴别试验的原始记录和检验报告书，并及时报告异常情况	详细记录鉴别试验的方法和结果，规范书写原始记录和报告书，报告并分析异常情况	

五、课后作业

以苯巴比妥为例，讨论什么是一般鉴别试验？什么是专属鉴别试验？两者有何不同？

（焦豪妍）

D-2 光谱鉴别

D-2-1 能使用紫外-可见分光光度法鉴别药品

PPT

一、核心概念

1. 光谱鉴别法 药品分子由于结构不同，对光能的吸收特性不同，即对不同波长范围的光谱吸收强度存在差异。根据吸收光谱特征可对药品进行鉴别，通常称为光谱法鉴别法。

2. 紫外-可见分光光度鉴别法 具有共轭体系、芳香环等发色基团的有机药品，在波长 190～400nm 的紫外光区和 400～760nm 的可见光区有明显的特征吸收，利用紫外-可见光谱对药品进行鉴别的方法称为紫外-可见分光光度鉴别法。

二、学习目标

1. 能采用紫外-可见分光光度法依照药品质量标准进行鉴别试验。
2. 能正确判断紫外-可见分光光度法鉴别试验的结果。
3. 能正确书写鉴别试验的原始记录和检验报告书，并及时报告异常情况。

三、基本知识

（一）紫外-可见分光光度法的特点

紫外-可见分光光度法应用范围广，操作简便，仪器普及。但因紫外-可见吸收光谱是一种带状光谱，波长范围较窄，光谱较为简单、平坦，吸收曲线性状变化不大，缺乏精细结构，故鉴别的专属性远不如红外分光光度法。为了提高鉴别的专属性，可在指定溶剂中测定药品在 2～3 个特定波长处的吸光度比值。如果能在测定方法中明确测定的波长范围，则更为严谨。当一个药品其多个吸收峰的峰值相差较大时，如果采用单一浓度的供试品溶液进行测定不易观察到全部的吸收峰，则可以采用两种浓度的供试品溶液分别测定其最大吸收波长。同时，鉴别时应注意溶剂的种类、溶液 pH 及溶液浓度对鉴别试验结果的影响。

（二）测定方法

1. 对比吸收光谱的一致性 依据药品质量标准，分别配制供试品溶液和对照品溶液，测定供试品溶液和对照品溶液在一定波长范围内的吸收光谱，要求两者的吸收光谱应一致。所谓一致是指吸收曲线的峰位、峰形和相对强度均一致。

如《中国药典》（2020 年版）地蒽酚软膏的鉴别：取含量测定项下的溶液，照紫外-可见分光光度法（通则 0401）测定，供试品溶液在 440～470nm 波长范围内的吸收光谱应与对照品溶液的吸收光谱一致。

2. 对比吸收光谱的特征参数 依据药品质量标准，将供试品用规定的溶剂配成一定浓度的供试液，按紫外-可见分光光度法在规定波长范围内测定最大吸收波长（λ_{max}）、最小吸收波长（λ_{min}）、肩峰、吸光度（A）等。如果供试品溶液具有不止一个吸收峰时，可同时用几个峰位进行鉴定。测得的吸收光谱参数值应与标准一致。

如《中国药典》（2020 年版）布洛芬的鉴别：取本品，加 0.4% 氢氧化钠溶液制成每 1ml 中约含 0.25mg 的溶液，照紫外-可见分光光度法（通则 0401）测定，在 265nm 与 273 nm 的波长处有最大吸收，在 245mn 与 271nm 的波长处有最小吸收，在 259mn 的波长处有一肩峰。

3. 对比吸光度比值的一致性　依据药品质量标准，将供试品用规定的溶剂配成一定浓度的供试液，按紫外 – 可见分光光度法测定在多个规定波长处的吸光度，然后计算吸光度的比值，再与药品质量标准中规定值对比。

如《中国药典》（2020 年版）丙酸倍氯米松的鉴别：取本品，精密称定，加乙醇溶解并定量稀释制成每 1ml 中约含 20μg 的溶液，照紫外 – 可见分光光度法（通则 0401）测定，在 239 nm 的波长处有最大吸收，吸光度为 0.57 ~ 0.60；239nm 与 263nm 的波长处的吸光度比值应为 2.25 ~ 2.45。

4. 经化学处理后，测定其反应产物的吸收光谱特性　按药品质量标准，将供试品加入试剂进行化学处理后，再按上述任何一种方法进行鉴别。以上方法可以单个应用，也可以几个方法结合起来使用，以提高方法的专属性。

如《中国药典》（2020 年版）苯妥英钠的鉴别：取本品约 10mg，加高锰钾 10mg、氨氧化钠 0.25g 与水 10ml，小火加热 5 分钟，放冷，取上清液 5ml，加正庚烷 20ml，振摇提取，静置分层后，取正庚烷提取液，照紫外 – 可见分光光度法（通则 0401）测定，在 248nm 波长处有最大吸收。

四、能力训练

（一）操作条件

1. 仪器和用具

（1）紫外 – 可见分光光度计　基于紫外 – 可见分光光度法原理，利用物质分子对紫外 – 可见光谱区的辐射吸收来进行分析的一种分析仪器。主要由光源、单色器、吸收池、检测器和信号处理器等部件组成。

（2）电子天平　感量应不低于 0.1mg。

（3）药匙　用于取用药物粉末或小颗粒状的固体试剂。

（4）研钵　研碎药片的容器，配有钵杵，常用的为瓷制品。

（5）容量瓶　带有磨口玻塞，颈上有标线，用于配制一定物质量浓度的溶液，通常有 10、25、50、100、250、500、1000ml 多种规格。

2. 试剂和药品

（1）富马酸酮替芬　原料药，用于鉴别试验。

（2）富马酸酮替芬片　片剂，用于鉴别试验。

（二）安全及注意事项

（1）测定之前，紫外 – 可见分光光度计应预热 30 分钟。

（2）由于比色皿和溶剂本身可能有空白吸收，因此测定供试品的吸光度值应减去空白读数。

（3）由于不同比色皿之间可能有差异，应选择配对比色皿进行校正。

（4）比色皿内溶液以皿高度约 3/4 为宜，不可过满，以防液体溢出腐蚀仪器。

（5）测定时应手拿毛玻璃面，切勿用手拿捏透光面，池壁上液滴应用擦镜纸擦干。

（三）操作过程

1. 富马酸酮替芬的鉴别

序号	步骤	操作方法及说明	质量标准
1	供试液的配制	称取富马酸酮替芬适量，加水溶解并稀释制成每 1ml 中约含 10μg 的溶液	溶液应澄清，若不澄清，应过滤

序号	步骤	操作方法及说明	质量标准
2	开机设定参数	打开仪器电源，自检完成后预热30分钟；依据药品质量标准中的规定设定参数	开机后需预热；仪器配置的比色皿应洁净、配对
3	药品测定	在设定的波长下，先用比色皿装填空白溶剂进行校正，再测定样品溶液	比色皿需润洗2~3次，装填液体不能超过3/4，手持毛玻璃面；先空白校正，后样品测定，顺序不能颠倒
4	结果判断	将所得到的图谱与质量标准进行比较，判断是否符合规定	在301nm的波长处有最大吸收

2. 富马酸酮替芬片的鉴别

序号	步骤	操作方法及说明	质量标准
1	供试液的配制	取富马酸酮替芬片20片，精密称定，研细，精密称取适量（约相当于酮替1mg），置100ml量瓶中，加水适量，振摇使富马酸酮替芬溶解，用水稀释至刻度，摇匀，滤过，取续滤液作为供试品溶液	供试品应研磨成细粉且均匀，配制的溶液应澄清，若不澄清，应过滤
2	开机设定参数	打开仪器电源，自检完成后预热30分钟；依据药品质量标准中的规定设定参数	开机后需预热；仪器配置的比色皿应洁净、配对
3	药品测定	在设定的波长下，先用比色皿装填空白溶剂进行校正，再测定样品溶液	比色皿需润洗2~3次，装填液体不能超过3/4，手持毛玻璃面；先空白校正，后样品测定，顺序不能颠倒
4	结果判断	将所得到的图谱与质量标准进行比较，判断是否符合规定	在301nm的波长处有最大吸收

【问题情境一】仪器仅配有一对比色皿，测试发现两只比色皿不配对，这种情况怎么办？

答：为避免皿差，采用同一支比色皿进行空白校正和样品测定。

【问题情境二】如果测得的吸光值为负值，是什么原因？如何解决？

答：可能的原因有两个：第一，没做空白校正；第二，样品的吸光值小于空白参比液。解决的办法是：补做空白校正或更换参比液或用参比液配置样品溶液。

【问题情境三】如果测定过程中吸收值异常，应如何排查？

答：如果吸收值异常，依次检查：波长设置是否正确（重新调整波长，并重新调零）、测量时是否调零（如被误操作，重新调零）、比色皿是否用错（测定紫外波段时，要用石英比色皿）、样品准备是否有误（如有误，重新准备样品）。

（四）学习结果评价

序号	评价内容	评价标准	评价结果（是/否）
1	能采用紫外－可见分光光度法依照药品质量标准进行鉴别试验	正确配制供试液和对照液、正确操作仪器、正确持拿比色皿	
2	能正确判断紫外－可见分光光度法鉴别试验的结果	正确将所得图谱与质量标准进行对比，正确判断供试品图谱与质量标准是否一致，得到正确的结果和结论	
3	能正确书写鉴别试验的原始记录和检验报告书，并及时报告异常情况	详细记录试验方法、过程和结果，规范书写原始记录和报告书，报告并分析异常情况	

五、课后作业

1. 紫外－可见分光光度法用于药品鉴别的依据：具有_____、_____等发色基团的有机药品可以吸收_____或者_____，药品分子由于结构不同，对_____的吸收特性不同，即可依据紫外－可见光的吸收光谱特征对药品进行鉴别。

2. 紫外－可见分光光度法用于药品鉴别的方法有哪些，根据提示填写完整。

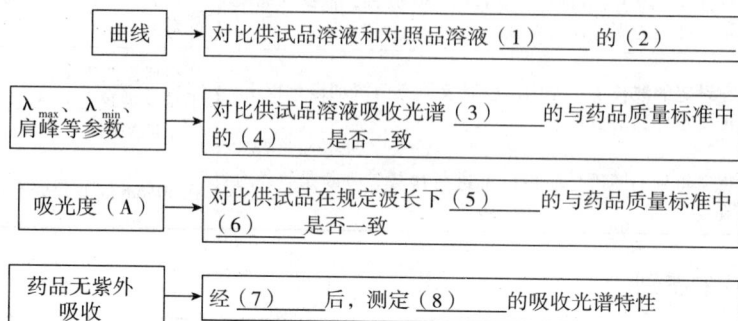

（焦豪妍）

D-2-2　能使用红外分光光度法鉴别药品

PPT

一、核心概念

红外分光光度鉴别法　红外光谱是由物质分子的振动和转动能级跃迁所产生的光谱，除部分光学异构体及长链烷烃同系物外，几乎没有两个化合物具有相同的红外光谱，而同一物质的红外吸收图谱是完全一致的，利用红外光谱对药品进行鉴别的方法称为红外分光光度鉴别法。

二、学习目标

1. 能采用红外分光光度法依照药品质量标准进行鉴别试验。
2. 能正确判断红外分光光度法鉴别试验的结果。
3. 能正确书写鉴别试验原始记录和检验报告书，并及时报告异常情况。

三、基本知识

（一）红外分光光度法的特点

有机药品在红外光区有特征吸收，药品分子的组成、结构、官能团不同时，其红外吸收光谱也不同，故可以作为有机药品鉴别的依据。

药品的红外光谱能反映药品分子的结构特点，具有专属性强、准确度高的特点，是验证已知药品的有效方法。主要用于组分单一、结构明确的原料药，特别是药品化学结构比较复杂，相互之间差异较小，用颜色反应或沉淀生成以及紫外－可见分光光度法不足以相互区分时，采用红外光谱法常可有效地解决。因此，各国药典均广泛使用红外光谱法鉴别药品的真伪，鉴别品种不断增加，所起作用日益扩大。对于制剂也可以采用红外分光光度法进行鉴别，但是要考虑辅料的干扰，将主药提取分离后，再进行鉴别。

（二）测定方法

供试品的制备及测定通常采用压片法、糊法、膜法、溶液法和气体吸收法等进行测定。对于吸收特别强烈、或不透明表面上的覆盖物等供试品，可采用如衰减全反射、漫反射和发射等红外光谱方法。对于极微量或需微区分析的供试品，可采用显微红外光谱方法测定。

1. 原料药鉴别　除另有规定外，应按照国家药典委员会编订的《药品红外光谱集》各卷收载的各光谱图所规定的方法制备样品。具体操作技术参见《药品红外光谱集》的说明。

采用固体制样技术时，最常碰到的问题是多晶现象，固体样品的晶型不同，其红外光谱往往也会产生差异。当供试品的实测光谱与《药品红外光谱集》所收载的标准光谱不一致时，在排除各种可能影响光谱的外在或人为因素后，应按该药品光谱图中备注的方法或各品种项下规定的方法进行预处理，再绘制光谱，进行比对。如未规定该品种供药用的晶型或预处理方法，则可使用对照品，并采用适当的溶剂对供试品与对照品在相同的条件下同时进行重结晶，然后依法绘制光谱，进行比对。如已规定特定的药用晶型，则应采用相应晶型的对照品依法比对。

当采用固体制样技术不能满足鉴别需要时，可改用溶液法绘制光谱后与对照品在相同条件下绘制的光谱进行比对。

2. 制剂鉴别 品种鉴别项下应明确规定制剂的前处理方法，通常采用溶剂提取法。提取时应选择适宜的溶剂，以尽可能减少辅料的干扰，避免导致可能的晶型转变。提取的样品再经适当干燥后依法进行红外光谱鉴别。

3. 多组分原料药鉴别 不能采用全光谱比对，在指纹区内选择主要成分的若干个特征谱带，用于组成相对稳定的多组分原料药的鉴别。

四、能力训练

（一）操作条件

1. 仪器和用具

（1）红外光谱仪 可选用傅里叶变换红外光谱仪或色散型红外分光光度计。

（2）电子天平 感量应不低于 0.1mg。

（3）药匙 用于取用药物粉末或小颗粒状的固体试剂。

（4）玛瑙研钵 由天然玛瑙制作而成，玛瑙研钵本身硬度大，把样品研细的同时，自身没有损耗，所以不会污染样品。

2. 试剂和药品

（1）溴化钾（KBr） KBr 晶体是红外光谱测试波段最透明（即没有吸收峰、有一个小吸收峰但强度很小）的材料之一，价格便宜易得，不易潮解，具有一定的机械强度，适宜于加工成窗片。

（2）布洛芬 原料药，用于鉴别试验。

（二）安全及注意事项

（1）测定前，药品粉末和溴化钾必须干燥，研磨成细粉并混合均匀。

（2）制得的窗片要厚薄均匀，厚度 1mm 左右。

（3）溴化钾对钢制模具表面的腐蚀性很大，模具用后须及时清洗干净，然后放入干燥器中。

（4）药品制剂经提取处理并依法绘制光谱，比对时应注意以下四种情况。

①辅料无干扰，待测成分的晶型不变化，此时可直接与原料药的标准光谱进行比对。

②辅料无干扰，但待测成分的晶型有变化，此种情况可用对照品经同法处理后的光谱比对。

③待测成分的晶型无变化，而辅料存在不同程度的干扰，此时可参照原料药的标准光谱，在指纹区内选择 3～5 个不受辅料干扰的待测成分的特征谱带作为鉴别的依据。鉴别时，实测谱带的波数误差应小于规定值的 $\pm 5\text{cm}^{-1}$（0.5%）。

④待测成分的晶型有变化，辅料也存在干扰，此种情况一般不宜采用红外光谱鉴别。

（三）操作过程

布洛芬的红外光谱鉴别操作步骤和质量标准如下。

序号	步骤	操作方法及说明	质量标准
1	开机设定参数	开机、预热30分钟；开启电脑，运行操作软件，设定适当的操作技术参数	先开仪器再开电脑；参数设定需查阅《药品红外光谱集》中的规定
2	样品制备	取干燥的布洛芬与一定比例的溴化钾在玛瑙研钵中研磨均匀后，装入模具，用压片机压成片；同时制备空白片	布洛芬与溴化钾比例约为1：200；目视检测，片子应呈透明状，且样品分散均匀，厚度1mm左右
3	样品扫描测定	首先将空白片放入样品室的光路，再将样品片放入样品室的光路中，分别扫描得到样品谱图	同一设定方法下，先扫描空白，再扫描样品，顺序不能颠倒
4	结果判断	将所得到的红外光吸收图谱与对照的图谱（光谱集943图）比较一致	比较样品图谱和对照图谱全谱谱形、谱带和主要谱带的强度是否一致

【问题情境一】 当供试品红外光谱和对照图谱不一致时，如何分析可能的原因？

答：第一，应考虑样品的纯度是否符合要求，不纯的样品往往给出异常的光谱，杂质检出量一般约为5%，有时可低至1%或多于30%。第二，药品的多晶型现象相当普遍，药品晶型不同，可能会产生图谱的差异，因此产生此问题；样品研磨会对颗粒尺寸和晶型产生影响，进而对红外光谱产生影响。第三，其他因素，如压片用的KBr基质不纯，压制的薄片质量不高，薄片厚度不均匀，固体粉末粒子直径较大造成粒子散射等。

【问题情境二】 对光、热不稳定的样品，采用红外光谱法鉴别时，需要注意什么？

答：遇到对光、热不稳定样品时，需要操作者精心操作，将样品受光或热的影响减至最小，以获得高质量和重现性好的红外光谱。对光不稳定的样品，应注意遮光操作，如为控制局部环境湿度必须在红外灯下操作，也应避免样品受光照射产生的降解。对热不稳定的样品，尽量避免加热干燥。

（四）学习结果评价

序号	评价内容	评价标准	评价结果（是/否）
1	能采用红外分光光度法依照药品质量标准进行鉴别试验	正确压制样品片和空白片、正确操作仪器和设定参数、正确扫描样品得到红外光谱图	
2	能正确判断红外分光光度法鉴别试验的结果	正确判断供试品图谱和对照图谱是否一致，并判断其是否符合规定	
3	能正确书写鉴别试验原始记录和检验报告书，并及时报告异常情况	详细记录仪器、条件和结果，规范书写原始记录和报告书，报告并分析异常情况	

五、课后作业

1. 红外分光光度法用于有机药品鉴别的依据：有机药品在红外光区有_____，药品分子的_____、_____、_____不同时，其_____也不同，故可以作为有机药品鉴别的依据。

2. 红外分光光度法鉴别原料药和制剂方法有什么差别？

（焦豪妍）

D-3 色谱鉴别

D-3-1 能使用薄层色谱法鉴别药品

一、核心概念

1. 色谱鉴别法 药品分子由于结构不同，在固定相和流动相中的吸附或分配等性质不同，所以在

PPT

一定的色谱条件下可产生差速迁移，根据药品分子的保留值等色谱参数可对药品进行鉴别，这种方法称为色谱鉴别法。常用的色谱鉴别法有薄层色谱法、气相色谱法和高效液相色谱法。

2. 薄层色谱法　供试品溶液点于薄层板上，在展开容器内用展开剂展开，使供试品所含成分分离，所得色谱图与适宜的标准物质按同法所得的色谱图对比，可以用于药品的鉴别，这种方法称为薄层色谱法。

3. 比移值（R_f）　从基线至展开斑点中心的距离与从基线至展开剂前沿的距离的比值。

$$R_f = \frac{\text{基线至展开斑点中心的距离}}{\text{基线至展开剂前沿的距离}}$$

二、学习目标

1. 能采用薄层色谱法依照药品质量标准进行鉴别试验。
2. 能正确判断薄层色谱法鉴别试验的结果。
3. 能正确书写鉴别试验的原始记录和检验报告书，并及时报告异常情况。

三、基本知识

（一）薄层色谱法的特点

薄层色谱法专属性强、操作简便，故在药品鉴别中应用广泛。操作时应按各品种项下要求对检测方法进行系统适用性试验，使斑点的检测限、比移值（R_f）和分离效能符合规定。

由于薄层板的种类、展开剂的种类与比例、试验温度和湿度等多种因素均可影响色谱的分离效果，故要注意实验条件的控制。鉴别时应特别注意色谱系统的分离效能，要求在对照品与结构相似药品的对照品制成混合对照溶液的色谱图中，应显示两个清晰分离的斑点。

（二）测定方法

一般采用对照品（或标准品）比较法，要求供试品斑点的比移值（R_f）及颜色应与对照品斑点一致。可采用同浓度的对照品溶液，在同一块薄层板上点样、展开与检视，供试品溶液所显主斑点的位置与颜色（或荧光）应与对照品溶液的主斑点一致，而且主斑点的大小与颜色的深浅也应大致相同；也可采用供试品溶液与对照品溶液等体积混合，应显示单一、紧密的斑点，如图 D-1 所示。

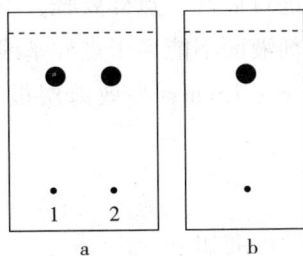

图 D-1　薄层色谱的药品鉴别方法示意图
a 供试品溶液和对照品溶液分别点样（1. 供试品溶液，2. 对照品溶液）；
b 供试品溶液与对照品溶液等体积混合后点样

四、能力训练

（一）操作条件

1. 仪器和用具

（1）薄层板　可购买市售薄层板或采用一定比例的固定相和水溶液自制薄层板。

（2）展开容器　上行展开一般可用适合薄层板大小的专用平底或双槽展开缸，展开时须能密闭；水平展开用专用的水平展开槽。

（3）定量毛细管（或自动点样器）　定量毛细管有 1μl、2μl、3μl、5μl 和 10μl 等多种规格，根据点样量选择。自动点样器分为自动和半自动两种，具有可重复点样、条带扩散小、重复性好、可以大容量点样、硅胶不会黏附针尖、避免样品损失等优点。

（4）喷雾瓶　有 30ml、50ml 和 100ml 等多种规格，喷雾瓶带有洗耳球作为打气球，喷雾均匀，雾点细。

（5）紫外分析仪　常用暗箱式紫外分析仪，可发射波长为 254nm 的短波紫外光和波长为 365nm 长波紫外光。

（6）薄层色谱扫描仪　用一定波长的光对薄层板上有吸收的斑点，或经激发后能发射出荧光的斑点，进行扫描，将扫描得到的谱图和积分数据用于物质定性或定量的分析仪器。

（7）电子天平　感量应不低于 0.1mg。

2. 试剂和药品

（1）维生素 C 片　片剂，用于鉴别试验。

（2）展开剂　应对所需成分有良好的溶解性；可使成分间分开；待测组分的 R_f 在 0.2～0.8 之间，定量测定在 0.3～0.5 之间；不与待测组分或吸附剂发生化学反应；沸点适中，黏度较小；展开后组分斑点圆且集中；混合溶剂最好用新鲜配制。

（3）显色溶剂　可以分成两大类：一类是检查一般有机化合物的通用显色剂；另一类是根据化合物分类或特殊官能团设计的专属性显色剂。

（二）安全及注意事项

（1）点样时几个样点要在一条直线上，点样基线距底边 10～15mm，高效板一般基线距底边 8～10mm；点样点一般为圆点，大小要合适（斑点直径一般不大于 4mm，高效板一般不大于 2mm）；点间距离可视斑点扩散情况以相邻斑点互不干扰为宜，一般不少于 8mm，高效板供试品间隔不少于 5mm。

（2）点样用的毛细管不能交叉使用。

（3）如果因溶液太稀，一次点样不够，需重复点样，则应待前次点样的溶剂挥发后方可重点，以防样点过大造成拖尾、扩散等现象，影响分离效果。

（4）点样结束待样点干燥后，方可进行展开。点样要轻，不可刺破薄层。

（5）将薄层板放入展开缸时，展开剂液面不能高于点样基线。

（6）除另有规定外，一般上行展开 8～15cm，高效薄层板上行展开 5～8cm，注意不能使溶剂走过头。

（三）操作过程

维生素 C 片的鉴别，操作方法及质量标准如下。

序号	步骤	操作方法及说明	质量标准
1	供试液和对照品溶液的配制	取维生素 C 片细粉适量（约相当于维生素 C 10mg），加水 10ml，振摇使维生素 C 溶解，滤过，取滤液作为供试品溶液。另取维生素 C 对照品，加水溶解并稀释制成 1ml 中约含 1mg 的溶液，作为对照品溶液	取样量 = $\dfrac{(1\pm10\%)\times 主药规定量 \times 平均片重}{每片标示量}$ 供试品应研磨成细粉且均匀，供试品溶液和对照品溶液均应澄清，如有不溶物应过滤
2	点样	吸取上述两种溶液各 10μl 分别点于同一硅胶 GF$_{254}$ 薄层板上	薄层板表面硅胶吸附剂应厚度适宜，且没有裂纹；两个点样点要在一条直线上，斑点直径一般不大于 4mm，高效板一般不大于 2mm

续表

序号	步骤	操作方法及说明	质量标准
3	展开	以乙酸乙酯－乙醇－水（5：4：1）为展开剂，薄层板置于展开缸中展开	薄层板浸入展开剂的深度为距原点5mm，上行展开8～15cm，高效薄层板上行展开5～8cm
4	显色	晾干，立即置紫外光灯（254nm）下检视	应在1小时内观察
5	结果判断	供试品溶液所显主斑点的位置和颜色应与对照品溶液的主斑点相同	供试品溶液与对照品溶液主斑点 R_f 值一致，且颜色相同

【问题情境一】样品在展开过程中，薄层板出现"边缘效应"，即：薄层板两边展开剂跑得比较快，使得展开剂前沿形成一道弧线。产生"边缘效应"的原因是什么，应如何解决？

答：展开剂在薄层上运行时，极性较弱的展开剂和沸点较低的溶剂在薄层板两边沿处较易挥发，使薄层板上展开剂的比例不一致，极性发生变化，因此产生了边缘效应。解决方法有如下几种：增加展开缸中溶剂蒸气浓度；在展开缸内壁贴上浸湿展开剂的滤纸；选择内径和长度适宜的展开缸进行展开；选择适宜的单一溶剂代替混合溶剂；采用共沸溶剂代替一般混合溶剂。

【问题情境二】展开过程中斑点产生拖尾现象，是什么原因？如何解决？

答：第一，点样量太多，展开剂不能全部负载。解决方法：寻找合适点样量后，再进行层析。第二，展开剂pH值偏高，如以中性展开剂层析酸性物质时，常形成斑点拖尾。解决方法：在展开剂中加入酸，使解离受到抑制，即可防止斑点拖尾。第三，展开剂的pH值偏低，如以中性展开剂层析生物碱和其他弱碱时，常观察到斑点拖尾。解决方法：在层析碱性化合物时，展开剂应调至碱性（如加入吡啶、二乙胺等）。第四，吸附剂pH的影响，由于化合物与薄层上的酸、碱成盐而产生拖尾现象。解决方法：换用pH合适的吸附剂或调整展开剂的pH，如加入酸或碱等。

（四）学习结果评价

序号	评价内容	评价标准	评价结果（是/否）
1	能采用薄层色谱法依照药品质量标准进行鉴别试验	正确配制供试品溶液和对照品溶液、正确点样、正确展开、正确显色	
2	能正确判断薄层色谱法鉴别试验的结果	对于斑点的位置和颜色等试验现象做出正确的判断，并判断其是否符合规定	
3	能正确书写鉴别试验的原始记录和检验报告书，并及时报告异常情况	详细记录鉴别试验的条件、过程和结果，规范书写原始记录和报告书，报告并分析异常情况	

五、课后作业

1. 试在下面普通硅胶 GF_{254} 板上标记出供试品和对照品点样位置

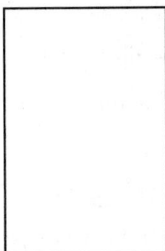

2. 薄层色谱常用的显色方法有哪些？

（焦豪妍）

D-3-2　能使用高效液相色谱法和气相色谱法鉴别药品

PPT

一、核心概念

1. 高效液相色谱法　采用高压输液泵将规定的流动相泵入装有填充剂的色谱柱，对供试品进行分离测定的色谱方法。注入的供试品，由流动相带入色谱柱内被分离，并进入检测器检测，由积分仪或数据处理系统记录和处理色谱信号。

2. 气相色谱法　采用气体为流动相（载气）流经装有填充剂的色谱柱进行分离测定的色谱方法。物质或其衍生物气化后，被载气带入色谱柱进行分离，各组分先后进入检测器，用数据处理系统记录色谱信号。

3. 保留时间（t_R）　被分离样品组分从进样开始到柱后出现该组分浓度极大值时的时间，也即从进样开始到出现某组分色谱峰的顶点时为止所经历的时间，称为此组分的保留时间。

二、学习目标

1. 能采用高效液相和气相色谱法依照药品质量标准进行鉴别试验。
2. 能正确判断高效液相和气相色谱鉴别试验的结果。
3. 能正确书写鉴别试验的原始记录和检验报告书，并及时报告异常情况。

三、基本知识

（一）方法特点

1. 高效液相色谱法　具有灵敏度高、专属性强、分析速度快的优点，不受药品气化和热稳定性的限制，适合于大多数药品的鉴别。操作时应按各品种项下要求对检测方法进行系统适用性试验，使理论板数、分离度、重复性和拖尾因子符合要求。为简化操作过程，用高效液相色谱法测定含量的药品，多同时用高效液相色谱法进行鉴别。

高效液相色谱仪最常用的检测器为紫外-可见分光检测器，包括二极管阵列检测器（diode array detector，DAD），其他常见的检测器有荧光检测器、蒸发光散射检测器、电雾式检测器、示差折光检测器、电化学检测器和质谱检测器等。二极管阵列检测器（DAD）在记录色谱图的同时，还可记录待测物的光谱图，为药品鉴别提供了更多的依据。

2. 气相色谱法　具有灵敏度高、专属性强、分析速度快的优点，适合于对热稳定、容易气化药品的鉴别。操作时应按各品种项下要求对检测方法进行系统适用性试验，使理论板数、分离度、重复性和拖尾因子符合要求。气相色谱法常用的检测器有：火焰离子化检测器（flame ionization detector，FID）、热导检测器（thermal conductivity detector，TCD）、氮磷检测器（nitrogen phosphorus detector，NPD）、火焰光度检测器（flame photometric detector，FPD）、电子捕获检测器（electron capture detector，ECD）、质谱（mass，MS）检测器等。

火焰离子化检测器（FID）对碳氢化合物响应良好，适合检测大多数的药品。《中国药典》中除另有规定外，一般用 FID。在使用 FID 时，一般用氢气作为燃气，空气作为助燃气；检测器温度应高于柱温，并不得低于 150℃，以免水汽凝结，通常为 250～350℃。其他检测器适用于不同样品的分析：氮磷检测器（NPD）适用于含氮、磷元素的化合物；火焰光度检测器（FPD）适用于含磷、硫元素的化合物；电子捕获检测器（ECD）适用于含卤素的化合物。

（二）测定方法

使用高效液相和气相色谱仪进行药品鉴定时，一般规定按供试品含量测定项下的高效液相或气相色谱条件进行试验。要求供试品和对照品色谱峰的保留时间（t_R）应一致。含量测定方法为内标法时，可要求供试品溶液和对照品溶液色谱图中主药峰的保留时间与内标峰保留时间的比值应相同，如图 D-2 所示。

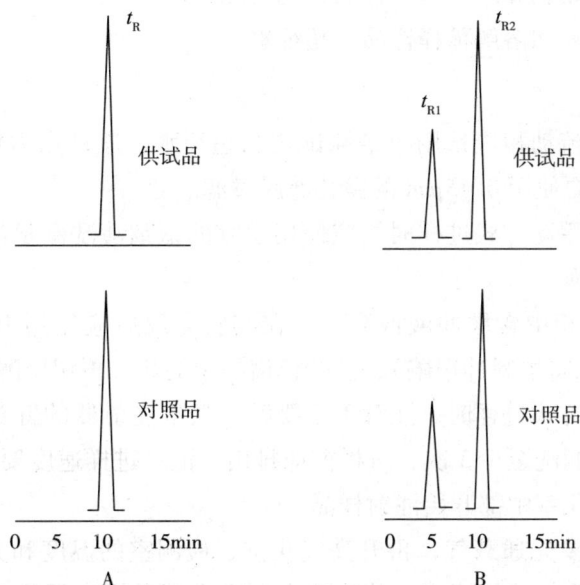

图 D-2 高效液相和气相色谱的药品鉴别方法示意图
A. 外标法，t_R 为主药保留时间；B. 内标法，t_{R1} 为内标物保留时间，t_{R2} 为主药保留时间

四、能力训练

（一）操作条件

1. 仪器和用具

（1）高效液相色谱仪 主要用于分析高沸点不易挥发的、受热不稳定的和分子量大的有机药品，由储液器、泵、进样器、色谱柱、检测器、记录仪等几部分组成。

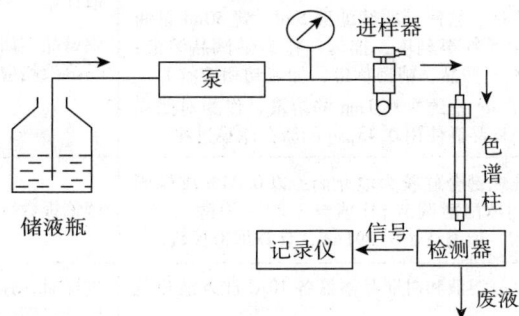

图 D-3 高效液相色谱仪示意图

（2）气相色谱仪 主要用于对热稳定、容易气化药品的分析，一般由气路系统、进样系统、分离系统（色谱柱系统）、检测及温控系统、记录系统组成。

（3）电子天平 感量应不低于 0.1mg。

（4）容量瓶　带有磨口玻塞，颈上有标线，用于配制一定物质量浓度的溶液，通常有 10、25、50、100、250、500、1000ml 多种规格。

2. 试剂和药品

（1）维生素 B$_6$ 片　片剂，用于鉴别试验。

（2）维生素 E 软胶囊　胶囊，用于鉴别试验。

（3）甲醇　用于配制流动相和溶解稀释样品，色谱纯。

（4）水　用于配制流动相和溶解稀释样品，超纯水。

（二）安全及注意事项

（1）高效液相色谱法的流动相应选用色谱纯试剂和超纯水，流动相需使用 0.45μm 的滤膜过滤并超声排气泡；进样前样品需要使用 0.45μm 的微孔滤膜过滤。

（2）高效液相色谱采用手动方式进样时，应使用适宜的试剂清洗微量注射器并用待进样溶液润洗至少 3 次，进样前应排出气泡。

（3）高效液相色谱流动相中含缓冲液或含盐，在实验完成后应先用 10% 的甲醇/水冲洗 30 分钟（不能用纯水冲洗柱子，防止将填料冲塌陷），洗掉色谱柱中的盐，再用甲醇冲洗 30 分钟。

（4）气相色谱采用手动方式进样时，注意手不要触摸微量注射器的针头，应使用适宜的试剂清洗微量注射器并用待进样溶液润洗至少 3 次，进样前应排出气泡；进样速度要快（但不易特快），每次进样保持相同速度，针尖到汽化室中部开始注射样品。

（5）气相色谱开机时，要先通载气，再升高气化室、检测室的温度和分析柱温度，为使检测室温度始终高于分析柱温度，可先加热检测室，待检测室温度升至近设定温度时再升高分析柱温度。关机前，需先降温，待分析柱温度降至 50℃ 以下时，才可停止通载气、关机。

（6）为避免被测物冷凝在检测器上而污染检测器，气相色谱检测器的温度应高于柱温，并不得低于 150℃，以免水汽凝结，通常为 250～350℃。

（三）操作过程

1. 维生素 B$_6$ 片的鉴别

序号	步骤	操作方法及说明	质量标准
1	供试液和对照品溶液的配制	取本品 30 片，精密称定，研细，精密称取适量（约相当于维生素 B$_6$ 0.1g），置 100ml 量瓶中，加流动相适量，超声使维生素 B$_6$ 溶解，放冷，用流动相稀释至刻度，摇匀，滤过，精密量取续滤液 5ml，置 50ml 量瓶中，用流动相稀释至刻度，摇匀，作为供试品溶液；另取维生素 B$_6$ 对照品，精密称定，加流动相溶解并定量稀释制成每 1ml 中约含 0.1mg 的溶液，作为对照溶液；进样前样品需使用 0.45μm 的微孔滤膜过滤	取样量 $= \dfrac{(1 \pm 10\%) \times 主药规定量 \times 平均片重}{每片标示量}$ 供试品应研磨成细粉且均匀，供试品溶液和对照品溶液均应澄清，如有不溶物应过滤
2	系统适用性试验	用十八烷基硅烷键合硅胶为填充剂；以 0.04% 戊烷磺酸钠溶液（用冰醋酸调节 pH 值至 3.0）- 甲醇（85：15）为流动相；检测波长为 291nm，计算理论板数	理论板数按维生素 B$_6$ 峰计算不低于 4000
3	进样	精密量取供试品溶液和对照溶液各 10μl 注入液相色谱仪，记录色谱图	进样时，速度要快而果断，并且每次进样速度，留针时间应保持一致
4	结果判断	将供试品溶液主峰的保留时间与对照溶液主峰的保留时间进行比较	供试品溶液主峰与对照溶液主峰的保留时间应一致

2. 维生素 E 软胶囊的鉴别

序号	步骤	操作方法及说明	质量标准
1	供试液和对照品溶液的配制	取维生素 E 软胶囊装量差异项下的内容物，混合均匀，取适量（约相当于维生素 E 20mg），精密称定，精密加内标溶液 10ml，密塞，振摇使溶解，作为供试品溶液；另取维生素 E 对照品约 20mg，精密称定，置棕色具塞瓶中，精密加内标溶液 10ml，密塞，振摇使溶解，作为对照品溶液	供试品溶液和对照品溶液均应澄清，如有不溶物应过滤
2	系统适用性试验	用硅酮（OV－17）为固定液，涂布浓度为 2% 的填充柱，或用 100% 二甲基聚硅氧烷为固定液的毛细管柱；柱温为 265℃。记录理论板数，维生素 E 峰与内标物质峰的分离度	理论板数按维生素 E 峰计算不低于 500（填充柱）或 5000（毛细管柱），维生素 E 峰与内标物质峰的分离度应大于等于 1.5
3	进样	精密量取供试品溶液和对照品溶液各 1～3μl 注入液相色谱仪，记录色谱图	供试品和对照品溶液进样体积应一致；进样时，速度要快而果断，并且每次进样速度，留针时间应保持一致
4	结果判断	将供试品溶液主峰的保留时间与对照品溶液主峰的保留时间进行比较	供试品溶液主峰与对照品溶液主峰的保留时间应一致

【问题情境一】高效液相色谱分析鉴定时，柱压不稳定，原因何在？如何解决？

答 第一，泵内有空气；解决的办法是，清除泵内空气，对溶剂进行脱气处理。第二，比例阀失效，解决的办法是，更换比例阀。第三，泵密封垫损坏，解决的办法是，更换密封垫。第四，溶剂中有气泡，解决的办法是，对溶剂脱气，必要时改变脱气方法。第五，系统有漏液，解决的办法是，系统检漏，找出漏点，密封即可。第六，梯度洗脱，这时压力波动是正常的。

【问题情境二】高效液相色谱分析时，保留时间有的缩短，有的延长，有的上下波动，保留时间波动的原因是什么？如何解决？

答 第一，色谱柱温度范围控制的不好，温度波动太大；解决的办法是，严格控制柱子的温度，室内温度保持恒定或使用柱温箱。第二，流动相当中组分发生变化；解决的办法是，流动相的组成恒定，防止变化（蒸发、反应等）。第三，色谱柱没有平衡；解决的办法是，色谱柱在每一次运行之前给予足够的时间平衡。第四，流动相流速发生变化；解决的办法是，选择合适的流动相或者混合流动相，并使流速保持恒定，发生变化时重新设定流速。第五，泵中有气泡；解决的办法是，管路内有气泡时要用脱气机进行脱气并时时监控保持。

【问题情境三】气相色谱分析时，不出峰是什么原因？如何解决？

答 第一，FID 检测器火焰熄灭；解决的办法是重新点火。第二，进样器的气化程度太低，样品未能汽化；解决的办法是升高气化室温度。第三，柱温过低使样品冷凝在色谱柱中；解决的办法是升高柱温。第四，进样口漏气；解决的办法是用耐高温隔垫或适当降低进样口温度，轻微的漏气可以再拧紧一下汽化室压隔垫的螺帽，严重时必须更换新的隔垫。

（四）学习结果评价

序号	评价内容	评价标准	评价结果（是/否）
1	能采用高效液相色谱法和气相色谱法依照药品质量标准进行鉴别试验	正确配制供试品溶液和对照品溶液、正确进样、正确采集样品图谱	
2	能正确判断高效液相和气相色谱鉴别试验的结果	正确读取和记录保留时间、理论板数和分离度等色谱参数，对于供试品溶液和对照品溶液主峰保留时间是否一致做出正确的判断，并判断其是否符合规定	

序号	评价内容	评价标准	评价结果（是/否）
3	能正确书写鉴别试验的原始记录和检验报告书，并及时报告异常情况	详细记录仪器型号、色谱条件和结果，规范书写原始记录和报告书，报告并分析异常情况	

五、课后作业

1. 高效液相色谱法和气相色谱法用于药品鉴别的依据是什么？

2. 试述高效液相色谱法和气相色谱法用于药品鉴定的方法。

（焦豪妍）

E 药品检查

E-1 原料药检查

E-1-1 能测定 pH 值

PPT

一、核心概念

pH 值 pH 在拉丁文中，是 pondus hydrogenii 的缩写，是物质中氢离子的活度，pH 值则是溶液中氢离子活度的负对数，即 $pH = -\lg[H^+]$。但氢离子活度难以由实验准确测定，为实用方便，溶液的 pH 值规定为由下式测定：

$$pH = pHs - \frac{E - Es}{k}$$

式中，E——含有待测溶液（pH）的原电池电动势，V；

Es——含有标准缓冲液（pHs）的原电池电动势，V；

k——与温度（t,℃）有关的常数，$k = 0.059 + 0.000198(t - 25)$

二、学习目标

1. 掌握 pH 值测定操作规范及注意事项。
2. 熟悉 pH 计组成及工作原理，能对 pH 计进行日常维护。
3. 能选择适当的标准缓冲液对 pH 计进行校正，能独立测定药品 pH 值。

三、基本知识

测定 pH 值时，需选择对氢离子敏感的电极与参比电极组成电池。常用的对氢离子敏感的电极（即指示电极）有玻璃电极、氢电极、醌－氢醌电极等；参比电极有甘汞电极、银－氯化银电极等。现已广泛使用将指示电极与参比电极组合成一体的复合电极，最常用的为玻璃电极－饱和甘汞电极、玻璃电极－银－氯化银电极的复合电极。

专为应用玻璃电极测量 pH 值设计的一种电子电位计称为 pH 计或酸度计，除另有规定外，水溶液的 pH 值应以玻璃电极为指示电极、饱和甘汞电极或银－氯化银电极为参比电极的不低于 0.01 级的酸度计进行测定。

（一）pH 计组成

pH 计由三个部件组成：参比电极；玻璃电极；电流计。pH 计结构图见图 E-1。

1. 参比电极 基本功能是维持一个恒定的电位，作为测量各种偏离电位的对照。甘汞电极和银－氯化银电极是目前常用的参比电极。甘汞电极由于制备简单，电位稳定，目前最为常用，但容易受到温度影响；银－氯化银电极受温度影响较小，可应用于条件较恶劣的测试中。

2. 玻璃电极 为指示电极，是 pH 计测量的主要工作部分，其功能是建立一个对所测量溶液的氢离子活度发生变化作出反应的电位差。把玻璃电极和参比电极放在同一溶液中，就组成一个原电池，该电池的电位是玻璃电极和参比电极电位的代数和。$E_{电池} = E_{参比} + E_{玻璃}$，如果温度恒定，这个电池的电位随待测溶液的 pH 变化而变化，而测量 pH 计中的电池产生的电位是困难的，因其电动势非常小，且电路的阻抗又非常大（1 ～ 100MΩ）；因此，必须把信号放大，使其足以推动标准毫伏表或毫安表。

3. 电流计 功能是将原电池的电位放大若干倍，放大了的信号通过电表显示出，电表指针偏转的程度表示其推动的信号的强度，为使用方便，pH 电流表的表盘刻有相应的 pH 数值；而数字式 pH 计则直接以数字显出 pH 值。

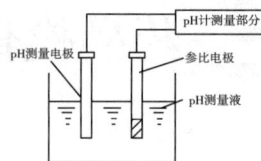

图 E-1 pH 计结构图

（二）pH 计工作原理

pH 计是以电位测定法来测量溶液 pH 值的，因此 pH 计的工作方式，除了能测量溶液的 pH 值以外，还可以测量电池的电动势。pH 计的主要测量部件是玻璃电极和参比电极，玻璃电极对 pH 敏感，而参比电极的电位稳定。将 pH 计的这两个电极一起放入同一溶液中，就构成了一个原电池，而这个原电池的电位，就是玻璃电极和参比电极电位的代数和。pH 计的参比电极电位稳定，那么在温度保持稳定的情况下，溶液和电极所组成的原电池的电位变化，只和玻璃电极的电位有关，而玻璃电极的电位取决于待测溶液的 pH 值，因此通过对电位的变化测量，就可以得出待测溶液的 pH 值。

（三）pH 值测定方法

（1）测定前，按各品种项下的规定，选择两种标准缓冲液（pH 值相差约 3 个单位），使供试品溶液的 pH 值在两者之间。

（2）开机通电预热 10 分钟，将所选用的标准缓冲溶液恢复至室温（标准缓冲液一般保存于 4℃ 冰箱）。取与供试品溶液 pH 值较接近的第一种标准缓冲液校正 pH 计，使仪器读数与标示 pH 值一致，即定位。

（3）仪器定位后，再用第二种标准缓冲液核对仪器示值，误差应不大于 ±0.02pH。如大于此偏差，则应小心调节斜率，使示值与第二种标准缓冲液的规定值相符。重复上述定位与斜率调节操作，至仪器示值与标准缓冲液的规定数值相差不大于 0.02pH 单位。否则，需检查仪器或更换电极后，再行校正至符合要求。

（4）按规定取样或制备样品置于烧杯或其他容器中，用供试品溶液淋洗电极三次，将电极浸没入供试液中，轻轻摇动，待供试品溶液平衡稳定后读数。

（5）pH 值的计算公式中，k 为与温度（t，℃）有关的常数，即在不同温度下，pH 值是不同的。因此，为了适应各种温度状态下 pH 值的测量，pH 计中均设有温度补偿装置，温度补偿范围通常在 5 ～ 60℃ 之间。

四、能力训练（对乙酰氨基酚）

（一）操作条件

1. 仪器和用具 pH 计，塑料洗瓶，滤纸，万分之一天平，25ml 烧杯。

2. 试剂 新沸过并放冷的纯化水，pH 计校正用的标准缓冲液：苯二甲酸盐标准缓冲液（pH = 4.01，25℃）、磷酸盐标准缓冲液（pH = 6.86，25℃）。

（二）安全及注意事项

（1）测定 pH 值时，应严格按仪器的使用说明书操作，开机前，应仔细检查电源是否接好，仪器应保证良好接地。开启电源后，仪器应显示温度及 pH，若显示屏不亮，则马上关闭电源，检查工作电源是否正常，电源保险丝是否完好。

（2）采用标准缓冲液进行两点校正时，定位与斜率均应调节至对应的 pH 值；后者在电极内应加

3mol/L 氯化钾溶液，并保证在 1/3 以上，超出球泡小孔位置的多余氯化钾溶液应去除，如有气泡应赶出。

（3）玻璃电极在初次使用前，必须在蒸馏水中浸泡 24 小时以上，平常不用时也应浸泡在蒸馏水中。甘汞电极在初次使用时，应浸泡在饱和氯化钾溶液内，不使用时也应浸泡在饱和氯化钾溶液中或用橡胶帽套住甘汞电极的下端毛细管。

（4）每次更换标准缓冲液或供试品溶液前，应用纯化水洗涤电极，然后将水用滤纸吸尽，也可用所换的标准缓冲液或供试品溶液冲洗。

（5）不同温度下，标准缓冲液的 pH 值是不一样的。测定前，尽量使标准缓冲液的温度和供试品溶液的温度保持一致，或者在用标准缓冲液校正 pH 值时，调节 pH 计面板上的温度补偿，使其与供试品溶液的温度一致。

（三）操作过程

序号	步骤	操作方法及说明	质量标准
1	选择缓冲液	选择苯二甲酸盐标准缓冲液（pH = 4.01，25℃）和磷酸盐标准缓冲液（pH = 6.86，25℃）	选择两种标准缓冲液，供试品溶液的 pH 值在两者之间
2	定位	取磷酸盐标准缓冲液校正 pH 计	使仪器读数为 6.86
3	调节斜率	取苯二甲酸盐标准缓冲液核对仪器示值	仪器读数为 4.01，误差应不大于 ±0.02pH，否则应小心调节斜率，或者重新定位与调节斜率，至数值相差不大于 ±0.02pH 单位
4	样品测定及结果判定	取对乙酰氨基酚 0.10g 于 25ml 烧杯中，加水 10ml 溶解，得到供试液。用供试液淋洗电极三次，将电极浸没入供试液中，轻轻摇动，待供试液平衡稳定后，读数	pH 值为 5.5~6.5 范围内，判为符合规定；否则判为不符合规定
5	清洗电极	用纯化水洗涤电极，然后将水用滤纸吸尽，保存在饱和氯化钾溶液中	电极经纯化水清洗后，保存在饱和氯化钾溶液中，并保留少许氯化钾晶体维持溶液的饱和状态

【问题情境一】某检验员不小心摔破 pH 计的玻璃电极，更换新的玻璃电极后，为什么须在蒸馏水中浸泡 24 小时后再使用？

答：新的玻璃电极在使用前需要进行活化，即在蒸馏水中浸泡 24 小时以上，目的是让玻璃中的 Na^+ 与 H^+ 交换，在电极表面形成一层氢离子交换层，使测定结果更为准确。

【问题情境二】某实验员在测定药品 pH 值时，用蒸馏水清洗电极后发现没有滤纸了，请问可以用干净的织物擦抹电极吗？

答：电极清洗后要用滤纸轻轻吸干，切勿用织物擦抹，这会使电极产生静电荷而导致 pH 读数错误。

【问题情境三】若玻璃电极表面产生油渍污染，应怎么清洗？

答：若玻璃电极表面产生油渍污染，可采用乙醇、乙醚、蒸馏水分别清洗。

（四）学习结果评价

序号	评价内容	评价标准	评价结果（是/否）
1	pH 值测定方法及注意事项	按照 pH 值测定方法的操作步骤规范进行实验操作	
2	pH 计组成、工作原理、日常维护	知道 pH 计构成并理解各部件功能，知道电极活化、清洗、保存等 pH 计日常维护知识	
3	pH 计校正	熟悉 25℃ 时各种标准缓冲盐的 pH 值，会配制标准缓冲盐且能选择适合的标准缓冲液校正仪器	

五、课后作业

1. 已知某样品的 pH 值约为 3.6～3.8，请问测定该样品 pH 值时，应该选择哪两种标准缓冲液进行仪器校正？

2. 请查询相关资料并思考，使用玻璃电极应注意哪些事项？

（李　艳）

E-1-2　能检查溶液的澄清度与颜色

PPT

一、核心概念

1. 澄清度检查法　将药品溶液与规定的浊度标准液相比较，用以检查溶液的澄清程度，是利用药物与杂质在特定溶剂中溶解性能的差异而设计的检测项目，主要用于原料药与注射剂的质量控制。《中国药典》2020 年版中澄清度检查法包括第一法（目视法）和第二法（浊度仪法）。除另有规定外，应采用第一法进行检测。

2. 澄清　品种项下规定的"澄清"是指供试品溶液的澄清度与所用溶剂相同，或不超过 0.5 号浊度标准液的浊度。"几乎澄清"是指供试品溶液的浊度介于 0.5 号至 1 号浊度标准液的浊度之间。

3. 溶液颜色检查法　将药物溶液的颜色与规定的标准比色液比较，或在规定的波长处测定其吸光度，是控制原料及注射剂、口服溶液、滴眼液和滴耳液等制剂中有色杂质限量的方法。《中国药典》2020 年版中收载三种检查方法，第一法是目视法，第二法是紫外 - 可见分光光度法，第三法是色差计法。

4. 无色　品种项下规定的"无色"是指供试品溶液的颜色相同于水或所用溶剂；"几乎无色"指供试品溶液的颜色不深于色调 0.5 号标准比色液。

二、学习目标

1. 熟悉溶液澄清度检查法（目视法）用到的试剂、仪器，能独立进行溶液澄清度检查。
2. 熟悉溶液颜色检查法（目视法）用到的试剂、仪器，能独立进行溶液颜色检查。
3. 理解澄清度检查的意义，掌握目视法进行溶液澄清度检查的操作规范及注意事项，熟悉浊度仪法。
4. 理解颜色检查的意义，掌握目视法进行溶液颜色检查的操作规范及注意事项，了解紫外 - 可见分光光度法、色差计法。

三、基本知识

（一）溶液的澄清度检查

浊度是一种光学效应，是光线与溶液中的悬浮颗粒相互作用的结果，它表征光线透过水层时受到障碍的程度。

第一法目视法是在室温条件下，将供试品溶液和等量的浊度标准液分别置于配对的比浊用玻璃管中，在暗室内垂直同置于伞棚灯下，照度为 1000lx，从水平方向观察、比较。

浊度是光线在水溶液中的透射或散射一种水质的物理参数。第二法浊度仪法是通过测定该物理参数来反映液体里含有的悬浮物程度。浊度仪并不直接测量这些悬浮物，浊度仪测量的是液体样品中透射光的量或散射光的量，透射光强度越小或散射光强度越大，表征样品的浊度越大。浊度值是样品中存在的所有物质作用的结果。

1. 第一法（目视法）

（1）测定法　除另有规定外，按各品种项下规定的浓度要求，在室温条件下将用水稀释至一定浓度的供试品溶液与等量的浊度标准液分别置于配对的比浊用玻璃管（内径 15~16mm，平底，具塞，以无色、透明、中性硬质玻璃制成）中，在浊度标准液制备 5 分钟后，在暗室内垂直同置于伞棚灯下，照度为 1000lx，从水平方向观察、比较。除另有规定外，供试品溶解后应立即检视。

（2）适用范围　第一法目视法由于操作简便快捷可作为首选方法，同时该方法可以进行有色供试品溶液的浊度判断。除另有规定外，应采用第一法进行检测，当第一法无法准确判断两者的澄清度差异时，改用第二法进行测定并以其测定结果进行判定。

2. 第二法（浊度仪法）　供试品溶液的浊度可采用浊度仪测定。溶液中不同大小、不同特性的微粒物质包括有色物质均可使入射光产生散射，通过测定透射光或散射光的强度，可以检查供试品溶液的浊度。仪器测定模式通常有三种类型，透射光式、散射光式和透射光–散射光比较测量模式（比率浊度模式）。

（二）溶液的颜色检查

1. 第一法（目视法）

（1）原料药和注射用粉针　取各品种项下规定量的供试品，加水（或适宜溶剂）溶解，置于 25ml 纳氏比色管中，加水（或适宜溶剂）稀释至 10ml。另取规定色调和色号的标准比色液 10ml，置于另一 25ml 纳氏比色管中，两管同置白色背景上，自上向下透视，或同置白色背景前，平视观察，供试品管呈现的颜色与对照管比较，不得更深。

（2）注射液、滴眼液和滴耳液　取原液 10ml，置 25ml 纳氏比色管中，溶液呈现的颜色，与规定色调色号的标准比色液 10ml 比较，不得更深。

如供试品管呈现的颜色与对照管的颜色深浅非常接近或色调不完全一致，使目视观察无法辨别两者的深浅时，应改用第三法（色差计法）测定，并将其测定结果作为判定依据。

2. 第二法（紫外–可见分光光度法）　除另有规定外，取各供试品项下规定量的供试品，加水溶解并使成 10ml，必要时滤过，滤液照紫外–可见分光光度法于规定波长处测定，吸光度不得超过规定值。

3. 第三法（色差计法）　本法是通过色差计直接测定药品溶液的透射值，对其颜色进行定量表述和分析的方法。当供试品管呈现的颜色与对照管的颜色深浅非常接近，目视法难以准确判断时，或者供试品与标准比色液色调不一致时，应使用本法测定，并将其测定结果作为判定依据。供试品溶液与标准比色液之间的颜色差异，可以通过直接比较它们之间的色差值来测定，也可通过分别比较它们与水之间的色差值来测定。

四、能力训练

（一）溶液的澄清度检查（对乙酰氨基酚，目视法）

1. 操作条件

（1）仪器和用具　比浊用玻璃管（内径 15~16mm，平底，具塞，以无色、透明、中性硬质玻璃制成），伞棚灯，万分之一天平。

（2）试剂　乙醇，1 号浊度标准液。

2. 安全及注意事项

（1）除另有规定外，按各品种项下规定的浓度要求，在室温条件下用水或适宜溶剂配制一定浓度的供试品溶液，一般采用振摇方式处理，确保供试品溶解完全。同时平行配制相应的浊度标准液，供试品溶解后应立即检视。

（2）目视法进行澄清度检查时，比浊用玻璃管应无磨损，伞棚灯照度为 1000lx，偏低或偏高的照度均会造成澄清度检查的干扰。

（3）应定期（一般每月 1 次）采用 0.5 号至 4 号浊度标准液进行浊度仪线性和重复性考察，均应符合药典通则的要求。

3. 操作过程

序号	步骤	操作方法及说明	质量标准
1	供试液的制备	取对乙酰氨基酚 1.0g 于比浊用玻璃管中，加乙醇 10ml 溶解	若需自行配制浊度标准液，应与供试液平行配制（一般使用市售的浊度标准液）
2	观察浊度	立即观察供试液是否澄清	溶液若显浑浊，将供试液和 1 号浊度标准液在暗室内垂直同置伞棚灯下，照度为 1000lx，从水平方向观察
3	结果判定	比较供试液与浊度标准液的浊度深浅	若供试液澄清，判为符合规定；若供试品溶液显浑浊，但不浓于 1 号浊度标准液，判为符合规定；否则判为不符合规定

【问题情境】某检验员在做阿替洛尔溶液的澄清度时，《中国药典》2020 年版规定"取本品 50mg，加水 10ml 与稀盐酸 5ml，使溶解，溶液应澄清"，检验员按规定配制了供试品溶液，同时配制了相同体积的溶剂（即水 10ml 与稀盐酸 5ml），结果显示供试液的澄清度与溶剂相同。请问，检验员可以判定结果为澄清吗？检验员是否有必要再将供试液与 0.5 号浊度标准液进行比较？

答：《中国药典》2020 年版规定，"供试品溶液的澄清度与所用溶剂相同，或不超过 0.5 号浊度标准液的浊度，判定为澄清"，因此检验员可以判定结果为澄清。若检验员按规定正确操作，比较了供试液与溶剂的澄清度相同，可以不再进行将供试液与 0.5 号浊度标准液比较。

4. 学习结果评价

序号	评价内容	评价标准	评价结果（是/否）
1	掌握目视法检查溶液澄清度	知道澄清度检查是通过浊度比较检查药物中杂质；能按照目视法操作规范进行实验	
2	熟悉目视法用到的试剂、仪器	了解浊度标准贮备液、浊度标准原液、浊度标准液的配制，能正确选择适宜的比浊用玻璃管	
3	结果判定	知道"澄清""几乎澄清"符合规定和不符合规定的具体要求	

（二）溶液的颜色检查（对乙酰氨基酚，目视法）

1. 操作条件

（1）仪器和用具　25ml 纳氏比色管，天平。

（2）试剂　乙醇，棕红色 2 号或橙红色 2 号标准比色液。

2. 安全及注意事项

（1）操作中观察方式规定有两种，一种是在白色背景上自上而下透视，适于色泽较浅时采用，另一种是在白色背景前平视观察，适于色泽较深时采用。白色背景要求不反光，一般用白纸或白布。

（2）所用比色管应洁净、干燥，洗涤时不能用硬物洗刷，应用洗液浸泡，然后冲洗、避免表面粗糙。

（3）检查时光线应明亮，光强度应能保证使各相邻色号的标准液清晰分辨。

（4）药物配制成溶液后可能随放置时间的延长颜色加深，故应临用现配。

3. 操作过程

序号	步骤	操作方法及说明	质量标准
1	供试液的制备	取对乙酰氨基酚 1.0g 于纳氏比色管中，加乙醇 10ml 溶解	供试液用的比色管需采用标准比色液同质的比色管（为操作方便，一般选择市售标准比色液进行测定）
2	观察颜色	立即观察供试液是否无色	溶液若显色，与棕红色 2 号或橙红色 2 号标准比色液比较，两管同置白色背景上，自上向下透视，或同置白色背景前，平视观察
3	结果判定	比较供试液与标准比色液的颜色深浅	若供试液无色，判为符合规定；若供试液显色，但不深于棕红色 2 号或橙红色 2 号标准比色液，判定为符合规定；否则判为不符合规定

【问题情境一】在建立药品质量标准的过程中，进行溶液的颜色检查，但供试品不溶于水，该怎么办？

答：进行溶液的颜色检查，制备供试品溶液的溶剂首选水，但由于溶解度或稳定性等原因使得水不适用时，也可改用其他适宜溶剂。因此在建立或修订药品质量标准的过程中，应根据供试品的试剂情况，确定溶剂的种类。

【问题情境二】在检查盐酸氯丙嗪溶液的颜色时，应注意什么？

答：部分药物配制成溶液后随放置时间的延长颜色加深，如盐酸氯丙嗪由于其结构中含有吩噻嗪环，遇光易被氧化变色，应注意临用现配。

4. 学习结果评价

序号	评价内容	评价标准	评价结果（是/否）
1	理解颜色检查的意义，掌握目视法	知道颜色检查是控制药物中有色杂质限量；能按照目视比色法的操作规范进行实验	
2	熟悉目视比色法用到的试剂、仪器	了解比色用重铬酸钾液、比色用硫酸铜液、比色用氯化钴液、各种色调标准储备液、各种色调色号标准比色液	
3	能对结果进行判定	知道"无色""几乎无色""符合规定"和"不符合规定"的具体要求	

五、课后作业

1. 单选题《中国药典》2020 年版中盐酸氯丙嗪的"溶液澄清度与颜色"检查主要控制（ ）杂质

    A. 游离氯丙嗪   B. 氧化产物

    C. 合成原料   D. 游离氯丙嗪和氧化产物

2. 澄清度检查法第一法（目视法）中比浊用玻璃管应如何选择？

3. 在建立药品质量标准的过程中，进行溶液的颜色检查，但当药品溶液的色调超出药典通则收载的 6 种色调范围时，该怎么办？

（李 艳）

E-1-3　能检查氯化物与硫酸盐

PPT

一、核心概念

1. 氯化物检查法　检查药物在硝酸溶液中可以溶解的氯化物杂质的方法。

2. 硫酸盐检查法　检查药物在盐酸溶液中可以溶解的硫酸盐杂质的方法。

药物在生产过程中可能会使用盐酸或盐酸盐、硫酸或硫酸盐做原料或催化剂，如果生产工艺中未能除去，则导致在最终产品中残留氯化物、硫酸盐；大自然中广泛存在氯化物、硫酸盐，如果药物在生产或贮运过程中被污染，那么药物中可能检出污染的氯化物、硫酸盐。氯离子、硫酸根离子本身无毒，但如果氯化物、硫酸盐超标，则说明药物生产工艺中未能除去盐酸或盐酸盐、硫酸或硫酸盐，或药物已被污染。

二、学习目标

1. 掌握氯化物检查与硫酸盐检查的操作规范及注意事项。
2. 理解氯化物检查与硫酸盐检查的基本原理。
3. 会计算标准氯化钠溶液、标准硫酸钾溶液的用量和供试品的取样量，能独立进行氯化物检查与硫酸盐检查。

三、基本知识

（一）氯化物检查

1. 基本原理　氯化物检查法是利用氯化物在硝酸溶液中与硝酸银反应，生成白色氯化银沉淀，导致溶液浑浊，氯化物浓度越高，浊度越大；氯离子在一定范围内，在相同条件下通过比较供试品溶液产生的浊度与一定量标准氯化钠溶液产生的浊度，来判断供试品中的氯化物是否超过了规定的量。

能与硝酸银试液反应生成沉淀的酸根较多，如碳酸根、磷酸根等，但这些酸根与银离子生成的沉淀能溶解于硝酸，而氯化银不溶于硝酸，因此，加入稀硝酸可避免碳酸根、磷酸根等的干扰，同时还可加速氯化银沉淀的生成并产生较好的乳浊。稀硝酸的量以最终溶液体积每50ml加入10ml为佳。

2. 测定方法　除另有规定外，取各品种项下规定量的供试品，加水溶解使成25ml（溶液如显碱性，可滴加硝酸使成中性），再加稀硝酸10ml；溶液如不澄清，应滤过；置50ml纳氏比色管中，加水使成约40ml，摇匀，即得供试品溶液。另取该品种项下规定量的标准氯化钠溶液，置50ml纳氏比色管中，加稀硝酸10ml，加水使成40ml，摇匀，即得对照溶液。于供试品溶液与对照溶液中，分别加入硝酸银试液1.0ml，用水稀释使成50ml，摇匀，在暗处放置5分钟，同置黑色背景上，从比色管上方向下观察、比较，即得。

供试品溶液如带颜色，除另有规定外，可取供试品溶液两份，分别置50ml纳氏比色管中，一份中加硝酸银试液1.0ml，摇匀，放置10分钟，如显浑浊，可反复滤过，至滤液完全澄清，再加规定量的标准氯化钠溶液与水适量使成50ml，摇匀，在暗处放置5分钟，作对照溶液；另一份中加硝酸银试液1.0ml与水适量使成50ml，摇匀，在暗处放置5分钟，按上述方法与对照溶液比较。

（二）硫酸盐检查

1. 基本原理　硫酸盐检查法是利用硫酸盐在盐酸溶液中与氯化钡反应，生成白色硫酸钡沉淀，导致溶液浑浊，硫酸盐浓度越高，浊度越大；硫酸根离子在一定范围内，在相同条件下通过比较供试品溶液产生的浊度与一定量标准硫酸钾溶液产生的浊度，来判断供试品中的硫酸盐是否超过了规定的量。

能与氯化钡试液反应生成沉淀的酸根较多，如碳酸根、磷酸根等，但这些酸根与钡离子生成的沉淀能溶解于盐酸，而硫酸钡不溶于盐酸，因此，加入稀盐酸可避免碳酸根、磷酸根等干扰，同时还使生成的硫酸钡产生较好的乳浊。稀盐酸的量以最终溶液体积每50ml加入2ml为佳，过少或过多的盐酸均会降低灵敏度。

2. 测定方法　除另有规定外，取各品种项下规定量的供试品，加水溶解使成约40ml（溶液如显碱性，可滴加盐酸使成中性）；溶液如不澄清，应滤过；置50ml纳氏比色管中，加稀盐酸2ml，摇匀，即得供试品溶液。另取该品种项下规定量的标准硫酸钾溶液，置 50ml 纳氏比色管中，加水使成约 40ml，加稀盐酸 2ml，摇匀，即得对照溶液。于供试品溶液与对照溶液中，分别加入 25% 氯化钡溶液 5ml，用水稀释至 50ml，充分摇匀，放置 10 分钟，同置黑色背景上，从比色管上方向下观察、比较，即得。

供试品溶液如带颜色，除另有规定外，可取供试品溶液两份，分别置 50ml 纳氏比色管中，一份中加 25% 氯化钡溶液 5ml，摇匀，放置 10 分钟，如显浑浊，可反复滤过，至滤液完全澄清，再加规定量的标准硫酸钾溶液与水适量使成 50ml，摇匀，放置 10 分钟，作为对照溶液；另一份中加 25% 氯化钡溶液 5ml 与水适量使成 50ml，摇匀，放置 10 分钟，按上述方法与对照溶液比较，即得。

四、能力训练

（一）氯化物检查（对乙酰氨基酚）

1. 操作条件

（1）仪器与用具　50ml 纳氏比色管，200ml 烧杯，5.0ml 移液管，万分之一天平。

（2）标准氯化钠溶液的制备　称取氯化钠 0.165g，置 1000ml 量瓶中，加水适量使溶解并稀释至刻度，摇匀，作为贮备液。

临用前，精密量取贮备液 10ml，置 100ml 量瓶中，加水稀释至刻度，摇匀，即得（每 1ml 相当于 10μg 的 Cl）。标准氯化钠溶液的取样量一般为 2～8ml。

2. 安全及注意事项

（1）供试品管与对照管应同时操作。

（2）加入硝酸银试液后应立即振摇均匀，防止局部氯化银浓度过大生成较大颗粒沉淀，影响比浊；为避免氯化银曝光析出银使溶液变黑，应暗处放置 5 分钟。

（3）使用的纳氏比色管玻璃材质应一致，表面光洁度好，透光度与颜色应一致，管径、刻度的高度应一致。

3. 操作过程

序号	步骤	操作方法及说明	质量标准
1	制备供试品溶液	取对乙酰氨基酚 2.0g，加水 100ml，加热溶解，冷却后取滤液 25ml，再加稀硝酸 10ml，加水使成 40ml，摇匀	加稀硝酸后溶液如不澄清应滤过，再加水使成 40ml
2	制备对照溶液	取标准氯化钠溶液 5.0ml，置 50ml 纳氏比色管中，加稀硝酸 10ml，加水使成 40ml，摇匀	标准氯化钠溶液的浓度为 10μg/ml
3	比较浊度并判定结果	比较供试品溶液与对照溶液的浊度深浅	同置黑色背景上，从比色管上方向下观察；供试品溶液的浊度如不深于对照溶液，判为符合规定；否则判为不符合规定

【问题情境一】建立某药物的质量标准时，分析人员做氯化物检查，发现该药物不溶于水，此时可以采取什么措施？

答：对于不溶于水的药物，可加水振摇提取氯化物，取滤液使用；或如药物在稀乙醇或丙酮中溶解，可加稀乙醇或丙酮溶解后进行检查，并在质量标准中规定。

【问题情境二】检验员在做氯化物检查时，应该如何确定标准氯化钠溶液的取用量？

答：如果药品质量标准中规定了标准氯化钠溶液的取用量，则按标准中的规定量取标准氯化钠溶液的量；如果药品质量标准中未规定标准氯化钠溶液的取用量，可根据用于检查的供试品取样量和规定的氯化物限度推算出标准氯化钠溶液的取用量。标准氯化钠溶液中含 Cl 量 = 氯化物限度 × 用于检查的供试品取样量。标准氯化钠溶液（每 1ml 相当于 10μg 的 Cl）的取用量一般为 2～8ml。

4. 学习结果评价

序号	评价内容	评价标准	评价结果（是/否）
1	氯化物检查操作规范、操作要点、注意事项	能按照氯化物检查的测定方法进行实验操作	
2	氯化物检查原理	氯化物在硝酸溶液中与硝酸银反应，生成白色氯化银沉淀，使溶液浑浊，氯化物浓度越高，浊度越大	
3	能计算标准氯化钠溶液用量	会根据供试品取样量和氯化物限度计算标准氯化钠溶液的用量	

（二）硫酸盐检查（对乙酰氨基酚）

1. 操作条件

（1）仪器与用具　50ml 纳氏比色管，1.0ml 移液管，万分之一天平。

（2）标准硫酸钾溶液的制备　称取硫酸钾 0.181g，置 1000ml 量瓶中，加水适量使溶解并稀释至刻度，摇匀，即得（每 1ml 相当于 100μg 的 SO_4^{2-}）。标准硫酸钾溶液的取样量一般为 2~5ml。

2. 安全及注意事项

（1）供试品管与对照管应同时操作。

（2）加入氯化钡试液后应立即振摇均匀，防止局部硫酸钡浓度过大生成较大颗粒沉淀，影响比浊。

（3）溶液的酸度对产生的浊度有影响，最终以 pH 值在 1 左右较好，稀盐酸加入量应准确。

（4）环境温度会影响产生的浊度，温度低于 10℃ 时产生浑浊慢、少且不稳定，测定温度控制在 25℃ 左右为宜。

（5）使用的纳氏比色管玻璃材质应一致，表面光洁度好，透光度与颜色应一致，管径、刻度的高度应一致。

（6）氯化钡试液浓度在 10%~25% 时，生成硫酸钡的浑浊度差异不大，但以 25% 氯化钡溶液出现硫酸钡浑浊的时间最短。氯化钡试液存放时间越久，产生的浊度越低，氯化钡试液放置时间不宜过久，一旦出现浑浊或沉淀，则不得使用。

3. 操作过程

序号	步骤	操作方法及说明	质量标准
1	制备供试品溶液	取对乙酰氨基酚氯化物检查配制的滤液 25ml，加水使成约 40ml，加稀盐酸 2ml，摇匀	
2	制备对照溶液	取标准硫酸钾溶液 1.0ml，置 50ml 纳氏比色管中，加水使成约 40ml，加稀盐酸 2ml，摇匀	标准硫酸钾溶液的浓度为 100μg/ml
3	比较浊度并判定结果	比较供试品溶液与对照溶液的浊度深浅	同置黑色背景上，从比色管上方向下观察；供试品溶液的浊度如不浓于对照溶液，判为符合规定；否则判为不符合规定

【问题情境】在做硫酸盐检查时，供试品的取样量应该怎么确定？

答：如果药品质量标准中规定了供试品的取样量，则按标准中的规定取供试品的量；如果药品质量标准中未规定供试品取样量，可根据标准硫酸钾溶液的取用量和规定的硫酸盐限度推算出供试品的取样量。用于检查的供试品取样量＝标准硫酸钾溶液中含 SO_4^{2-} 量/硫酸盐限度。

4. 学习结果评价

序号	评价内容	评价标准	评价结果（是/否）
1	硫酸盐检查操作规范、操作要点、注意事项	能按照硫酸盐检查的测定方法进行实验操作	

续表

序号	评价内容	评价标准	评价结果（是/否）
2	硫酸盐检查原理	硫酸盐在盐酸溶液中与氯化钡反应，生成白色硫酸钡沉淀，导致溶液浑浊，硫酸盐浓度越高，浊度越大	
3	能计算标准硫酸钾溶液用量	会根据供试品取样量和硫酸盐限度计算标准硫酸钾溶液的取用量	

五、课后作业

1. 对某药物进行氯化物检查，标准要求取该药物 0.5g，加水 48ml 使溶解，滴加稀硝酸 2ml，充分搅拌均匀，滤过，取续滤液 25ml，依法检查，要求药物中氯化物不得过 0.02%。请问：应取标准氯化钠溶液多少毫升进行检查？

2. 对某药物进行硫酸盐检查（要求药物中硫酸盐不得过 0.02%）。取药物适量，依法检查，与标准硫酸钾溶液 2.0ml 制成的对照液比较，不得更浓。请问供试品的量应取多少？

（李艳）

E-1-4 能测定干燥失重

PPT

一、核心概念

1. 干燥失重 待测药品在规定的条体下经干燥后所减失重量，通常以百分率表示。减失的组分主要为待测药品在规定条件下失去的水分，也包括其他可挥发性物质如溶剂化成分或残留溶剂等。

2. 恒重 除另有规定外，恒重指供试品连续两次干燥后称重的差异在 0.3mg 以下的重量。干燥至恒重的第二次及以后各次称重均应在规定条件下继续干燥 1 小时后进行。

二、学习目标

1. 掌握干燥失重测定的原理；掌握常压干燥法、室温减压干燥法、恒温减压干燥法的操作规范与注意事项；理解测定干燥失重的意义。

2. 熟悉干燥失重测定法用到的仪器、用具和试剂。

3. 能根据药品的性质，选择适合的干燥方法，独立进行药品干燥失重检查。

三、基本知识

药品中水分可分为结晶水和吸附水。药物水分测定的准确与否直接影响其化学结构判定和含量测定结果。药品中水分含量的多少，对药品的含量、稳定性、理化性质和药理作用等均有影响。药品中其他挥发性物质对药品质量的影响较为复杂，应视其他挥发性成分的物理、化学或生物学特性如药理、毒理作用来评价。例如，中药中某些挥发性物质可能是具有一定功效的成分，化学药品中挥发性物质如残留溶剂等则是作为杂质应进行控制的。因此，对药品中的水分及其他挥发性物质进行检查并控制其限度非常重要。

（一）原理

在常压或减压状态下，经加热或常温干燥一定时间，使药品中的挥发性物质如水分、其他可挥发性物质等挥发，测量干燥前后供试（药）品的恒定重量，即可计算出供试品的减失重量百分率（%）。

计算公式：

$$干燥失重 = \frac{W_1 - W_2}{W_1} \times 100\%$$

式中，W_1——干燥前的样品重量；

W_2——干燥后的样品重量；

$W_1 - W_2$——干燥中减失的重量。

（二）测定法及其适用性

干燥失重法主要适用于固体药品如化学原料药及制剂、中药材及中成药和少数生物制品等，不适用于液体药品；可分为常压干燥法和减压干燥法两种，减压干燥法又可分为室温减压干燥法和恒温减压干燥法。

1. 常压干燥法　在常压下，供试品置恒定温度（常为105℃）干燥箱内干燥至恒重或至规定的时间，所以又称为常压加热干燥法或常压恒温干燥法，俗称烘干法。常压干燥法是干燥失重法中较为常用的一种，适用于对热较稳定的供试品。

熔点低的供试品，可采用较低的温度干燥；结晶水较难去除的供试品在不致分解的前提下，可采用更高的温度加热干燥，如枸橼酸钠含结晶水，规定在180℃干燥至恒重；对于易分解的供试品，如不能耐受长时间加热，应采用定时干燥，如卡马西平是在105℃干燥2小时。

2. 室温减压干燥法　在室温条件下，供试品置干燥器（多为玻璃干燥器）中减压干燥至恒重或至规定的时间，故常称为干燥器减压干燥法，适用于熔点较低，加热易分解或升华的供试品，减压有助于除去水分或其他可挥发性物质。供试品置干燥器内，在减压条件下，利用干燥器内贮放的干燥剂、吸收供试品中的水分，干燥至恒重或干燥一定时间。如布洛芬熔点为74.5～77.5℃，在五氧化二磷干燥器中减压干燥至恒重，肾上腺素在五氧化二磷干燥器中减压干燥18小时。常用的干燥剂有五氧化二磷、硅胶或无水氯化钙等。

3. 恒温减压干燥法　供试品在减压干燥箱中按规定的温度减压干燥至恒重或至规定的时间，即减压加热干燥法，适用于熔点较低、对热较不稳定（能耐受一定温度）或水分较难除尽的供试品，在减压条件下，可降低干燥温度和缩短干燥时间。当各品种项下未规定温度时，应采用室温条件进行减压干燥；当各品种项下规定温度时，采用规定的温度进行减压干燥。如地高辛，规定在105℃减压干燥1小时。采用定时干燥的供试品，不做恒重要求，测定在规定温度减压干燥规定时间后的减失重量即可。

在制定药品标准时，应根据待测试药物的性质进行质量研究，根据实验数据或考察结果，确定采用上述何种方法以及具体加热温度和时间。

四、能力训练（对乙酰氨基酚）

（一）操作条件

1. 仪器和用具　称量瓶，普通恒温干燥箱（烘箱），普通玻璃干燥器，万分之一天平。

2. 试剂　硅胶，置于干燥器内，是干燥器中常用的干燥剂。

（二）安全及注意事项

（1）干燥器中的干燥剂应及时更换，使其保持在有效状态。

（2）为防止干燥箱加热温度的冲高现象等情况，宜等干燥箱温度恒定后再放入待干燥的供试品。

（3）多份供试品平行测定时，应用适宜的方法先对称量瓶（包括瓶盖）编码标记；称量瓶放入干燥箱（器）内的位置以及取出放冷、称重的顺序应一致。

（4）详细记录干燥时的温度、干燥剂的种类、干燥与放冷至室温的时间，称量及恒重的数据（应准确至0.1mg）、计算和结果（平行实验取平均值）等。

（三）操作过程

序号	步骤	操作方法及说明	质量标准
1	空称量瓶恒重	洁净空称量瓶干燥至恒重（干燥条件同供试品的干燥条件）	空称量瓶连续两次干燥后称重的差异在0.3mg以下
2	称取供试品	取对乙酰氨基酚1.0g，置于供试品同样条件下干燥至恒重的扁形称量瓶中	供试品应混合均匀，平铺厚度不可超过5mm
3	干燥	将供试品置烘箱105℃干燥	干燥时，应将瓶盖取下，置称量瓶旁，或将瓶盖半开；取出时须将称量瓶盖好
4	供试品恒重	干燥后取出置干燥器中放冷至室温（一般约需30~60分钟），再称重，直至供试品连续两次干燥后称重差异在0.3mg以下	干燥至恒重过程中第二次及以后各次称重均应在105℃干燥1小时及以上
5	计算	根据干燥前后供试品的恒定重量，计算出供试品的减失重量百分率（%）	干燥失重 $= \dfrac{W_1 - W_2}{W_1} \times 100\%$
6	结果判定	计算结果按有效数字修约规则进行修约，使其与标准中规定限度的有效数位一致	≤0.5%判为符合规定；>0.5%判为不符合规定

【问题情境一】检验员在做卡马西平原料的干燥失重时，需要恒重吗？

答：《中国药典》2020年版规定，卡马西平干燥失重是在105℃干燥2小时。对于采用定时干燥的供试品，不做恒重要求，测定在规定温度和规定时间干燥后的减失重量即可。

【问题情境二】实际工作中做药品干燥失重检查，一般需做几份平行样品？

答：药品干燥失重检查，干燥失重在1.0%以下的品种可只做一份，1.0%以上的品种应同时做平行实验两份，取平均值。做平行样品时，记得对称量瓶（包括瓶盖）进行适宜的编码标记。

【问题情境三】样品在干燥箱中105℃干燥至恒重后，检验员应怎样从干燥箱取出称量瓶以防止烫伤？

答：105℃干燥后，称量瓶比较烫，检验员戴上干净的棉布手套取出称量瓶。

（四）学习结果评价

序号	评价内容	评价标准	评价结果（是/否）
1	测定原理与操作规范	记住干燥失重计算公式；理解减失组分包括哪些物质	
2	仪器、用具和试剂	能正确使用干燥失重测定法用到的仪器、用具和试剂	
3	进行干燥失重检查	能根据品种项下具体要求，操作并判定干燥失重检查结果	

五、课后作业

1. 请根据已知实验数据，计算干燥失重。

已知条件：空称量瓶恒重重量为17.5635g，供试品重量为1.0025g；干燥一段时间后样品加称量瓶第一次称重为18.5642g，继续干燥1小时后，第二次称重为18.5639g。请计算供试品的干燥失重，结果保留两位有效数字。

2. 请比较干燥失重测定与水分测定的异同。

（李 艳）

E-1-5 能测定水分

PPT

一、核心概念

1. 费休氏法 由卡尔·费休（Karl Fischer）在 1935 年提出的测定水分的分析方法，简称费休氏法，包括容量滴定法和库伦滴定法。

2. 卡氏试剂 因费休氏法又简称为卡氏法，因此，费休氏法所用的试剂则简称为卡氏试剂。

二、学习目标

1. 掌握费休氏法测定水分的原理，掌握容量滴定法操作规范及注意事项。
2. 熟悉费休氏法用到的仪器装置和试剂，掌握费休氏试液的制备与标定。
3. 了解烘干法、减压干燥法、甲苯法、气相色谱法的原理；能采用费休氏法测定药物水分。

三、基本知识

水分测定是药品质量标准中的常规检查项目。药品中的水分包括结晶水和吸附水，水分含量的多少，对药品的稳定性、理化性质及药效作用等均有影响，控制药品的水分可预防药品吸潮、霉变、水解、氧化等。因此，有必要对药品中的水分进行检查并控制其限度。

根据待测供试品特性差异，水分在供试品中的存在形态和含水量多少不同，以及供试品取样量大小等要求不同，水分测定方法也不同。《中国药典》2020 年版收载了 5 种水分测定方法，分别为第一法（费休氏法）、第二法（烘干法）、第三法（减压干燥法）、第四法（甲苯法）、第五法（气相色谱法）。

（一）费休氏法

费休氏法是水分测定的各类理化方法中，对水最为专一、最为准确的方法。该经典方法，经过不断的改进，提高了准确度，扩大了测量范围，已被列为许多物质中水分测定的标准方法。费休氏法是本节的重点内容，包括容量滴定法和库伦滴定法。

1. 容量滴定法

（1）原理 利用碘将二氧化硫氧化为三氧化硫时，需要一定量的水分参加反应，由消耗碘的量可计算水分的含量。反应方程式如下：

$$I_2 + SO_2 + H_2O \rightleftharpoons 2HI + SO_3$$

由于上述反应是可逆的，为了使反应向右进行完全，达到定量反应的要求，必须加入碱性物质将生成的酸吸收。早期常用的碱性物质为吡啶，无水吡啶能定量地吸收上式反应所生成的 HI 和 SO_3，形成氢碘吡啶及硫酸酐吡啶：

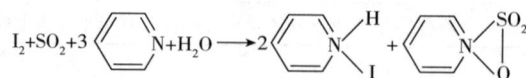

$$I_2+SO_2+3 \bigcirc N+H_2O \longrightarrow 2 \bigcirc N^H_I + \bigcirc N^{SO_2}_O$$

但硫酸酐吡啶不稳定，必须加无水甲醇，使之转变成稳定的甲基硫酸氢吡啶。

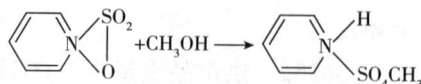

$$\bigcirc N^{SO_2}_O +CH_3OH \longrightarrow \bigcirc N^H_{SO_4CH_3}$$

滴定的总反应为：

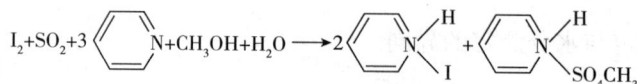

$$I_2+SO_2+3 \bigcirc N+CH_3OH+H_2O \longrightarrow 2 \bigcirc N^H_I + \bigcirc N^H_{SO_4CH_3}$$

由此可见，甲醇不仅作为溶剂，还直接参与反应。在醇溶液中碘和水之间反应的化学计量比为 1∶1。

然而，吡啶的毒性很强，是强致癌物质且有强烈的恶臭。实际上吡啶不直接参加反应，只起着调节 pH 值和缓冲剂的作用，完全可以用其他的有机碱替代。1984 年 E. Scholz 发现可用咪唑取代有毒、有刺激性气味的吡啶，可有效保护工作人员的健康、改善生活环境，且咪唑反应速度更快，有较快的反应动力学。由于咪唑的 pH 缓冲空间更大，因此滴定结果更准确。试剂中甲醇有较强的毒性，对人的神经系统和血液系统影响较大，它经消化道、呼吸道或皮肤摄入都会产生毒性反应，甲醇蒸气还能损害人的呼吸道黏膜和视力。考虑到甲醇的毒性以及对试剂的化学稳定性，E. Scholz 研究发现乙醇等低毒性试剂能取代甲醇，改善试剂的稳定性。碱性物质的卡氏反应通式如下：

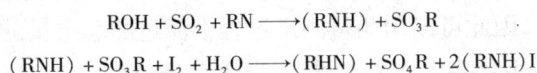

$$ROH + SO_2 + RN \longrightarrow (RNH) + SO_3R$$
$$(RNH) + SO_3R + I_2 + H_2O \longrightarrow (RHN) + SO_4R + 2(RNH)I$$

现在常用的卡氏试剂分为两种：无吡啶型和含吡啶型的试剂；典型的醇化剂是甲醇或二甘醇乙醚，常用的碱化剂是吡啶和咪唑。卡氏试剂在使用过程中，随着时间的推移，滴定度越来越小，这是因为卡氏试剂受空气中水的影响。经过相应的对比实验发现，与含吡啶的试剂相比，无吡啶卡氏试剂稳定性相对要好一些，使用时间较长。

因此，选择使用无吡啶的卡氏试剂较为合适。但实际上，任何卡氏试剂在使用的过程中均存在失效的问题。当每次测定的结果很难平行，或无法对测定结果作出正确判断时，需更换新的卡氏试剂。

（2）仪器装置　容量滴定法常采用容量法卡尔费休水分仪测定，也可用滴定管滴定，由溶液颜色变化来判断终点。容量法卡尔费休水分仪通常采用一键式的操作用户界面，具有操作简单、安全可靠的特点，适用于常规水分含量的测定。高级的容量法卡尔费休水分仪可快速而精确地测定 10ppm 到 100% 水分含量的样品，还可与自动卡氏干燥炉结合使用，打造全自动化的测定系统。

（3）测定法　精密称取供试品适量（约消耗费休氏试液 1~5ml），除另有规定外，溶剂为无水甲醇，用水分测定仪直接测定。或精密称取供试品适量，置干燥的具塞锥形瓶中，加溶剂适量，在不断振摇（或搅拌）下用费休氏试液滴定至溶液由浅黄色变为红棕色，或用永停滴定法指示终点；另做空白试验，按下式计算：

$$供试品中水分含量(\%) = \frac{(A-B) \times F}{W} \times 100\%$$

式中，A——供试品所消耗费休氏液的体积，ml；

B——空白所消耗费休氏液的体积，ml；

F——每 1ml 费休氏试液相当于水的重量，mg；

W——供试品的重量，mg。

如供试品吸湿性较强，可称取供试品适量置干燥的容器中，密封（可在干燥的隔离箱中操作），精密称定，用干燥的注射器注入适量无水甲醇或其他适宜溶剂，精密称定总重量，振摇使供试品溶解，测定该溶液水分。洗净并烘干容器，精密称定其重量。同时测定溶剂的水分。按下式计算：

$$供试品中水分含量(\%) = \frac{(W_1-W_3)c_1 - (W_1-W_2)c_2}{W_2-W_3} \times 100\%$$

式中，W_1——供试品、溶剂和容器的重量，g。

W_2——供试品、容器的重量，g。

W_3——容器的重量，g。

c_1——供试品溶液的水分含量，g/g。

c_2——溶剂的水分含量，g/g。

对热稳定的供试品，亦可将水分测定仪和市售卡氏干燥炉联用测定水分。即将一定量的供试品在干燥炉或样品瓶中加热，并用干燥气体将蒸发出的水分导入水分测定仪中测定。

（4）适用性　容量滴定法主要用于化学药品，适用范围广，可以测定药品中的游离水和结合水如晶体的表面水和结晶水，还特别适用于遇热易破坏或引湿性较强或毒性较大的化学药品（如注射用盐酸表柔比星等）。

2. 库伦滴定法

（1）原理　本法仍以卡尔费休（Karl Fischer）反应为基础，采用永停滴定法测定水分。与容量滴定法相比，库仑滴定法中碘不是由滴定管加入，而是由含有碘离子的阳极电解液电解产生。一旦所有的水被滴定完全，阳极电解液中就会出现少量过量的碘，使铂电极极化而停止碘的产生。根据法拉第定律，产生的碘的量与通过的电量成正比，因此可以用测量滴定过程中流过的总电量的方法测定水分总量。

（2）仪器装置　库仑滴定法常采用库仑法卡尔费休水分仪测定，其包含有隔膜和无隔膜两种电解电极，适用于微量水分测定。常用库仑法卡尔费休水分仪有梅特勒－托利多和瑞士万通等国外公司的产品，高级的库仑法卡尔费休水分仪可快速而精确地测定 1ppm 以上水分含量的样品，还可与自动卡氏干燥炉结合使用，打造全自动化的测定系统。

（3）测定法　于滴定杯中加入适量费休试液，先将试液和系统中的水分预滴定除去，然后精密量取供试品适量（含水量约为 $0.5 \sim 5mg$），迅速转移至滴定杯中，以永停滴定法指示终点，从仪器显示屏上直接读取供试品中水分的含量，其中每 1mg 水相当于 10.72C（库仑）电量。

（4）适用性　库伦滴定法主要用于测定含微量水分（$0.0001\% \sim 0.1\%$）的物质，特别适用于测定化学惰性物质如烃类、醇类和酯类（例如：氢化大豆油、正丁醇、乙酸乙酯等）中的水分，也适用于注射用艾司奥美拉唑等药品的水分测定。

（二）烘干法

烘干法基于热重力原理，测定物质加热前后的质量改变量。即通过热力手段对样品加热，样品中的水分经加热而挥发，样品的质量减少，通过精确测量加热前后样品的质量值，从而得出样品中水分含量的相对值。烘干法适用于不含或含少量挥发性成分的中药（如人参、三百草等）的水分测定。

（三）减压干燥法

减压干燥法利用低压下水的沸点降低的原理，将取样后的称量皿置于真空干燥箱中，在选定的真空度于一定干燥温度下加热至恒量。减压干燥法适用于含有挥发性成分的贵重药品，也适用于其他在高温下易分解、变质的药品（如蜂胶等）。中药测定用的供试品，一般先破碎并需通过二号筛。

（四）甲苯法

甲苯法主要是利用水与甲苯的沸点不同、密度不同且相互不溶等物理性质，将供试品与甲苯混合蒸馏，水、挥发性成分可随甲苯一同馏出。水与甲苯不相混溶，收集于水分测定管下层，而挥发性成分溶于甲苯，并与其一同收集于水分测定管上层，水与挥发性成分完全分离。根据水在一定温度时的相对密度和水分测定管水的体积读数，可计算或直接读取供试品的含水量（g）。甲苯法适用于含挥发性成分且成分复杂的药品，主要用于中药水分测定。

（五）气相色谱法

气相色谱法利用水蒸气与乙醇在流动相（载气）和固定相间分配系数不同而分离。本法适用于气体样品、易挥发或可转化为易挥发物质的液体和固体的水分测定，不适用难挥发和热不稳定的物质。本法在生化药品如多肽药品中有所应用外，不用于一般化学药品的水分测定，但可用于某些中药（如辛夷等）的水分测定。

四、能力训练（左氧氟沙星，费休氏法）

（一）操作条件

1. 操作环境　水分测定应在干燥处进行，所用仪器应干燥，避免空气中水分的侵入。最佳环境温度为（20±5）℃，湿度为50%～60%。

2. 仪器与用具　容量法卡尔费休水分测定仪，微量进样器，万分之一天平。

3. 试剂　费休氏试液，纯化水。

（二）安全及注意事项

（1）所用仪器应干燥，并能避免空气中水分的侵入。

（2）测定操作宜在干燥处进行。

（3）卡氏试液应遮光，密封，置阴凉干燥处保存。临用前应标定滴定度。

（4）卡氏试液对人体的危害很大，操作时应在良好的通风条件下进行。尤其是在换试剂时，要注意排风，以防止有害气体吸入体内，并戴上防护眼镜与乳胶手套，避免有害试剂溅洒到眼睛和手上，一旦发生试剂溅洒到眼睛和手上要立即用流动水冲洗，严重者即送医院治疗。

（5）卡氏水分仪的电极使用一段时期以后必须清洗。

（6）卡氏水分仪的废液瓶中废液超过一半时要及时清除。

（三）操作过程

序号	步骤	操作方法及说明	质量标准
1	标定滴定度	精密称取纯化水10～30mg，用微量进样器注入滴定杯中，用水分测定仪直接标定	标定应取3份以上，3次连续标定的结果应在±1%以内，以平均值作为费休氏试液的滴定度
2	取供试品	称取左氧氟沙星1.0g，缓缓倒入滴定杯中	根据滴定度和标准规定的水分限量，推算供试品的取样量，供试品的量以消耗费休氏液1～5ml
3	测定水分	用水分测定仪直接测定	到达终点时，水分测定仪直接显示水分含量
4	结果判定	平行测定两份供试品，取平均值；一般两个平行测定结果的绝对差值应不大于0.2%	水分结果在2.0%～3.0%范围内判为符合规定，否则判为不符合规定

【问题情境一】　某药品公司生产的品种较多，某些品种含水量较高，某些品种含水量较低，请问该公司在采购费休氏试液时，可以购买不同滴定度（F）的费休氏试液吗？

答：可以。费休氏法测定水分时，一般要求消耗卡氏试剂的体积在1～5ml，以得到较准确的测定结果。对于不同含水量的样品，可调节样品的取样量以保证消耗合适的卡氏试剂体积；但若含水量过高或过低，即便调节样品取样量也无法得到较准确的结果，则可根据含水量高低选择不同滴定度（F）的卡氏试剂，以消耗合适体积的卡氏试剂，得到更加准确的测定结果。

【问题情境二】　检验员用水分测定仪测定药品水分，在用纯化水标定卡氏试剂的滴定度时，如何精密称取纯化水10～30mg？

答：在用纯化水标定卡氏试剂的滴定度时，要求精密称取纯化水10～30mg，实际工作中一般采用50μl的微量注射器，吸取10～30μl，万分之一天平称重W_1，用注射器将纯化水注入测定池中（注意针头不要接触到管壁及测定池中的溶剂），再次称重W_2，则所取用的纯化水重量为$W_1 - W_2$；标定费休氏试液的滴定度一般需要用纯化水连续标定三次及以上，三次连续标定结果偏差应在±1%之内，以平均值作为费休氏试液的滴定度。

【问题情境三】　检验员在用费休氏法测定水分时，应注意哪些个人防护？

答：检验员在用费休氏法测定水分时，应注意：戴上防护眼镜与乳胶手套，避免有害试剂溅洒到眼睛和手上；操作时应在良好的通风条件下进行；换试剂时，注意排风，防止有害气体吸入体内；实验完成后及时洗手等。

（四）学习结果评价

序号	评价内容	评价标准	评价结果（是/否）
1	费休氏法原理、操作规范、注意事项	简述费休氏法原理；用水分测定仪或者手动滴定进行药物的水分测定	
2	仪器装置和试剂，卡氏试剂的制备与标定	简述卡氏试剂制备方法，会标定卡氏试剂	
3	烘干法、减压干燥法、甲苯法、气相色谱法原理	简述烘干法、减压干燥法、甲苯法、气相色谱法的原理和适用性	

五、课后作业

1.（单选题）费休氏法测定水分，在标定卡氏试剂时，一直得不到平行的结果，应采取下列哪项处理措施？

    A. 更换卡氏试剂   B. 继续测定直到结果稳定

    C. 重启水分仪   D. 直接开始测定样品

2. 请思考干燥失重测定法与水分测定法的关系？

（李　艳）

E－1－6　能检查炽灼残渣与重金属

PPT

一、核心概念

1. 炽灼残渣　将有机药物经加热灼烧至完全炭化或无机药物加热分解后，再加适量硫酸湿润，于700～800℃高温炽灼至灰化完全后遗留的无机杂质（多为金属的氧化物或硫酸盐）。

2. 重金属　在规定实验条件下能与硫代乙酰胺或硫化钠作用显色的金属杂质，如银、铅、汞、铜、镉、铋、锑、锡、砷、锌、钴与镍等。铅是药品中较易引入的重金属元素，铅易蓄积中毒，故本法以铅作为重金属的代表。

二、学习目标

1. 掌握炽灼残渣与重金属检查的操作规范注意事项。

2. 理解炽灼残渣检查与重金属检查的基本原理及意义。

3. 会计算炽灼残渣，会计算重金属检查中标准铅溶液的取用量，能独立进行炽灼残渣与重金属检查。

三、基本知识

（一）炽灼残渣检查

1. 基本原理　本法系有机药物经炭化或无机药物加热分解后，加硫酸湿润，先低温再高温炽灼，使完全灰化，有机物分解挥发，残留的非挥发性杂质（多为金属的氧化物或无机盐类）成为硫酸盐，经称重，计算，判断是否符合限度规定。本法适用于检查药品中引入的无机杂质。

$$炽灼残渣\% = \frac{残渣及坩埚重量 - 空坩埚重量}{供试品重量} \times 100\%$$

2. 测定方法　取供试品 1.0 ~ 2.0g 或各品种项下规定的重量，置已炽灼至恒重的坩埚（如供试品分子结构中有碱金属或氟元素，则应使用铂坩埚）中，精密称定，缓缓炽灼至完全碳化，放冷；除另有规定外，加硫酸 0.5 ~ 1ml 湿润，低温加热至硫酸蒸气除尽后，在 700 ~ 800℃ 炽灼使完全灰化，移置干燥器内，放冷，精密称定后，再在 700 ~ 800℃ 炽灼至恒重，即得。

如需将残留作重金属检查，则炽灼温度必须控制在 500 ~ 600℃。

（二）重金属检查

《中国药典》2020 年版收载了三种方法。第一法和第二法均采用硫代乙酰胺与铅反应，区别在于第二法的样品需要进行有机破坏；第三法采用硫化纳与铅反应，适用于不溶于稀酸或遇酸会生成沉淀的样品。检查时，应根据各品种项下规定的方法或药品性质进行选用。

1. 基本原理　利用重金属离子与显色剂反应生成不溶性的重金属硫化物微粒，比较供试品溶液和标准铅溶液生成的重金属硫化物微粒均匀混悬在溶液中所呈现的颜色深浅，判断供试品中重金属的限量是否符合规定。

硫代乙酰胺与铅反应式为：

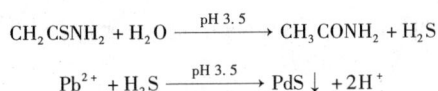

$$CH_3CSNH_2 + H_2O \xrightarrow{pH\ 3.5} CH_3CONH_2 + H_2S$$

$$Pb^{2+} + H_2S \xrightarrow{pH\ 3.5} PdS\downarrow + 2H^+$$

硫化钠与铅反应式为：

$$S^{2-} + Pb^{2+} \xrightarrow{NaOH} PbS\downarrow$$

2. 测定方法（第一法）　取 25ml 纳氏比色管三支，甲管中加标准铅溶液一定量与醋酸盐缓冲液（pH 3.5）2ml 后，加水或各品种项下规定的溶剂稀释成 25ml，乙管中加入按各品种项下规定的方法制成的供试品溶液 25ml，丙管中加入与乙管相同重量的供试品，加配制供试品溶液的溶剂适量使溶解，再加与甲管相同量的标准铅溶液与醋酸盐缓冲液（pH 3.5）2ml 后，用溶剂稀释成 25ml；若供试品溶液带颜色，可在甲管中加少量的稀焦糖溶液或其他无干扰的有色溶液，使之与乙管、丙管一致；再在甲、乙、丙三管中分别加硫代乙酰胺试液各 2ml，摇匀，放置 2 分钟，同置白纸上，自上向下透视，当丙管中显出的颜色不浅于甲管时，乙管中显示的颜色与甲管比较，不得更深。供试品如含高铁盐影响重金属检查时，可在甲、乙、丙三管中分别加入相同量的维生素 C 0.5 ~ 1.0g，，将高铁离子还原为亚铁离子消除干扰，再照上述方法检查。

四、能力训练

（一）炽灼残渣检查（对乙酰氨基酚）

1. 操作条件

（1）操作环境　炽灼残渣检查，炽灼碳化过程应于通风橱内进行，炽灼灰化过程用到的马弗炉一般应放在相对独立的高温室内。

（2）仪器与用具　马弗炉（高温炉），电炉或电热板，坩埚，分析天平（感量应不低于 0.1mg），普通玻璃干燥器。

2. 安全及注意事项

（1）炽灼残渣碳化和灰化过程温度均较高，应注意防止烫伤。

（2）碳化和灰化的前一段操作应在通风柜内进行。供试品应先缓缓加热至完全碳化（不产生烟雾），放冷，加硫酸后，先低温加热，以避免温度过高时易使供试品飞溅，影响测定结果。供试品放入高温炉前，务必完全碳化并除尽硫酸蒸气。

（3）供试品的取用量应根据炽灼残渣限度和称量误差决定。供试品取用量过大，增加碳化和灰化时间，取用量少，炽灼残渣量少，称量误差加大。一般应使炽灼残渣的量为 1～2mg。药品的炽灼残渣限度一般为 0.1%～0.2%，故供试品取用量多为 1.0～2.0g。

（4）坩埚应编码标记，盖子与坩埚应编码一致。从高温炉中取出时的温度、次序、在干燥器内的冷却时间及称量顺序均应一致；同一干燥器内放置的坩埚一般不超过 4 个，否则不易达到恒重。

（5）坩埚放冷后干燥器内易形成负压，应小心开启，以免吹散坩埚内的轻质残渣。

3. 操作过程

序号	步骤	操作方法及说明	质量标准
1	空坩埚恒重	取洁净坩埚置高温炉中加热至恒重	坩埚盖斜盖于坩埚上，加热至 700～800℃炽灼约 30 分钟，停止加热，待高温炉冷却至 300℃，取出坩埚，置干燥器内，盖好坩埚盖，放冷至室温（约 60 分钟），精密称定坩埚重量（准确至 0.1mg），重复操作至恒重
2	称样	取对乙酰氨基酚 1.0g	取供试品置于已炽灼至恒重的坩埚中，精密称定
3	碳化	将盛有供试品的坩埚置加热设备（电炉、电热板或其他类似设备）上缓缓灼烧至碳化	应避免供试品受热骤然膨胀或燃烧而逸出，至供试品全部碳化，并不再冒烟，放冷至室温，以上操作应在通风柜内进行
4	灰化	碳化后，滴加硫酸 0.5～1ml，使碳化物全部湿润，继续加热至硫酸蒸气除尽，白烟完全消失（通风柜内），将坩埚置高温炉内灰化完全	坩埚置高温炉内，坩埚盖斜盖于坩埚上，在 700～800℃或 500～600℃炽灼约 60 分钟，使供试品完全灰化
5	恒重	灰化后，停止加热，待高温炉冷却至 300℃，取出坩埚，置干燥器内，盖好坩埚盖，放冷至室温（约 60 分钟），称重	称量准确至 0.1mg，重复操作至恒重
6	计算	炽灼残渣% = $\dfrac{\text{残渣及坩埚重量} - \text{空坩埚重量}}{\text{供试品重量}} \times 100\%$	
7	结果判定	计算结果按有效数字修约规则进行修约，使其与标准中规定限度的有效数位一致	≤0.1% 判为符合规定； >0.1% 判为不符合规定

【问题情境一】检查炽灼残渣时，坩埚置高温炉内炽灼前，为什么需将坩埚加热以蒸发除尽硫酸？

答：以免未除尽的硫酸蒸气腐蚀高温炉的炉膛，造成漏电事故。

【问题情景二】检查炽灼残渣时，为避免错乱，需要对坩埚进行编码标记，用一般的油性记号笔进行标记，记号在高温下会消失。请问应该怎样对坩埚进行编码标记呢？

答：对于瓷坩埚，可采用蓝墨水与 $FeCl_3$ 溶液的混合液涂写编号，注意盖子与坩埚应编码一致。

4. 学习结果评价

序号	评价内容	评价标准	评价结果（是/否）
1	炽灼残渣操作规范、安全及注意事项	按照炽灼残渣检查方法进行实验操作，避免高温烫伤等安全事故	
2	炽灼残渣基本原理及意义	通过测定炽灼残渣重量，检查药品中引入的无机杂质	
3	炽灼残渣计算	记住计算公式，会判定炽灼残渣检查结果	

（二）重金属检查（对乙酰氨基酚，第一法）

1. 操作条件

（1）仪器与用具　25ml 纳氏比色管，1.0ml 移液管。

（2）试剂　标准铅溶液（每 1ml 相当于 10μg 的 Pb），醋酸盐缓冲液（pH 3.5），硫代乙酰胺试液。

2. 安全及注意事项

（1）选择纳氏比色管时注意选择外表面无划痕，色泽一致，无瑕疵，管内径和刻度线高度均匀一致的玻璃比色管进行实验。

（2）硫代乙酰胺试液与重金属反应效率受溶液的 pH 值、硫代乙酰胺试液加入量、显色时间等因素的影响。故配制醋酸盐缓冲液（pH 3.5）时，pH 值应精确控制，硫代乙酰胺试液应精密加入，显色时间应控制在 2 分钟。

（3）在检查时，标准管（甲管）、供试品管（乙管）与监测管（丙管）应平行操作，同时按顺序加入试剂，试剂加入量、操作条件等应一致。

3. 操作过程

序号	步骤	操作方法及说明	质量标准
1	甲管的制备	甲管中加标准铅溶液 1.0ml 与醋酸盐缓冲液 2ml 后，加水稀释成 25ml	标准管：标准铅
2	乙管的制备	乙管中加 1.0g 对乙酰氨基酚，加水 20ml，置水浴中加热溶解后，加醋酸盐缓冲液 2ml，加水稀释成 25ml	供试品管：供试品
3	丙管的制备	丙管中加 1.0g 对乙酰氨基酚，加水 20ml，置水浴中加热溶解后，加标准铅溶液 1.0ml 与醋酸盐缓冲液 2ml，加水稀释成 25ml	监测管：供试品＋标准铅
4	比较颜色	甲、乙、丙三管中分别加硫代乙酰胺试液各 2ml，摇匀，放置 2 分钟，对比甲、乙、丙三管颜色	同置白纸上，自上向下透视
5	结果判定	如丙管中显出的颜色浅于甲管，则表明结果无效，应取样重新检查	当丙管中显出的颜色不浅于甲管时，乙管中显示的颜色与甲管比较，不得更深则符合规定，否则不符合规定

【问题情境一】 检验员在做丙硫异烟胺重金属检查时，标准要求取炽灼残渣项下遗留的残渣进行重金属检查，请问检验员做炽灼残渣检查时，温度应如何控制？

答：炽灼残渣检查炽灼温度一般为 700～800℃，如需将残留作重金属检查，则炽灼温度必须控制在 500～600℃。因为重金属于 700～800℃炽灼，易挥发，影响测定结果。

【问题情境二】 检验员在做某药品重金属检查时，质量标准要求"取炽灼残渣项下遗留的残渣依法检查（第二法），含重金属不得过百万分之二十"。请问，检验员在做炽灼残渣时，供试品取样量应取多少？

答：重金属检查时，为便于目视比色，标准铅溶液取用量以 2.0ml（相当于 20μg 的 Pb）为宜，在检查时，如供试品取样量与标准铅溶液的取用量均未指明时，常以标准铅溶液为 2.0ml 来计算供试品的取样量，并进行试验。本情形中未指明标准铅溶液的取用量，则以标准铅溶液为 2.0ml 和 20% 的限度，计算出供试品的取样量应为 1.0g。

4. 学习结果评价

序号	评价内容	评价标准	评价结果（是/否）
1	重金属检查操作规范	能按照重金属检查方法进行实验操作	
2	重金属检查原理及意义	重金属在规定实验条件下与硫代乙酰胺或硫化钠作用显色，知道 PbS 沉淀生成	
3	计算标准铅溶液的取用量	会根据各品种的供试品取样量和重金属限度，计算标准铅溶液的取用量，并判定结果	

五、课后作业

1. 请根据已知实验数据，计算炽灼残渣。

已知条件：空坩埚恒重重量为 72.3659g，供试品重量为 1.0152g，炽灼后残渣及坩埚恒重重量为 72.3652g，请计算炽灼残渣，结果保留一位有效数字。

2. 请比较下表中《中国药典》2005 年版与 2010 年版重金属检查（硫代乙酰胺法），请思考设置丙管的意义？

纳氏比色管 ＼ 硫代乙酰胺法	2005 年版中国药典规定	2010 年版中国药典规定
甲管	标准铅溶液 乙酸盐缓冲液 2ml（pH 3.5） 加溶剂稀释成 25ml 硫代乙酰胺试液 2ml	标准铅溶液 醋酸盐缓冲液 2ml（pH 3.5） 加溶剂稀释成 25ml 硫代乙酰胺试液 2ml
乙管	供试品溶液 25ml 硫代乙酰胺试液 2ml	供试品溶液 25ml 硫代乙酰胺试液 2ml
丙管		供试品（与乙管量相同，溶剂溶解） 标准铅溶液（与甲管量相同） 醋酸盐缓冲液 2ml（pH 3.5）（与甲管量相同） 加溶剂稀释成 25ml 硫代乙酰胺试液

（李　艳）

E-1-7　能检查砷盐

PPT

一、核心概念

砷斑　砷化氢遇溴化汞试纸产生的黄色至棕色的斑痕。

二、学习目标

1. 理解古蔡氏法检查砷盐的原理，掌握用到的仪器装置与试药，掌握操作规范及注意事项。
2. 了解二乙基二硫代氨基甲酸银法检查砷盐的原理。
3. 能采用古蔡氏法独立进行药品砷盐检查。

三、基本知识

砷盐检查法主要适用于药品中微量砷的限量检查。《中国药典》2020 年版采用第一法（古蔡氏法）

和第二法（二乙基二硫代氨基甲酸银法）。其中，第一法可检查药品中砷的限量，第二法还可以用作砷的含量测定。

（一）古蔡氏法

1. 砷斑产生原理 利用金属锌与酸作用产生新生态的氢，与药品中的微量亚砷酸盐反应生成具有挥发性的砷化氢，砷化氢遇溴化汞试纸产生黄色至棕色的砷斑，与同条件下一定量标准砷溶液所产生的砷斑比较，以判定砷盐的限量。

砷化氢产生反应式为：

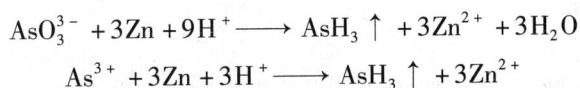

$$AsO_3^{3-} + 3Zn + 9H^+ \longrightarrow AsH_3\uparrow + 3Zn^{2+} + 3H_2O$$

$$As^{3+} + 3Zn + 3H^+ \longrightarrow AsH_3\uparrow + 3Zn^{2+}$$

砷斑产生反应式为：

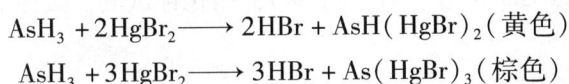

$$AsH_3 + 2HgBr_2 \longrightarrow 2HBr + AsH(HgBr)_2（黄色）$$

$$AsH_3 + 3HgBr_2 \longrightarrow 3HBr + As(HgBr)_3（棕色）$$

2. 仪器装置 如图 E-1，A 为 100ml 标准磨口锥形瓶；B 为中空的标准磨口塞，上连导气管 C（外径 8.0mm，内径 6.0mm），全长约 180mm；D 为具孔的有机玻璃旋塞，其上部为圆形平面，中央有一圆孔，孔径与导气管 C 的内径一致，其下部孔径与导气管 C 的外径相适应，将导气管 C 的顶端套入旋塞下部孔内，并使管壁与旋塞的圆孔相吻合，黏合固定；E 为中央具有圆孔（孔径 6.0mm）的有机玻璃旋塞盖，与 D 紧密吻合。

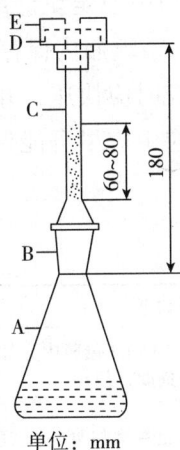

单位：mm

图 E-1 第一法仪器装置

测试时，于导气管 C 中装入醋酸铅棉花 60mg（装管高度为 60～80mm），再于旋塞 D 的顶端平面上放一片溴化汞试纸（试纸大小以能覆盖孔径而不露出平面外为宜），盖上旋塞盖 E 并旋紧，即得。

3. 标准砷斑的制备 精密量取标准砷溶液 2ml，置 A 瓶中，加盐酸 5ml 与水 21ml，再加碘化钾试液 5ml 与酸性氯化亚锡试液 5 滴，在室温放置 10 分钟后，加锌粒 2g，立即将照上法装妥的导气管 C 密塞于 A 瓶上，并将 A 瓶置 25～40℃水浴中，反应 45 分钟，取出溴化汞试纸，即得。

若供试品需经有机破坏后再行检砷，则应取标准砷溶液代替供试品，照该品种项下规定的方法同法处理后，依法制备标准砷斑。

4. 检查法 取按各品种项下规定方法制成的供试品溶液，置 A 瓶中，照标准砷斑的制备，自"再加碘化钾试液 5ml"起，依法操作。将生成的砷斑与标准砷斑比较，不得更深。

（二）二乙基二硫代氨基甲酸银法

利用金属锌与酸作用产生新生态的氢，与药品中的微量亚砷酸盐反应生成具有挥发性的砷化氢，采用二乙基二硫代氨基甲酸银溶液吸收砷化氢，使之还原生成红色胶态银，与同条件下一定量标准砷溶液所产生的红色胶态银用目视比色法或在510nm波长处测定吸光度，进行比较，以判定砷盐的限量或含量。

四、能力训练（谷氨酸，古蔡氏法）

（一）操作条件

1. 仪器与用具　溴化汞试纸，醋酸铅棉花，古蔡氏法测砷仪器装置。

2. 试剂　标准砷溶液（每1ml相当于1μg的As），碘化钾试液，酸性氯化亚锡试液，盐酸，水。

（二）安全及注意事项

（1）本法所用锌粒应无砷，以能通过一号筛的细粒为宜，如使用的锌粒较大时，用量应酌情增加，反应时间亦应延长为1小时。

（2）醋酸铅棉花系取脱脂棉1.0g，浸入醋酸铅试液与水的等容混合液12ml，湿透后，挤压除去过多的溶液，并使之疏松，在100℃以下干燥后，贮于玻璃瓶中备用。装管时用量应适当，填充的松紧度应适宜，既可除去硫化物的干扰，又可使砷化氢以适宜速度通过导气管。

（3）溴化汞试纸的制备应取质地较疏松的中速定量滤纸条浸入乙醇制溴化汞试液中，1小时后取出，在暗处干燥，即得。本试纸宜置棕色磨口玻璃瓶内保存。

（4）为了防止砷化氢气体泄漏，加入锌粒时应快速，并立即将导气管C密塞于A瓶上。

（5）古蔡氏法中所呈砷斑不稳定，在反应中应尽可能保持干燥及避免强光，反应完毕后应立即与标准砷斑比较。

（三）操作过程

序号	步骤	操作方法及说明	质量标准
1	制备标准砷溶液	取标准砷贮备液10ml，置1000ml量瓶中，加稀硫酸10ml，用水稀释至刻度，摇匀	临用新制，每1ml相当于1μg的As
2	搭建测砷装置	从下往上搭建：磨口锥形瓶－磨口塞－导气管－玻璃旋塞－导气管装入醋酸铅棉花－旋塞放溴化汞试纸	古蔡氏测砷装置
3	制备标准砷斑	取标准砷溶液2ml（相当于2μg的As）制备标准砷斑	砷比色卡（0.1~2.0μg/25ml）
4	制备供试品砷斑	取谷氨酸2.0g，加盐酸5ml和水23ml使溶解	照标准砷斑制备
5	结果与判定	比较供试品砷斑与标准砷斑颜色	供试品砷斑颜色不深于标准砷斑，判为符合规定；否则判为不符合规定

【问题情境一】药典规定某药品含砷量不得超过百万分之一，检验员可以取供试品1.0g与标准砷溶液1ml所产生的砷斑进行比较吗？

答：不可以。各供试品中规定含砷限量不同，应采用改变供试品取用量的方法来适应要求，而不是采用改变标准砷溶液取量的办法，因为标准砷斑过深或过浅都会影响比色的准确性。本题中应取供试品2.0g与标准砷斑（取标准砷溶液2ml）进行比较。

【问题情境二】在搭建古蔡氏法测定装置时，如何将"具孔的有机玻璃旋塞D"与"中央具有圆孔

（孔径6.0mm）的有机玻璃旋塞盖 E"紧密吻合？

答：在实际操作时，常用弹性橡胶圈缠绕固定玻璃旋塞 D 与玻璃旋塞盖 E。

（四）学习结果评价

序号	评价内容	评价标准	评价结果（是/否）
1	古蔡氏法原理、仪器装置	理解古蔡氏法反应式，会搭建测砷装置	
2	试药、操作要点与注意事项	熟悉标准砷溶液、醋酸铅棉花、溴化汞试纸的制备	
3	古蔡氏法检查砷盐	能采用古蔡氏法进行样品砷盐检查，正确制备砷斑并判定结果	

五、课后作业

1. 除了古蔡氏法和二乙基二硫代氨基甲酸银法，你还知道其他的砷盐检查法吗？请查询《中国药典》2020 年版中葡萄糖酸锑钠中砷盐检查方法，并简述其原理。

2. 请同学动手画一画古蔡氏法测砷装置的结构图。

（李　艳）

E-1-8　能测定残留溶剂

PPT

一、核心概念

残留溶剂　药物中的残留溶剂系指在原料药或辅料的生产中，以及在制剂制备过程中使用过、但在工艺过程中未能完全去除的有机溶剂。

目前各国药典均遵循 ICH 发布的残留溶剂指导原则要求，对四大类 69 种残留溶剂进行控制。测定方法主要为顶空毛细管气相色谱法。

二、学习目标

1. 理解气相色谱法分析残留溶剂的原理及特点，掌握气相色谱法检查残留溶剂的程序、注意事项及影响因素。

2. 熟悉残留溶剂检查方法的常用色谱柱及色谱条件，了解药品中常见的残留溶剂及限度。

3. 能采用顶空进样系统程序升温法，独立测定残留溶剂。

三、基本知识

在原料药合成中选择适宜的溶剂是合成过程中必不可少的关键因素，其可以提高产量或决定药物的性质，如晶型、纯度、溶解速率等。残留溶剂是药品中的一类重要杂质，其具有毒性或致癌性，水平高于安全值时，会对人体或环境产生危害，因此对药品中残留溶剂的检测是药品质量控制的重要内容之一。药品中常见的残留溶剂及限度见下表。

常见残留溶剂及限度

溶剂名称	限度/%	溶剂名称	限度/%	溶剂名称	限度/%	溶剂名称	限度/%
第一类溶剂 (应该避免使用)		第二类溶剂 (应该限制使用)		第三类溶剂 (药品 GMP 或其他质量要求限制使用)		第三类溶剂 (药品 GMP 或其他质量要求限制使用)	
苯	0.0002	乙二醇	0.062	醋酸	0.5		
四氧化碳	0.0004	甲酰胺	0.022	丙酮	0.5	甲基异丁基酮	0.5
1,2 - 二氧乙烷	0.0005	正己烷	0.029	甲氧基苯	0.5	异丁醇	0.5
1,1 - 二氧乙烯	0.0008	甲醇	0.3	正丁醇	0.5	正戊烷	0.5
1,1,1 - 三氯乙烷	0.15	2 - 甲氧基乙醇	0.005	仲丁醇	0.5	正戊醇	0.5
第二类溶剂 (应该限制使用)		甲基丁基酮	0.005	乙酸丁酯	0.5	正丙醇	0.5
乙腈	0.041	甲基环己烷	0.118	叔丁基甲基醚	0.5	异丙醇	0.5
氯苯	0.036	N - 甲基吡咯烷酮	0.053	异丙基苯	0.5	乙酸丙酯	0.5
三氯甲烷	0.006	硝基甲烷	0.005	二甲基亚砜	0.5	第四类溶剂 (尚无足够毒理学资料)②	
环己烷	0.388	吡啶	0.02	乙醇	0.5	1,1 - 二乙氧基丙烷	
1,2 - 二氯乙烯	0.187	四氢噻吩	0.016	乙酸乙酯	0.5	1,1 - 二甲氧基甲烷	
二氯己烷	0.06	四氢化萘	0.01	乙醚	0.5	2,2 - 二甲氧基丙烷	
1,2 - 二甲氧基乙烷	0.01	四氢呋喃	0.072	甲酸甲酯	0.5	异辛烷	
N,N - 二甲基乙酰胺	0.109	甲苯	0.089	乙醚	0.5	异丙醚	
N,N - 二甲基甲酰胺	0.088	1,1,2 - 三氯乙烯	0.008	甲酸乙酯	0.5	甲基异丙基酮	
2 - 乙氧基乙醇	0.016	二甲苯①	0.217	甲酸	0.5	甲基四氢呋喃	
二氧六环	0.038			正庚烷	0.5	石油醚	
				乙酸异丁酯	0.5	三氯醋酸	
				乙酸异丙酯	0.5	三氟醋酸	
				乙酸甲酯	0.5		
				3 - 甲基 - 1 - 丁醇	0.5		
				丁酮	0.5		

注意：①通常含有 60% 间二甲苯、14% 对二甲苯、9% 邻二甲苯和 17% 乙苯。
②药品生产企业在使用时间应提供该类溶剂在制剂中残留水平的合理性论证报告。

（一）气相色谱法分析残留溶剂的原理及特点

根据样品前处理和进入气相色谱的方式，可以将气相色谱分为三类：直接进样气相色谱、顶空气相色谱和固相微萃取气相色谱。

1. 直接进样气相色谱法 直接进样方法是最早应用于气相色谱分析的进样技术，方法比较简单、可靠，仅需要使用自动进样器，不需要其他装置。通常，将待测药品溶解于一种溶剂中，或者用一种溶剂提取，然后将这种溶剂注入气相色谱进行分析。溶解和提取样品的溶剂通常包括水、N,N - 二甲基甲酰胺（DMF）、二甲基亚砜（DMSO）等。以水为溶剂时采用 FID 检测没有溶剂峰；DMF 和 DMSO 等高沸点溶剂的出峰时间比一般残留溶剂的出峰时间要长，不会干扰残留溶剂的测定。但直接进样法最大的缺点是样品本身及样品中含有的不挥发性组分也会被注入到气相色谱中，这些物质会污染进样口、色谱柱，缩短色谱柱的使用寿命。另外一个缺点是样品基质同时被注入到气相色谱中，在下一次进样前必须使用较高的柱温把这些物质从色谱柱中赶出来，这样就延长了整个分析过程的时间。近年来采用直接进样法测定残留溶剂的使用频率呈明显下降趋势；目前在药典中仅作为顶空进样法的补充方法，专门用于测定样品中不适合顶空分析的 DMF 和 DMSO 等高沸点溶剂。

2. 顶空进样气相色谱法 顶空气相色谱法（HS - GC）是分析复杂样品中挥发性组分的理想方法，是顶空分析与气相色谱法的结合。目前各国药典推荐使用的检测药品中残留溶剂的首选方法是静态顶空气相色谱法。静态顶空法可以克服直接进样法的主要缺点，药品本身不进入气相色谱，只有易挥发的残留溶剂等杂质进入气相色谱进行分析，是药品残留溶剂测定中应用最为广泛的技术。HS - GC 测定中，对易溶于水的药物，水是最佳的溶剂；对微溶于水或不溶于水的药物，常用 N,N - 二甲基甲酰胺（DMF）、N,N - 二甲基乙酰胺（DMA）或二甲亚枫（DMSO）作为溶剂。

3. 固相微萃取技术（SPME） 固相微萃取的优点包括：灵敏度高，不用或者少用溶剂，操作简单，易于实现自动化。固相微萃取主要针对有机物进行分析，根据有机物与溶剂之间"相似者相溶"的原则，首先利用石英纤维表面色谱固定相对分析组分的吸附作用，将组分从试样基质中萃取出来，并逐渐富集，完成试样的前处理过程；在进样过程中，利用高温将吸附的组分从固定相中解吸下来并直接进入气相色谱进行分析。

（二）残留溶剂测定法

1. 第一法（毛细管柱顶空进样等温法）

（1）适用性 当需要检查的有机溶剂数量不多，并极性差异较小时，可采用此法。

（2）色谱条件 柱温应根据待测溶剂及配制供试液的溶剂的沸点决定。为避免溶剂在柱内凝结，提高保留的重现性，柱温不宜太低，通常在 40~100℃间适当选定；常以氮气为载气，线速度约为 35cm/s；以水为溶剂时顶空瓶加热温度为 70~85℃，顶空瓶加热时间 30~60 分钟；进样口温度为 150~200℃；如采用 FID 检测器，温度为 250℃。

（3）测定法 取对照品溶液和供试品溶液，分别连续进样不少于 2 次，测定待测峰的峰面积。由于静态顶空进样抽取的是处于气液平衡的顶空气，所以每个顶空瓶只能进样 1 次。

2. 第二法（毛细管柱顶空进样系统程序升温法）

（1）适用性 当需要检查的有机溶剂数量较多并极性差异较大时，可采用此法。

（2）色谱条件 40℃维持 8 分钟，再以 8℃/min 的速度升至 120℃，维持 10 分钟；以氮气为载气，流速为 2.0ml/min；以水为溶剂时顶空瓶温度 70~85℃，顶空时间 30~60 分钟；进样口温度为 200℃；如采用 FID 检测器，温度为 250℃。具体到某个药品中的残留溶剂检查时，可根据该品种项下的残留溶剂组成调整升温程序。

（3）测定法 取对照品溶液和供试品溶液，分别连续进样不少于 2 次，测定待测峰的峰面积。

3. 第三法（溶液直接进样法）

（1）适用性 主要适用于企业对生产工艺中特定的残留溶剂的控制，可采用填充柱，亦可采用适宜极性的毛细管柱。不应采用酸或碱作为溶剂。

（2）测定法 取对照品溶液和供试品溶液，分别连续进样 2~3 次，每次 1~2μl，测定待测峰的峰面积。

（三）残留溶剂控制方法

1. 限度检查 除另有规定外，按各品种项下规定的供试溶液浓度测定。以内标法测定时，供试品溶液所得被测溶剂峰面积与内标峰面积之比不得大于对照品溶液的相应比值。以外标法测定时，供试品溶液所得被测溶剂峰面积不得大于对照溶液的相应峰面积。以标准加入法测定时，供试品溶液所得被测溶剂峰面积与内标峰面积之比不得大于对照品溶液相应色谱峰面积在扣除供试品溶液峰面积后与内标峰面积的比值。

2. 定量测定 残留溶剂测定虽属限度实验，但当检测结果高于方法定量限时，应报告实际检测值，当检测结果为边缘值时，测定结果的准确性更为重要。

一般可按内标法或外标法计算残留溶剂的量；如存在基质效应，则应采用标准加入法计算残留溶剂的量。

四、能力训练（左氧氟沙星，毛细管柱顶空进样等温法）

（一）操作条件

1. 仪器和用具 气相色谱仪，以聚乙二醇（或极性相近）为固定液的毛细管柱为色谱柱，量瓶，移液管，万分之一天平，滴管或微量注射器。

2. 试剂 丙酮（内标），0.5mol/L 盐酸溶液，甲醇，乙醇。

（二）安全及注意事项

（1）残留溶剂有毒性，根据毒性大小分为四类：第一类为应该避免使用的溶剂，是指人体致癌物、疑为人体致癌物或环境危害物的有机溶剂；第二类为应该限制使用的溶剂，是指有非遗传毒性致癌（动物实验）、可能导致其他不可逆毒性（如神经毒性或致畸性）或可能具有其他严重的但可逆毒性的有机溶剂；第三类为药品 GMP 或其他质量要求限制使用的溶剂，属于低毒性溶剂，对人体或环境的危害较小，人体可接受的粗略浓度限度为 0.5%；第四类为尚无足够毒性资料的溶剂。在配制残留溶剂对照品溶液时，尤其是第一、二、三类溶剂时，要注意佩戴手套和防毒面具。

（2）顶空平衡时间一般为 30～45 分钟，以保证供试品溶液的气-液两相有足够的时间达到平衡。顶空时间通常不宜过长，如超过 60 分钟，可能引起顶空瓶的气密性变差，导致定量准确性的降低。对于有传输管的顶空进样器，传输管温度应适当，通常比进样针温度高 10℃ 左右。对照品溶液与供试品溶液必须使用相同的顶空条件。

（3）由于不同实验室在测定同一供试品时可能采用不同的实验方法，当测定结果于合格与不合格边缘时，以采用内标法或标准加入法为准。

（三）操作过程

序号	步骤	操作方法及说明	质量标准
1	制备内标溶液	丙酮 10mg→100ml，得 0.1mg/ml；取 5ml→50ml，得 0.01mg/ml	取丙酮适量，用 0.5mol/L 盐酸溶液稀释制成每 1ml 中含 0.01mg 的溶液
2	制备供试品溶液	左氧氟沙星 0.5g→5ml，得 100mg/ml	取左氧氟沙星适量，加内标溶液溶解并稀释制成每 1ml 中含 100mg 的溶液，取 5ml 置顶空瓶中，密封
3	制备对照品溶液	甲醇 30mg、乙醇 50mg→100ml，得甲醇、乙醇分别为 300μg/ml、500μg/ml	精密称取甲醇和乙醇各适量，用内标溶液稀释制成每 1ml 中含甲醇和乙醇分别为 300μg 和 500μg 的溶液，精密量取 5ml，置顶空瓶中，密封
4	设置色谱条件	安装聚乙二醇色谱柱，设置仪器温度，载气流速 2.0ml/min	柱温 40℃；进样口温度 150℃；检测器温度 180℃；顶空平衡温度 85℃；平衡时间 30 分钟
5	测定	测定对照品溶液和供试品溶液的峰面积	取供试品溶液与对照品溶液分别顶空进样，记录色谱图
6	结果与判定	按内标法以峰面积比值进行计算	甲醇限度 ≤0.3%，乙醇限度 ≤0.5%，判为符合规定；否则判为不符合规定

【问题情境一】 在称取残留溶剂对照品时，由于残留溶剂大多具有挥发性，会影响其称量准确。请问应采取什么措施保证残留溶剂对照品称量准确？

答：在称取残留溶剂对照品时，一般称样量较小，由于残留溶剂大多具有挥发性，因此对其称量准确性有较大影响。为防止残留溶剂对照品快速挥发，一般应在量瓶中先加入少量水或规定的溶剂，再将吸取的残留溶剂加入水或规定的溶剂中，防止或减少残留溶剂对照品挥发，以保证残留溶剂对照品称量准确。

【问题情境二】 某检验员对吡柔比星中正己烷进行测定，采用中极性色谱柱 DB-624 柱测得正己烷残留量约为 5%，远超出限度（0.5%），此时检验员应该怎么做？

答：当测定的有机溶剂残留量超出限度时，应进排除是否有共出峰干扰作用。根据目前的色谱理论，不同的物质对在极性不同的色谱系统中的保留行为应具有差别，因此通常采用在另一种极性相反的色谱柱系统中对相同样品进行再测定，比较不同色谱系统中测定结果的方法。本情景中可更换非极性色谱柱 SPB-1 柱再次测定。如二者结果一致，则可以排除测定中无共出峰的干扰；如二者结果不一致，则表明测定中有共出峰的干扰。必要时可以用 GC-MS、GC-FTIR 等联用技术进行进一步确证。

（四）学习结果评价

序号	评价内容	评价标准	评价结果（是/否）
1	气相色谱法检查残留溶剂的原理及特点、安全及注意事项	简述顶空进样气相色谱法的原理及特点，气相色谱操作安全及注意事项	
2	色谱柱及色谱条件、常见残留溶剂及限度	熟悉顶空进样等温法和系统程序升温法的色谱条件，熟悉药品中常见的残留溶剂及限度表	
3	顶空进样系统程序升温法测定残留溶剂	能按照顶空进样等温法操作，测定残留溶剂	

五、课后作业

1. 基质效应是指顶空分析时由于对照品溶液和供试品溶液的组成不同，使待测挥发性组分在气液两相间的分配系数不同而引起的定量误差。当药品中存在基质效应时，应该怎么做？

2. 请查询相关文献资料，残留溶剂常用的检测方法有哪些？

（李 艳）

E-1-9　能检查有关物质

PPT

一、核心概念

有关物质　即有机杂质，包括工艺中引入的杂质和降解产物等，可能是已知的或未知的、挥发性的或不挥发性的，化学结构一般与活性成分类似或具渊源关系。

二、学习目标

1. 理解有关物质的含义及检查有关物质的意义。
2. 掌握薄层色谱法、高效液相色谱法测定有关物质的操作方法和注意事项。
3. 了解杂质限度的制定。

三、基本知识

有关物质可能是原料药合成过程中带入的起始原料、中间体、副产物、聚合物、异构体以及不同晶型、旋光异构的物质，也可能是制剂过程中产生的降解物，或是在贮藏、运输、使用过程中产生的降解物等。这些杂质的存在直接反映药品的安全性和有效性，故要对其进行研究，特别是在药品申报的质量研究资料中需要建立其检测方法，并根据生产、稳定性考核等实际情况考虑是否在质量标准中制定该检查项和规定其限度。目前，有关物质的常用检测方法是薄层色谱法（TLC）和高效液相色谱法（HPLC）。有关物质限量的计算原理以下式表示：

$$杂质限量(\%) = \frac{杂质的量}{供试品的量} \times 100\%$$

（一）TLC 法检测有关物质

TLC 法检测有关物质的特点是快速、简便，尤其是对无紫外吸收的杂质测定，更具有其应用价值。TLC 法检查有关物质可采用杂质对照法、供试品溶液的自身稀释对照法或两法并用。通常应规定杂质的斑点数和单一杂质量。

1. 杂质对照法　配制一定浓度的供试品溶液和杂质对照标准溶液，在同一薄层板上点样、展开、检视。供试品溶液除主斑点外的其他斑点与相应的杂质对照标准溶液的相应主斑点比较，不得更深。

2. 供试品溶液的自身稀释对照法　配制一定浓度的供试品溶液，然后将其稀释制成与杂质限度相当的溶液，作为对照溶液。将供试品溶液与对照溶液在同一薄层板上点样、展开、检视。供试品溶液除主斑点外的其他斑点与对照溶液的相应主斑点比较，不得更深。

（二）HPLC 法检测定有关物质

HPLC 法检测有关物质的特点是选择性高、分离效率高、灵敏度高、分析速度快，是一种应用广泛的分离分析方法。HPLC 法检查有关物质可采用内标法、外标法、加校正因子的主成分自身对照法、不加校正因子的主成分自身对照法和面积归一化法。

在化学药品的有关物质检查中，当有已知特定杂质对照品时，应使用外标法定量。无杂质对照品时，推荐使用自身对照法，包括带校正因子的自身对照法和不带校正因子的自身对照法。校正因子宜采用特定杂质与主成分吸收系数比法或标准曲线斜率比法来测定。当校正因子在 0.9～1.1 范围时，通常无需校正，而直接使用不带校正因子的自身对照法。

1. 内标法加校正因子　适用于有对照品的杂质，能够测定杂质校正因子的情况，可避免因供试品前处理及进样体积误差对测定结果的影响。

按品种正文项下的规定，精密称（量）取杂质对照品和内标物质，分别配成溶液，各精密量取适量，混合配成校正因子测定用的对照溶液。取一定量进样，记录色谱图。测量杂质对照品和内标物质的峰面积或峰高，按下式计算校正因子：

$$校正因子(f) = \frac{A_S/c_S}{A_R/c_R}$$

式中，A_S——内标物质的峰面积或峰高；

　　　A_R——杂质对照品的峰面积或峰高；

　　　c_S——内标物质的浓度；

　　　c_R——杂质对照品的浓度。

再取各品种项下含有内标物质的供试品溶液，进样，记录色谱图，测量供试品中待测杂质和内标物质的峰面积或峰高，按下式计算含量：

$$含量(c_X) = f \times \frac{A_X}{A_S'/c_S'}$$

式中，A_X——供试品中待测杂质的峰面积或峰高；

　　　c_X——供试品中待测杂质的浓度；

　　　A_S'——内标物质的峰面积或峰高；

　　　C_S'——内标物质的浓度；

　　　f——内标法校正因子。

2. 外标法　适用于有对照品的杂质，且进样量能够精确控制的情况，如手动进样定量环或自动进样器进样。

按各品种项下的规定，精密称（量）取对照品和供试品，配制成溶液，分别精密取一定量，进样，记录色谱图，测量对照品溶液和供试品溶液中待测物质的峰面积（或峰高），按下式计算含量：

$$含量(c_X) = c_R \times \frac{A_X}{A_R}$$

式中各符号意义同上。

3. 加校正因子的主成分自身对照法　可不用杂质对照品，但在建立方法时，需利用杂质对照品。

在建立方法时，按各品种项下的规定，精密称（量）取待测杂质对照品和参比物质对照品各适量，配制待测杂质校正因子的溶液，进样，记录色谱图，按下式计算待测杂质的校正因子。

$$校正因子 = \frac{c_A/A_A}{c_B/A_B}$$

式中，c_A——待测杂质的浓度；

　　　A_A——待测杂质的峰面积或峰高；

　　　c_B——参比物质的浓度；

　　　A_B——参比物质的峰面积或峰高。

也可精密称（量）取主成分对照品和杂质对照品各适量，分别配制成不同浓度的溶液，进样，记录色谱图，绘制主成分浓度和杂质浓度对其峰面积的回归曲线，以主成分回归直线斜率与杂质回归直线斜率的比计算校正因子。

校正因子可直接载入各品种项下，用于校正杂质的实测峰面积。需作校正计算的杂质，通常以主成分为参比，采用相对保留时间定位，其数值一并载入各品种项下。

测定杂质含量时，按各品种项下规定的杂质限度，将供试品溶液稀释成与杂质限度相当的溶液，作为对照溶液；进样，记录色谱图，必要时，调节纵坐标范围（以噪声水平可接受为限）使对照溶液的主成分色谱峰的峰高约达满量程的 10%～25%。除另有规定外，通常含量低于 0.5% 的杂质，峰面积的相对标准偏差（RSD）应小于 10%；含量在 0.5%～2% 的杂质，峰面积的 RSD 应小于 5%；含量大于 2% 的杂质，峰面积的 RSD 应小于 2%。然后，取供试品溶液和对照溶液适量，分别进样，除另有规定外，供试品溶液的记录时间，应为主成分色谱峰保留时间的 2 倍，测量供试品溶液色谱图上各杂质的峰面积，分别乘以相应的校正因子后与对照溶液主成分的峰面积比较，计算各杂质含量。

4. 不加校正因子的主成分自身对照法　测定杂质含量时，若无法获得待测杂质的校正因子，或校正因子可以忽略，也可采用不加校正因子的主成分自身对照法。同上述 3 法配制对照溶液、进样调节纵坐标范围和计算峰面积的相对标准偏差后，取供试品溶液和对照品溶液适量，分别进样。除另有规定外，供试品溶液的记录时间应为主成分色谱峰保留时间的 2 倍，测量供试品溶液色谱图上各杂质的峰面积并与对照溶液主成分的峰面积比较，依法计算杂质含量。

5. 面积归一化法　按各品种项下的规定，配制供试品溶液，取一定量样，记录色谱图。测量各峰的面积和色谱图上除溶剂峰以外的总色谱峰面积，计算各峰面积占总峰面积的百分率。用于杂质检查时，由于仪器响应的线性限制，峰面积归一化法一般不宜用于微量杂质的检查。

（三）杂质限度的制定

质量标准中应详细说明各杂质的检测方法及其限度。在制订质量标准中杂质的限度时，首先应从安全性方面进行考虑，尤其对于有药理活性或毒性的杂质；其次应考虑生产的可行性及批与批之间的正常波动；还要考虑药品本身的稳定性。在质量标准的制订过程中应充分论证质量标准中是否收载某一杂质检测项目及其限度制订的合理性。可根据稳定性考察、原料药的制备工艺、制剂工艺、降解途径等的研究及批次检测结果来预测正式生产时产品的杂质概况。当杂质有特殊的药理活性或毒性时，分析方法的定量限及检出限应与该杂质的控制限度相适应。设定的杂质限度不能高于安全性数据所能支持的水平，同时也要与生产的可行性及分析能力相一致。在确保产品安全的前提下，杂质限度的确定主要基于中试规模以上产品的实测情况，考虑到实际生产情况的误差及产品的稳定性，往往对限度做适当放宽。如果各批次间的杂质含量相差很大，则应以生产工艺稳定后的产品为依据确定杂质限度。

除降解产物和毒性杂质外，已在原料药质量标准中控制，且在制剂过程中含量没有增加的杂质，制剂中一般不再控制。

1. 报告限度（reporting threshold） 超出此限度的杂质均应在检测报告中报告，并应报告具体的检测数据。

2. 鉴定限度（identification threshold） 超出此限度的杂质均应进行定性分析，确定其化学结构。

3. 质控限度（qualification threshold） 质量标准中一般允许的杂质限度，如制订的限度高于此限度，则应有充分的依据。

化学药物杂质研究的技术指导原则（国家药品监督管理局药品审评中心）对于（原料药、制剂）杂质限度的要求如下表。

原料药杂质限度

最大日剂量	报告限度	鉴定限度	质控限度
≤2g	0.05%	0.10%或1.0mg（取最小值）	0.15%或1.0mg（取最小值）
>2g	0.03%	0.05%	0.05%

制剂杂质限度

	最大日剂量	≤1g		>1g	
报告限度	限度	0.1%		0.05%	
鉴定限度	最大日剂量	<1mg	1mg-10mg	>10mg-2g	>2g
	限度	1.0%或5μg（取最小值）	0.5%或20μg（取最小值）	0.2%或2mg（取最小值）	0.10%
最大日剂量	<10mg	10mg-100mg	>100mg-2g		>2g
	限度	1.0%或50μg（取最小值）	0.5%或200μg（取最小值）	0.2%或3mg（取最小值）	0.15%

四、能力训练（阿司匹林，不加校正因子的主成分自身对照法）

（一）操作条件

1. 仪器和用具 高效液色谱仪，紫外检测器，C_{18}色谱柱，10ml量瓶，200ml量瓶，移液管。

2. 试剂 冰醋酸，甲醇，超纯水，乙腈，四氢呋喃，水杨酸对照品。

（二）安全及注意事项

（1）目前市场上有约800多种不同品牌的C_{18}色谱柱，且不断有新品牌的色谱柱出现。采用不同品牌、不同型号的色谱柱分析具体样品时，由于色谱柱选择性的差异，溶质的保留值，色谱峰之间的分离度甚至色谱峰顺序都可能出现较大的差异。虽然部分品种各论中推荐了具体的色谱柱品牌，但当无法获得推荐的色谱柱时，仍需要寻求选择性相似的色谱柱进行试验，因此需要更好的方法对色谱柱进行表征（如规定长度、内径、粒径等）以便实验人员能够快速地选择出适宜的色谱柱。

（2）选择洗脱方式时，如果等度洗脱能满足要求，应避免使用梯度洗脱；如果必须使用梯度洗脱时，也应避免使用三元或三元以上梯度，并减少或避免在色谱柱内产生大盐浓度梯度与pH梯度，避免梯度中有机溶剂比例的剧烈变化。但对复杂体系如有关物质的分析等，梯度洗脱已经逐渐成为药典的常规方法。

（3）设计梯度洗脱程序表时，推荐将流动相A或B都配制成不同比例的水相与有机相的混合溶液，以增加梯度洗脱的重现性；设计梯度程序时，如果使用缓冲盐，则应进行流动相A和B不同比例的混合试验，以考察梯度运行过程中是否有盐析出。

（4）在化学药品的有关物质检查中，通常供试品溶液浓度应保证能准确定量检出 0.1% 的杂质，即 0.1% 的杂质峰的信噪比应不小于 10。供试品溶液浓度一般在 0.2～20mg/ml。采用主成分自身对照法进行定量计算时，对照溶液的浓度应与所关注的已知杂质限度相当；当对单个杂质进行控制时，对照溶液的浓度应与最大单个杂质限度相当；当不对单个杂质限度进行控制时，应与总杂质限度相当。

（5）以阿司匹林原料药有关物质测定为例，游离水杨酸作为阿司匹林的特殊杂质，已单独进行了检查，因此阿司匹林有关物质检查时，不再重复计水杨酸的含量。

（三）操作过程

序号	步骤	操作方法及说明	质量标准
1	配制流动相	配制流动相 A、B	流动相 A：乙腈－四氢呋喃－冰醋酸－水（20∶5∶5∶70） 流动相 B：乙腈
2	设置色谱条件	安装色谱柱、设置梯度洗脱程序、检测波长、柱温	C_{18} 色谱柱，检测波长：276nm，柱温：30℃，梯度： <table><tr><td>时间（分钟）</td><td>波动相A（%）</td><td>波动相B（%）</td></tr><tr><td>0</td><td>100</td><td>0</td></tr><tr><td>60</td><td>20</td><td>80</td></tr></table>
3	制备供试品溶液	阿司匹林 0.1g →10ml 量瓶，1% 冰醋酸甲醇溶液溶解并稀释至刻度	制成浓度约为 10mg/ml 的供试品溶液
4	制备对照溶液	取供试品溶液 1ml →200ml 量瓶，1% 冰醋酸甲醇溶液稀释至刻度	制成浓度约为 50μg/ml 的对照溶液（自身对照）
5	制备灵敏度溶液	取对照溶液 1ml →10ml 量瓶，1% 冰醋酸甲醇溶液稀释至刻度	制成浓度约为 5μg/ml 的灵敏度溶液
6	制备水杨酸对照品溶液	水杨酸对照品 10mg →100ml 量瓶，1% 冰醋酸甲醇溶液溶解并稀释至刻度，取 5ml →50ml 量瓶，稀释至刻度	制成浓度约为 10μg/ml 的水杨酸对照品溶液
7	进样、记录色谱图	进样供试品溶液、对照溶液、灵敏度溶液、水杨酸对照品溶液	阿司匹林峰与水杨酸峰的分离度应≥1.5
8	结果与判定	对供试品溶液色谱图中杂质峰积分，与对照溶液主峰面积比较	除水杨酸峰外，其他各杂质峰面积的和不得大于对照溶液主峰面积（0.5%），小于灵敏度溶液主峰面积的色谱峰忽略不计

【问题情境一】在进行有关物质检查时，为什么尽可能用流动相配制供试品与对照品溶液？在测定序列时，为何需要进样稀释溶剂？

答：用流动相配制供试品与对照品溶液，可以减少溶剂峰与色谱峰的畸变；在测定序列中，进样稀释溶剂可用于排除溶剂是否对待测物质峰有干扰。

【问题情境二】药品中"杂质"与"有关物质"的概念有什么区别与联系？

答：药品中的杂质按其理化性质一般分为三类：有机杂质、无机杂质及残留溶剂。按照其来源，杂质可以分为工艺杂质（包括合成中未反应完全的反应物及试剂、中间体、副产物等）、降解产物、从反应物及试剂中混入的杂质等。按照其毒性分类，杂质又可分为毒性杂质和普通杂质等。杂质还可按其化学结构分类，如其他甾体、其他生物碱、几何异构体、光学异构体和聚合物等。有机杂质包括工艺中引入的杂质和降解产物等，可能是已知的或未知的、挥发性的或不挥发性的。由于这类杂质的化学结构一般与活性成分类似或具渊源关系，故通常又可称之为有关物质。

（四）学习结果评价

序号	评价内容	评价标准	评价结果（是/否）
1	检查有关物质的意义	有关物质含量直接反映药品纯度，反映药品的安全性和有效性	
2	薄层色谱法、高效液相色谱法测定有关物质	能通过杂质对照品法、自身对照法、面积归一化法检查有关物质	
3	杂质限度的制定	熟悉两个表格	

五、课后作业

1. 有关物质检查的报告数据应精确到小数点后几位？

2. 根据已知条件，采用标准曲线斜率比法测定杂质的校正因子。已知：供试品的浓度为 1mg/ml，采用 0.1% 的自身对照（即自身对照的浓度为 1μg/ml），杂质 A 的限度为 0.1%（即杂质 A 的限度浓度为 1μg/ml），主成分及杂质 A 的定量限均为 20ng/ml。（拓展练习）

（李　艳）

E-2 制剂检查

E-2-1 能检查崩解时限

PPT

一、核心概念

1. 崩解　口服固体制剂在规定条件下全部崩解溶散或成碎粒，除不溶性包衣材料或破碎的胶囊壳外，应全部通过筛网。

2. 崩解时限　固体制剂在规定的介质中，以规定的方法进行检查全部崩解溶散或成碎粒并通过筛网所需时间的限度。

二、学习目标

1. 掌握崩解时限检查的原理及操作规范。

2. 熟悉崩解时限检查用到的仪器、用具和试剂。

3. 能独立进行药品崩解时限检查。

三、基本知识

（一）基本原理

崩解时限检查法系用于检查口服固体制剂在规定条件下的崩解情况。片剂口服后，需经崩散、溶解，才能为机体吸收而达到治疗目的；胶囊剂的崩解是药物溶出及被人体吸收的前提，而囊壳常因所用囊材的质量，久贮或与药物接触等原因，影响溶胀或崩解；滴丸剂中不含有崩解剂，故在水中不是崩解而是逐渐溶散，且基质的种类与滴丸剂的溶解性能有密切关系，为控制产品质量，保证疗效，规定检查本项目。

（二）检查法

仪器装置采用升降式崩解仪（图 E－2），主要结构为可升降的金属支架与下端镶有筛网的吊篮，并附有挡板。

升降的金属支架上下移动距离为 55mm±2mm，往返频率为每分钟 30~32 次。

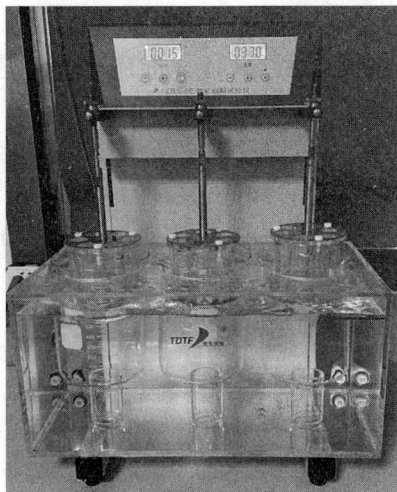

图 E－2　崩解仪

1. 片剂检查　将吊篮通过上端的不锈钢轴悬挂于支架上，浸入 1000ml 烧杯中，并调节吊篮位置使其下降至低点时筛网距烧杯底部 25mm，烧杯内盛有温度为 37℃±1℃的水，调节水位高度使吊篮上升至高点时筛网在水面下 15mm 处，吊篮顶部不可浸没于溶液中。

除另有规定外，取供试品 6 片，分别置上述吊篮的玻璃管中，启动崩解仪进行检查，各片均应在 15 分钟内全部崩解。如有 1 片不能完全崩解，应另取 6 片复试，均应符合规定。

（1）中药浸膏片、半浸膏片和全粉片　按上述装置，每管加挡板 1 块，启动崩解仪进行检查，全粉片各片均应在 30 分钟内全部崩解；浸膏（半浸膏）片各片均应在 1 小时内全部崩解。如果供试品黏附挡板，应另取 6 片，不加挡板按上述方法检查，应符合规定。如有 1 片不能完全崩解，应另取 6 片复试，均应符合规定。

（2）薄膜衣片　按上述装置与方法检查，并可改在盐酸溶液（9→1000）中进行检查，化药薄膜衣片应在 30 分钟内全部崩解。中药薄膜衣片，则每管加挡板 1 块，各片均应在 1 小时内全部崩解，如果供试品黏附挡板，应另取 6 片，不加挡板按上述方法检查，应符合规定。如有 1 片不能完全崩解，应另取 6 片复试，均应符合规定。

（3）糖衣片　按上述装置与方法检查，化药糖衣片应在 1 小时内全部崩解。中药糖衣片则每管加挡板 1 块，各片均应在 1 小时内全部崩解，如果供试品黏附挡板，应另取 6 片，不加挡板按上述方法检查，应符合规定。如有 1 片不能完全崩解，应另取 6 片复试，均应符合规定。

（4）肠溶片　按上述装置与方法，先在盐酸溶液（9→1000）中检查 2 小时，每片均不得有裂缝、崩解或软化现象；然后将吊篮取出，用少量水洗涤后，每管加入挡板 1 块，再按上述方法在磷酸盐缓冲液（pH 6.8）中进行检查，1 小时内应全部崩解。如果供试品黏附挡板，应另取 6 片，不加挡板按上述方法检查应符合规定。如有 1 片不能完全崩解，应另取 6 片复试，均应符合规定。

肠溶制剂崩解时限检查介质的制备：①人工胃液，取稀盐酸 16.4ml，加水 800ml 与胃蛋白酶 10g，摇匀后，加水稀释成 1000ml，即得，临用现制；②人工肠液，即磷酸盐缓冲液（含胰酶）（pH 6.8），取磷酸二氢钾 6.8g，加水 500ml 使溶解，用 0.1mol/L 氢氧化钠溶液调节 pH 值至 6.8；另取胰酶 10g，加水适量使溶解，将两液混合后，加水稀释成 1000ml，即得，临用现制。

2. 胶囊剂检查 硬胶囊或软胶囊，除另有规定外，取供试品6粒，按片剂的装置与方法（化药胶囊如漂浮于液面，可加挡板；中药胶囊加挡板）进行检查。硬胶囊应在30分钟内全部崩解；软胶囊应在1小时内全部崩解，以明胶为基质的软胶囊可改在人工胃液中进行检查。如有1粒不能完全崩解，应另取6粒复试，均应符合规定。

肠溶胶囊，除另有规定外，取供试品6粒，按上述装置与方法，先在盐酸溶液（9→1000）中不加挡板检查2小时，每粒的囊壳均不得有裂缝或崩解现象；继将吊篮取出，用少量水洗涤后，每管加入挡板，再按上述方法，改在人工肠液中进行检查，1小时内应全部崩解。如有1粒不能完全崩解，应另取6粒复试，均应符合规定。

3. 滴丸剂检查 按片剂的装置，但不锈钢丝网的筛孔内径应为0.42mm；除另有规定外，取供试品6粒，按上述方法检查，应在30分钟内全部溶散，包衣滴丸应在1小时内全部溶散。如有1粒不能完全溶散，应另取6粒复试，均应符合规定。以明胶为基质的滴丸，可改在人工胃液中进行检查。

四、能力训练

（一）操作条件

1. 仪器和用具 崩解仪、烧杯（1L）、温度计（分度值1℃）。

2. 试药与试液 维生素 B_6 片或维生素 C 片（崩解时限检查样品）。

（二）安全及注意事项

（1）测试前，应调整仪器使升降的金属支架上下移动距离为55mm±2mm，往返频率为每分钟30~32次后方可进行测定。

（2）在测试过程中，烧杯内的水温（或介质温度）应保持在37℃±1℃，每次检查应使用校准过温度计检测介质的温度。

（3）每测试一次后，应清洗吊篮的玻璃内壁及筛网、挡板等，并重新更换水或规定的介质。

（4）严禁在水箱不盛水的情况下开启加热开关。

（5）仪器用完后，应关闭电源。较长时间不用时，应拔下电源。

（三）操作过程

序号	步骤	操作方法及说明	质量标准
1	仪器调试	将吊篮通过上端的不锈钢轴悬挂于金属支架上，浸入1000ml烧杯中，并调节吊篮位置使其下降时筛网距烧杯底25mm	应选用合适规格的1000ml烧杯以满足药典的要求，并定期对仪器进行检定/校准。
2	介质用量	烧杯内盛有温度为37℃±1℃的水，调节水位高度使吊篮上升至高点时筛网在水面下15mm处，吊篮顶部不可浸没于溶液中	对介质的体积《中国药典》未做规定，应调节液面高度使吊篮上升时筛网在水面下15mm处，且吊篮下降时液面不应没过吊篮上表面
3	温度控制	水浴和介质的温度应控制在37℃±1℃范围内	使用校准过的温度计监控实验前后及过程中水浴和介质的温度
4	挡板	不加挡板	中药片剂和胶囊剂加挡板；化药片剂不加挡板；化药胶囊剂如漂浮于液面，可加挡板；滴丸剂不加挡板
5	检查	取供试品6片，分别置上述吊篮的玻璃管中，启动崩解仪进行检查	
6	结果判定	各片均应在15分钟内全部崩解。如有1片不能完全崩解，应另取6片复试，均应符合规定	各片应在规定时间内全部崩解溶散或成碎粒，除不溶性包衣材料，应全部通过筛网。如有少量不能通过筛网，但已软化或轻质上漂且无硬心者，可作符合规定论
7	记录	应包括仪器型号、制剂类型、测试条件、介质配制、崩解或溶散时间及现象，肠溶制剂应记录在盐酸溶液中有无裂缝、崩解或软化现象等	初试不符合规定者，应记录不符合规定的片（粒）数及现象、复试结果等

【问题情境】 崩解时限检查时，如有少量不能通过筛网，但已软化或轻质上漂且无硬心者，或如有不溶性包衣材料或破碎的胶囊壳未通过筛网，可作符合规定论吗？

答：崩解时限检查时，这两种情形均判为符合规定。

（四）学习结果评价

序号	评价内容	评价标准	评价结果（是/否）
1	崩解时限检查的原理	理解崩解时限检查的原理	
2	崩解时限检查仪器、用具和试剂	熟悉并能正确使用崩解时限检查用到的仪器、用具和试剂	
3	崩解时限检查操作规范及实验操作	能按照崩解时限检查法的操作规范，独立进行药品崩解时限检查，并正确判定实验结果	

五、课后作业

1. 如何判断样品在做崩解时限检查时是否需要加挡板？
2. 做肠溶胶囊崩解时限检查，结果如何判定？

（王　建）

E-2-2　能测定溶出度与释放度

PPT

一、核心概念

1. 溶出度　活性药物从片剂、胶囊剂或颗粒剂等普通制剂在规定条件下溶出的速率和程度。
2. 释放度　药物从缓释制剂、控释制剂、肠溶制剂及透皮贴剂等在规定条件下溶出的速率和程度。

二、学习目标

1. 掌握溶出度与释放度测定的原理及操作规范。
2. 熟悉溶出度与释放度测定所用的仪器、用具和试剂。
3. 能独立进行药品溶出度与释放度测定。

三、基本知识

（一）定义

溶出度系指活性药物从片剂、胶囊剂或颗粒剂等普通制剂在规定条件下溶出的速率和程度，在缓释制剂、控释制剂、肠溶制剂及透皮贴剂等制剂中也称释放度。

溶出度与释放度是评价药物制剂质量的一个重要指标，用规定的仪器装置，在规定的温度、介质、搅拌速率等条件下，对制剂进行药物溶出速率试验，用以监测产品的生产工艺，以达到控制产品质量的目的。

除另有规定外，凡检查溶出度和释放度的制剂，不再进行崩解时限的检查。

（二）原理

溶出度测定原理可用传统的 Noyes – Whitney 方程（1897）来表示，此方程于 1978 年由 Vmdenvord 和 Cadwallader 修改为：

$$dw/dt = KS(c_{sat} - c_{sol})$$

式中，dw/dt ——溶出速率；

K——溶出速率常数；

S——固体药物表面积；

c_{sat}——饱和溶液的浓度；

c_{sol}——任一时间溶液浓度。

该公式表明，溶出介质的量应超过使药物饱和的介质所需要的量，至少使用药物饱和时用量的 $5 \sim 10$ 倍，这样便能接近溶出的最佳条件（漏槽条件）。因此，溶出的最佳条件就成为试验中需要控制的主要参数之一，即需使 $c_{sat} \gg c_{sol}$。

（三）测定法

《中国药典》2020 年版通则溶出度与释放度测定法中收载的试验方法，从第一法到第五法依次为篮法、桨法、小杯法、桨碟法、转筒法、流池法和往复筒法。其中，篮法、桨法和小杯法等主要适用于固体口服制剂。篮法和桨法是目前最常用的法定溶出方法，具有装置简单、耐用及标准化的特点，在全球范围内被广泛使用。

1. 仪器装置

（1）第一法（篮法） 转篮分篮体与篮轴两部分，篮体由方孔筛网制成，呈圆柱形；篮轴的末端连一圆盘，作为转篮的盖。溶出杯一般由硬质玻璃或其他惰性材料制成的底部为半球形的 1000ml 杯状容器，溶出杯配有适宜的盖子，盖上有适当的孔，中心孔为篮轴的位置，其他孔供取样或测量温度用。溶出杯置恒温水浴或其他适当的加热装置中。篮轴与电动机相连，由速度调节装置控制电动机的转速，使篮轴的转速在各品种项下规定转速的 ±4% 范围之内。

（2）第二法（桨法） 除将转篮换成搅拌桨外，其他装置和要求与第一法相同。

2. 测定法

（1）普通制剂 测定前，应对仪器装置进行必要的调试，使转篮或桨叶底部距溶出杯的内底部 25mm ±2mm。分别量取溶出介质置各溶出杯内，实际量取的体积与规定体积的偏差应在 ±1% 范围之内，待溶出介质温度恒定在 37℃ ± 0.5℃ 后，取供试品 6 片（粒、袋），如为第一法，分别投入 6 个干燥的转篮内，将转篮降入溶出杯中；如为第二法，分别投入 6 个溶出杯内。注意避免供试品表面产生气泡，立即按各品种项下规定的转速启动仪器，计时；至规定的取样时间（实际取样时间与规定时间的差异不得过 ± 2 %），吸取溶出液适量（取样位置应在转篮或桨叶顶端至液面的中点，距溶出杯内壁 10mm 处；需多次取样时，所量取溶出介质的体积之和应在溶出介质的 1% 之内，如超过总体积的 1% 时，应及时补充相同体积的温度为 37℃ ± 0.5℃ 的溶出介质，或在计算时加以校正），立即用适当的微孔滤膜滤过，自取样至滤过应在 30 秒内完成。取澄清滤液，照该品种项下规定的方法测定，计算每片（粒、袋）的溶出量。

（2）缓释制剂或控释制剂 照普通制剂方法操作，但至少采用三个取样时间点，在规定取样时间点，吸取溶液适量，及时补充相同体积的温度为 37℃ ± 0.5℃ 的溶出介质，滤过，自取样至滤过应在 30 秒内完成。照各品种项下规定的方法

测定，计算每片（粒）的溶出量。

（3）肠溶制剂 按方法 1 或方法 2 操作。

1）方法 1 ①酸中溶出量 除另有规定外，分别量取 0.1mol/L 盐酸溶液 750ml 置各溶出杯内，实际量取的体积与规定体积的偏差应在 ±1% 范围之内，待溶出介质温度恒定在 37℃ ± 0.5℃，取供试品 6 片（粒）分别投入转篮或溶出杯中，注意避免供试品表面产生气泡，立即按各品种项下规定的转速启动仪器，2 小时后在规定取样点吸取溶出液适量，滤过，自取样至滤过应在 30 秒钟内完成。按各品种项下规定的方法测定，计算每片（粒）的酸中溶出量。其他操作同第一法和第二法项下普通制剂。

②缓冲液中溶出量　上述酸液中加入温度为37℃ ± 0.5℃的0.2mol/L磷酸钠溶液250ml（必要时用2 mol/L盐酸溶液或2mol/L氢氧化钠溶液调节pH值至6.8），继续运转45分钟，或按各品种项下规定的时间，在规定取样点吸取溶出液适量，滤过，自取样至滤过应在30秒钟内完成。按各品种项下规定的方法测定，计算每片（粒）的缓冲液中溶出量。

2）方法2

①酸中溶出量　除另有规定外，量取0.1mol/L盐酸溶液900ml，注入每个溶出杯中，照方法1酸中溶出量项下进行测定。

②缓冲液中溶出量　弃去上述各溶出杯中酸液，立即加入温度为37℃ ± 0.5℃的磷酸盐缓冲液（pH6.8）（取0.1mol/L盐酸溶液和0.2 mol/L磷酸钠溶液，按3:1混合均匀，必要时用2 mol/L盐酸溶液或2 mol /L氢氧化钠溶液调节pH值至6.8）900ml，或将每片（粒）转移入另一盛有温度为37℃ ± 0.5℃的磷酸盐缓冲液（pH6.8）900ml的溶出杯中，照方法1缓冲液中溶出量项下进行测定。

（四）结果判定

1. 普通制剂　符合下述条件之一者，可判为符合规定。

（1）6片（粒、袋）中，每片（粒、袋）的溶出量按标示量计算，均不低于规定限度（Q）。

（2）6片（粒、袋）中，如有1~2片（粒、袋）低于但不低于Q-10%，且其平均溶出量不低于Q。

（3）6片（粒、袋）中，有1~2片（粒、袋）低于Q，其中仅有1片（粒、袋）低于Q-10%，但不低于Q-20%，且其平均溶出量不低于Q时，应另取6片（粒、袋）复试；初、复试的12片（粒、袋）中有1~3片（粒、袋）低于Q，其中仅有1片（粒、袋）低于Q-10%，但不低于Q-20%，且其平均溶出量不低于Q。

以上结果判断中所示的10%、20%是指相对于标示量的百分率（%）。

2. 缓释制剂或控释制剂　除另有规定外，符合下述条件之一者，可判为符合规定。

（1）6片（粒）中，每片（粒）在每个时间点测得的溶出量按标示量计算，均未超出规定范围。

（2）6片（粒）中，在每个时间点测得的溶出量，如有1~2片（粒）超出规定范围，但未超出规定范围的10%，且在每个时间点测得的平均溶出量未超出规定范围。

（3）6片（粒）中，在每个时间点测得的溶出量，如有1~2片（粒）超出规定范围，其中仅有1片（粒）超出规定范围的10%，但未超出规定范围的20%，且其平均溶出量未超出规定范围，应另取6片（粒）复试；初、复试的12片（粒）中，在每个时间点测得的溶出量，如有1~3片（粒）超出规定范围，其中仅有1片（粒）超出规定范围的10%，但未超出规定范围的20%，且其平均溶出量未超出规定范围。

以上结果判断中所示超出规定范围的10%、20%是指相对于标示量的百分率（%），其中超出规定范围10%是指：每个时间点测得的溶出量不低于低限的-10%，或不超过高限的+10%；每个时间点测得的溶出量应包括最终时间测得的溶出量。

3. 肠溶制剂　除另有规定外，符合下述条件之一者，可判为符合规定。

（1）酸中溶出量　①6片（粒）中，每片（粒）的溶出量均不大于标示量的10%；②6片（粒）中，有1-2片（粒）大于10%，但其平均溶出量不大于10%。

（2）缓冲液中溶出量　①6片（粒）中，每片（粒）的溶出量按标示量计算均不低于规定限度（Q）；除另有规定外，Q应为标示量的70%；②6片（粒）中仅有1~2片（粒）低于Q，但不低于Q-10%，且其平均溶出量不低于Q；③6片（粒）中如有1~2片（粒）低于Q，其中仅有1片（粒）低于Q-10%，但不低于Q-20%，且其平均溶出量不低于Q时，应另取6片（粒）复试；初、复试的 12 片（粒）中有 1~3 片（粒）低于 Q，其中仅有 1 片（粒）低于 Q－10%，但不低于 Q－20%，且其平均溶出量不低于 Q。

以上结果判断中所示的 10%、20% 是指相对于标示量的百分率（%）。

4. 透皮贴剂　除另有规定外，同缓释制剂或控释制剂。

四、能力训练

（一）操作条件

1. 仪器和用具

（1）溶出仪（图 E－3）。

（2）0.1 分度温度计，用于测量溶出杯内溶出介质温度。

（3）注射器（5ml、10ml、15ml、20ml 等合适的注射器）及取样针头。

（4）一般常用滤头及滤膜（不同规格，孔径不得大于 0.8μm）。

（5）试管及试管架，用于取样后样品放置。

（6）溶出量测定仪器：紫外－可见分光光度计。

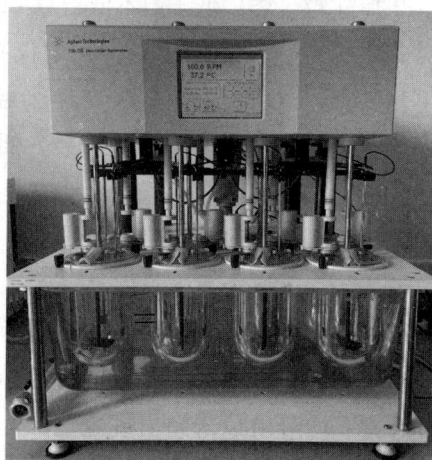

图 E－3　溶出度仪

2. 试药与试剂

（1）试药　对乙酰氨基酚片（溶出度测定样品）。

（2）溶出介质　按品种项下要求进行制备，溶出介质要求经脱气处理。脱气方法：取溶出介质，在缓慢搅拌下加热至约 41℃，并在真空条件下不断搅拌 5 分钟以上；或采用煮沸、超声、抽滤等其他有效的除气方法。

（二）注意事项

（1）在达到该品种规定的溶出时间时，应在仪器开动的情况下取样。自 6 杯中完成取样的时间应在 1 分钟内。

（2）需多次取样时，所量取溶出介质的体积之和应在溶出介质的 1% 之内，如超过总体积的 1% 时，应及时补充相同体积相同温度的溶出介质，或在计算时加以校正。

（3）测定时，除另有规定外，每个溶出杯中只允许投入供试品 1 片（粒、袋），不得多投，并应注意投入杯底中心位置。

（4）使用桨法时，当品种项下规定需要使用沉降篮时，可将胶囊剂先装入规定的沉降篮内；品种项下未规定使用沉降篮时，如胶囊剂浮于液面，可用一小段耐腐蚀的细金属丝轻绕于胶囊外壳。

（5）实验结束后，应用水冲洗篮轴、篮体或搅拌桨。转篮必要时可用水或其他溶剂超声处理、洗净。

（三）操作过程

序号	步骤	操作方法及说明	质量标准
1	仪器调试	测定前，应对仪器装置进行必要的调试	使转篮或桨叶底部距溶出杯的内底部 25mm ± 2mm
2	溶出介质配制	取稀盐酸 24ml 加水至 1000ml 为溶出介质	溶出介质按品种项下要求进行制备，溶出介质要求经脱气处理
3	加入溶出介质	分别量取溶出介质 1000ml 置各溶出杯内	实际量取的体积与规定体积的偏差应在 ±1% 范围之内
4	温度控制	开启仪器的预制温度，一般应根据室温情况，可稍高于37℃，以使溶出杯中溶出介质的温度保持在（37±0.5）℃，并应使用0.1分度的温度计，逐一在溶出杯中测量，六个溶出杯之间的差异应在0.5℃之内	应使用校准过的温度计监控实验前后及过程中介质的温度
5	测定	待溶出介质温度恒定在（37±0.5）℃后，取供试品6片，分别投入6个干燥的转篮内，将转篮降入溶出杯中。注意避免供试品表面产生气泡，立即按各品种项下规定的转速启动仪器，计时	使用篮法，转速为每分钟100转
6	取样	至30分钟时（实际取样时间与规定时间的差异不得过±2%），吸取溶出液适量。立即用适当的微孔滤膜滤过，自取样至滤过应在30秒内完成	取样位置应在转篮或桨叶顶端至液面的中点，距溶出杯内壁10mm处
7	稀释	精密量取续滤液适量，用 0.04% 氢氧化钠溶液稀释制成每 1ml 中含对乙酰氨基酚 5~10 μg 的溶液	
8	溶出量测定	在 257nm 的波长处测定吸光度	采用紫外-可见分光光度法测定
9	计算	计算每片的溶出量	按 $C_8H_9NO_2$ 的吸收系数 715，计算每片的溶出量
10	结果与判定	限度为标示量的80%，应符合规定	见结果判定普通制剂项下

【问题情境一】溶出介质按品种项下要求制备后，溶出介质要经过什么处理？如何处理？

答：溶出介质要求经脱气处理。脱气方法：取溶出介质，在缓慢搅拌下加热至约41℃，并在真空条件下不断搅拌5分钟以上；或采用煮沸、超声、抽滤等其他有效的除气方法。

【问题情境二】使用桨法时，品种项下未规定使用沉降篮时，如胶囊剂浮于液面，如何处理？

答：可用一小段耐腐蚀的细金属丝轻绕于胶囊外壳。

（四）学习结果评价

序号	评价内容	评价标准	评价结果（是/否）
1	溶出度与释放度测定的原理	理解溶出度与释放度测定的原理	
2	溶出度与释放度测定仪器、用具和试剂	熟悉并能正确使用溶出仪等仪器、用具和试剂	
3	溶出度与释放度测定的操作规范和实验操作	能按照篮法、桨法等的操作规范进行实验操作，独立进行溶出度测定并判定结果	

五、课后作业

1. 实际工作中测得 6 片供试品溶出度分别为 86%、86%、80%、90%、88%、87%，限度 85%，判断其结果是否符合规定？

2. 检验员在做盐酸二甲双胍片溶出度测定时，以 1000ml 水为溶出介质，转速为每分钟 100 转，依法操作，经 45 分钟时，取溶液 10ml，滤过，精密量取续滤液 1ml，置 50ml 量瓶中，加水稀释至刻度，摇匀，作为供试品溶液，在 233nm 的波长处分别测定吸光度，其中一片吸光度为 0.400、0.395、0.402、0.391、0.410、0.401；另精密称取盐酸二甲双胍对照品 11.55mg，加水稀释至浓度 5.77μg/ml，同法测得吸光度为 0.457。盐酸二甲双胍片规格为 250mg。计算每片的溶出量，并计算 6 片的平均溶出量。

（王　建）

E-2-3　能检查装量（重量）差异

PPT

一、核心概念

装量（重量）差异　药品实际重量与药品平均重量之间的差别。

二、学习目标

1. 熟练掌握电子天平的操作技能等。
2. 熟练掌握装量（重量）差异检查法的操作技能。
3. 能够正确判定装量（重量）差异检查的结果。

三、基本知识

（一）基本原理

重量差异检查的目的在于控制各片重量的一致性，保证用药剂量的准确。在片剂生产中，由于颗粒的均匀度和流动性、工艺、设备和管理等原因，都会引起片剂重量差异。

装量差异检查的目的在于控制各粒装量的一致性，保证用药剂量的准确。在胶囊生产过程中，由于空胶囊容积、粉末的流动性以及工艺、设备等原因，会引起胶囊剂内容物装量的差异。

糖衣片的片芯应检查重量差异并符合规定，包糖衣后不再检查重量差异；薄膜衣片应在包薄膜衣后检查重量差异并符合规定。

凡规定检查含量均匀度的片剂（或胶囊剂），一般不再进行重量差异（或装量差异）检查。

（二）检查法与结果判定

1. 重量差异检查法　取供试品 20 片，精密称定总重量，求得平均片重后，再分别精密称定每片的重量，每片重量与平均片重比较（凡无含量测定的片剂或有标示片重的中药片剂，每片重量应与标示片重比较），超出重量差异限度的不得多于 2 片，并不得有 1 片超出限度 1 倍。

2. 装量差异检查法　除另有规定外，取供试品 20 粒（中药取 10 粒），分别精密称定重量，倾出内容物（不得损失囊壳），硬胶囊囊壳用小刷或其他适宜的用具拭净；软胶囊或内容物为半固体或液体的硬胶囊囊壳用乙醚等易挥发性溶剂洗净，置通风处使溶剂挥尽，再分别精密称定囊壳重量，求出每粒内容物的装量与平均装量。每粒装量与平均装量相比较（有标示装量的胶囊剂，每粒装量应与标示装量比较），超出装量差异限度的不得多于 2 粒，并不得有 1 粒超出限度 1 倍。

3. 结果判定

（1）片剂　平均片重或标示片重 0.30g 以下，重量差异限度为 ±7.5%；平均片重或标示片重 0.30g 以上，重量差异限度为 ±5%。

（2）胶囊剂　平均装量或标示装量 0.30g 以下，装量差异限度为 ±10%；平均装量或标示装量 0.30g 以上，装量差异限度为 ±7.5%（中药 ±10%）。

四、能力训练

（一）操作条件

1. 仪器和用具

（1）分析天平（图 E-4），感量 0.1mg（适用于平均片重 0.30g 以下的片剂）或感量 1mg（适用于平均片重 0.30g 或 0.30g 以上的片剂），胶囊剂同理。

（2）扁形称量瓶。

（3）小毛刷。

（4）弯头或平头手术镊。

2. 试药

（1）维生素 B_6 片或维生素 C 片（重量差异检查样品）。

（2）布洛芬胶囊或头孢氨苄胶囊（装量差异检查样品）。

（二）安全及注意事项

（1）在称量前后，均应仔细查对药片或胶囊数。称量过程中，应避免用手直接接触供试品。已取出的药片或胶囊，不得再放回供试品原包装容器内。

（2）注意囊体和囊帽不得混淆。

（3）遇有检出超出重量差异限度的药片，宜另器保存，供必要时的复核用。

（4）称量期间保持天平室内温湿度稳定。

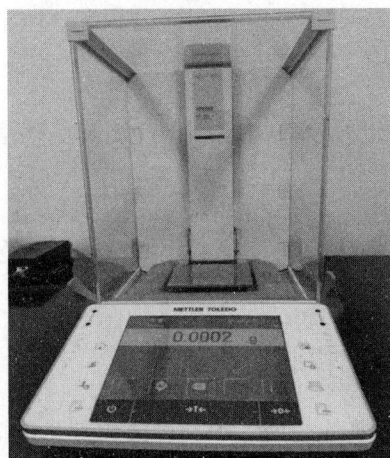

图 E-4　分析天平

（三）操作过程

序号	步骤	操作方法及说明	质量标准
1	仪器调试	打开电子天平，查看天平是否水平放置，天平自我校准，归零；确定天平的感量	电子天平经现场检定或校准合格后，严禁随意搬动，使用后及时清洁
2	片剂总重	取供试品 20 片，精密称定总重量，求得平均片重	平均片重 = 20 片总重量/20
3	每片重量	精密称定上述 20 片供试品每片的重量	
4	每粒胶囊重量	取供试品 20 粒，分别精密称定每粒胶囊重量	已取出的药片或胶囊，不得再放回供试品原包装容器内
5	胶囊内容物重量	倾出内容物（不得损失囊壳），硬胶囊囊壳用小刷或其他适宜的用具拭净；软胶囊或内容物为半固体或液体的硬胶囊囊壳用乙醚等易挥发性溶剂洗净，置通风处使溶剂挥尽，再分别精密称定囊壳重量，求出每粒内容物的装量与平均装量	
6	结果判定	片剂每片重量与平均片重比较，按质量标准规定，超出重量差异限度的不得多于 2 片，并不得有 1 片超出限度 1 倍；胶囊剂结果判定与片剂相同	片剂平均片重或标示片重 0.30g 以下，重量差异限度为 ±7.5%；平均片重或标示片重 0.30g 以上，重量差异限度为 ±5%；胶囊剂平均装量或标示装量 0.30g 以下，装量差异限度为 ±10%；平均装量或标示装量 0.30g 以上，装量差异限度为 ±7.5%

【问题情境一】 片剂标准中设置了含量均匀度检查项，是否还要检查重量差异？

答：《中国药典》（2020 年版）规定，凡规定检查含量均匀度的片剂（胶囊剂），一般不再进行重量差异（装量差异）检查。

【问题情境二】 片剂平均片重 0.29g，重量差异限度为多少？

答：平均片重或标示片重 0.30g 以下，重量差异限度为 ±7.5%。

（四）学习结果评价

序号	评价内容	评价标准	评价结果（是/否）
1	电子天平的操作使用	能熟练掌握电子天平的操作技能等	
2	装量（重量）差异检查法的操作技能	能独立进行装量（重量）差异检查	
3	检查结果的判定	能够正确判定装量（重量）差异检查结果	

五、课后作业

平均片重 0.2149g，计算其低限量及高限量。

（王建）

E-2-4　能检查含量均匀度

PPT

一、核心概念

含量均匀度　小剂量或单剂量的固体制剂、半固体制剂和非均相液体制剂的每片（个）含量符合标示量的程度。

二、学习目标

1. 掌握含量均匀度检查的原理。
2. 能根据药品标准，独立进行含量均匀度检查。
3. 能正确计算含量均匀度并判定实验结果。

三、基本知识

（一）基本原理

含量均匀度检查法是用于检查单剂量固体、半固体和非均相液体制剂含量符合标示量程度的检查方法。由于生产工艺或操作等方面的原因，绝大多数的固体制剂、半固体制剂和非均相液体制剂的一批产品中的每一个产品之间存在或多或少的差别。正是由于这种差别的存在，使批产品的含量测定结果存在一定的片面性，也就是说，即使批产品含量测定结果符合标准规定，也可能在该批产品中存在大量的有效成分含量超出期望的单位产品（以下简称：单剂）。

一些情况下，可以通过检查产品的重量（或装量）差异控制批产品的均匀程度。但是当各种原辅料混合不均匀时，即使单剂的重量（或装量）相同，其含量也存在一定的差异。

绝大多数药物制剂的制备过程都包括将各种原辅料混合均匀的工艺过程。由于这个工艺过程不稳定或不完善，可能引起批产品中每个产品的主药含量差别较大。特别是当一个单剂中主成分或复方制剂中某个主成分绝对量较小或主成分在整个处方中所占比重较小时，主成分很难与其他成分及辅料混合均匀，从而会导致批产品的不均匀。

除另有规定外，片剂、硬胶囊剂、颗粒剂或散剂等，每一个单剂标示量小于25mg或主药含量小于每一个单剂重量25%者；药物间或药物与辅料间采用混粉工艺制成的注射用无菌粉末；内充非均相溶液的软胶囊；单剂量包装的口服混悬液、透皮贴剂和栓剂等品种项下规定含量均匀度应符合要求的制剂，均应检查含量均匀度。复方制剂仅检查符合上述条件的组分，多种维生素或微量元素一般不检查含量均匀度。

凡检查含量均匀度的制剂，一般不再检查重（装）量差异。

除另有规定外，取供试品10个，照各品种项下规定的方法，分别测定每一个单剂以标示量为100的相对含量 X_i，求其均值 $\overline{X}$ 和标准差 $S\left(S=\sqrt{\dfrac{\sum_{i=1}^{n}(x_i-\overline{X})^2}{n-1}}\right)$，以及标示量与均值之差的绝对值 $A(A=|100-\overline{X}|)$。

（二）结果判定

若 $A+2.2S\leqslant L$，即判为符合规定。

若 $A+S>L$，即判为不符合规定。

若 $A+2.2S>L,A+S\leqslant L$，则应另取20片（个）复试。根据初、复试结果，计算30片（个）的均值、标准差 S 和标示量与均值之差的绝对值 A，再按下述公式计算并判定。

当 $A\leqslant0.25L$ 时，若 $A^2+S^2\leqslant0.25L^2$，则供试品的含量均匀度符合规定；若 $A^2+S^2>0.25L^2$ 则不符合规定。

当 $A>0.25L$ 时，若 $A+1.7S\leqslant L$，则供试品的含量均匀度符合规定；若 $A+1.7S>L$，则不符合规定。

上述公式中 L 为规定值。除另有规定外，$L=15.0$；单剂量包装的口服混悬液、内充非均相溶液的软胶囊、胶囊型或泡囊型粉雾剂、单剂量包装的眼用、耳用、鼻用混悬剂、固体或半固体制剂 $L=20.0$；透皮贴剂、栓剂 $L=25.0$。

如该品种项下规定含量均匀度的限度为±20%或其他数值时，$L=20.0$ 或其他相应的数值。

当各品种正文项下含量限度规定的上下限的平均值（T）大于100.0（%）时，若 $\overline{X}<100.0$，则 $A=100-\overline{X}$；若 $100.0\leqslant\overline{X}\leqslant T$，$A=0$；若 $\overline{X}>T$，则 $A=\overline{X}-T$。同上法计算，判断结果，即得。当 $T<100.0\%$ 时，应在各品种正文中规定 A 的计算方法。

四、能力训练

（一）操作条件

1. 仪器和用具

（1）电子天平，用于称取对照品。

（2）容量瓶（容量大小按该品种项下的规定），用于溶解样品及对照品。

（3）紫外－可见分光光度计，用于测定每片（个）的吸光度。

（4）超声仪，必要时辅助溶解样品。

（5）滤膜，过滤。

2. 试剂

（1）富马酸酮替芬片（含量均匀度检查样品）。

（2）水。

（二）安全及注意事项

（1）供试品主药必须溶解完全，必要时可用乳钵研磨或超声处理，促使溶解，并定量转移至量瓶中。

（2）测定时溶液必须澄清，如过滤不清，可离心后，取澄清溶液进行测定。

（3）用紫外–可见分光光度法测定含量均匀度时，所用溶剂需一次配够，当用量较大时，即使是同批号的溶剂，也应混合均匀后使用。

（三）操作过程

序号	步骤	操作方法及说明	质量标准
1	取样	取本品 1 片，置 100ml 量瓶中	含量均匀度检查供试品取样量为 10 片
2	供试品溶液配制	加水适量，振摇使富马酸酮替芬溶解，用水稀释至刻度，摇匀，滤过，取续滤液	供试品必须崩解完全；主药必须溶解完全
3	对照品溶液配制	取富马酸酮替芬对照品，精密称定，加水溶解并定量稀释制成每 1ml 中约含 14 μg 的溶液	对照品溶液一式两份
4	测定	在 301nm 的波长处，测定对照品溶液及每个供试品溶液的吸光度	采用紫外–可见分光光度法测定；测定时溶液必须澄清
5	记录与计算	记录所用检测方法、对照品信息、所用仪器型号及编号，以及对照品溶液和每个供试品溶液测得的吸光度等数据；计算每片以标示量为 100 的相对含量 X，求其均值 X_1 和标准差 S，以及标示量与均值之差的绝对值 A	计算，并将结果与 0.7272 相乘
6	结果判定	按"结果判定"项下进行结果判定	

【问题情境一】片剂含量均匀度与重量差异的区别和关系？

答：含量均匀度是指每片含量符合标示量的程度；重量差异是指混合均匀片剂之间的片重差异，规定检查含量均匀度的片剂不再检查重量差异。

【问题情境二】直接投片法检查片剂含量均匀度时，应注意哪些问题？

答：①片剂必须崩解完全，必要时可用少量水促使崩解（根据品种标准中的规定）。②主药必须溶解完全，必要时超声辅助溶解。③测定时溶液必须澄清，如过滤不清，可离心后，取澄清溶液进行测定。

（四）学习结果评价

序号	评价内容	评价标准	评价结果（是/否）
1	含量均匀度检查的原理	理解含量均匀度检查的原理	
2	含量均匀度检查	能根据药品标准，独立进行含量均匀度检查	
3	含量均匀度的计算与实验结果判定	能根据实验数据，正确计算含量均匀度并判定实验结果	

五、课后作业

一片剂某一批号样品测得 10 片供试品含量分别为：100.18%、99.60%、102.11%、103.42%、101.83%、101.82%、100.25%、100.12%、99.70%、100.12%，含量均匀度限度为 ±15%，判断该批样品含量均匀度是否符合规定。

（王　建）

E-2-5 能检查不溶性微粒

PPT

一、核心概念

1. 不溶性微粒 可流动的、随机存在于静脉注射用药物中不溶于水的微小颗粒，是药物在生产或应用中经过各种途径污染的微小颗粒杂质，是肉眼不可见、易动性的非代谢性的有害粒子。

2. 不溶性微粒检查 以检查静脉用注射剂（溶液型注射液、注射用无菌粉末、注射用浓溶液）及供静脉注射用无菌原料药中不溶性微粒的大小及数量。

二、学习目标

1. 掌握不溶性微粒测定的原理。
2. 熟悉不溶性微粒检查（光阻法）的仪器、用具。
3. 能独立进行静脉用注射剂不溶性微粒检查（光阻法）。

三、基本知识

不溶性微粒是外来物质，粒径一般在 $2 \sim 50 \mu m$ 之间，肉眼难以看见，主要包括钙、硅等无机微粒，或是炭黑、纤维、细菌、霉菌、芽孢和结晶体、玻璃屑，以及塑料微粒、橡胶微粒等，是由药品生产、储存、运输和临床使用等过程的污染，以及药物配伍时的物理或化学性质变化而产生，其粒径超过一定大小，或数量超过一定限度，就不能在体内被代谢，会对人体产生一些危害，如形成肉芽肿、产生局部组织栓塞坏死、静脉炎、肿瘤或肿瘤样反应严重时甚至还可引起变态反应危及生命，因此有必要对其进行检查并严格控制。

不溶性微粒检查法包括光阻法和显微计数法。当光阻法测定结果不符合规定或供试品不适于用光阻法测定时，应采用显微计数法进行测定，并以显微计数法的测定结果作为判定依据。

光阻法不适用于黏度过高和易析出结晶的制剂，也不适用于进入传感器时容易产生气泡的注射剂。对于黏度过高，采用两种方法都无法直接测定的注射液，可用适宜的溶剂稀释后测定。

试验环境及检测试验操作环境应不得引入外来微粒，测定前的操作应在洁净工作台进行。玻璃仪器和其他所需的用品均应洁净、无微粒。本法所用微粒检查用水（或其他适宜溶剂），使用前须经不大于 $1.0 \mu m$ 的微孔滤膜滤过。

取微粒检查用水（或其他适宜溶剂）符合下列要求：光阻法取 50ml 测定，要求每 10ml 含 $10 \mu m$ 及 $10 \mu m$ 以上的不溶性微粒数应在 10 粒以下，含 $25 \mu m$ 及 $25 \mu m$ 以上的不溶性微粒数应在 2 粒以下。显微计数法取 50ml 测定，要求含 $10 \mu m$ 及 $10 \mu m$ 以上的不溶性微粒数应在 20 粒以下，含 $25 \mu m$ 及 $25 \mu m$ 以上的不溶性微粒数应在 5 粒以下。

（一）检查方法

1. 光阻法 当液体中的微粒通过一窄细检测通道时，与液体流向垂直的入射光，由于被微粒阻挡而减弱，因此由传感器输出的信号降低，这种信号变化与微粒的截面积大小相关。仪器通常包括取样器、传感器和数据处理器三部分。

光阻法作为自动化、智能化程度高的仪器分析方法，具有操作简单、快速、灵敏、取样体积准确、重复性高等优点，是目前检测不溶性微粒的主要方法。但该方法在测定过程中受取样方式、样品颜色、黏度、气泡等诸多因素影响，如凡是对于显微可见的固体微粒、气泡和液体微粒都被计数，可能造成测定值较实际值偏高，准确度受到影响。

2. 显微镜法 将一定体积的供试液滤过，使所含不溶性微粒截留在微孔滤膜上，在 100 倍显微镜下，用经标定的目镜测微尺分别测定其最长直径在 10μm 及以上和 25μm 及以上的微粒，根据过滤面积上的微粒总数，计算出被检供试液每 1ml（或每个容器/份）中含不溶性微粒的数量。

显微计数法采用目测计数，智能化程度较低，计数时很大程度上依赖于操作员的判断，带有一定的主观性，重复性较差。但该方法直接将膜上的微粒与标定是微尺进行比较，较为直观，结果准确度较光阻法高。对于光阻法无法测定的乳剂、胶体、脂质体等供试品可以直接进行测量，适用性较广。

（二）结果判定

（1）标示装量≥100ml 的静脉用注射液，除另有规定外，每 1ml 中含 10μm 及 10μm 以上的微粒数不得过 25 粒，含 25μm 及 25μm 以上的微粒数不得过 3 粒。

（2）标示装量 <100ml 的静脉用注射液、静脉注射用无菌粉末、注射用浓溶液及供注射用无菌原料药，除另有规定外，每个供试品容器（份）中含 10μm 及 10μm 以上的微粒数不得过 6000 粒，含 25μm 及 25μm 以上的微粒数不得过 600 粒。

四、能力训练

（一）操作条件

1. 仪器和用具 不溶性微粒测定仪（图 E-5）

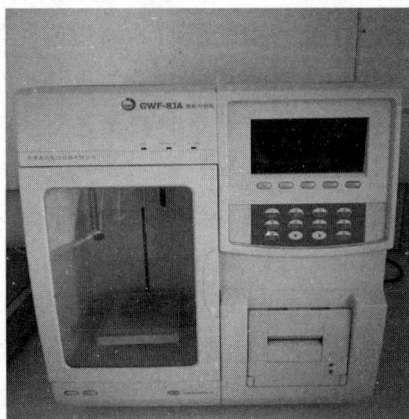

图 E-5 不溶性微粒测定仪

2. 试药与试剂

（1）氯化钠注射液（≥100ml）

（2）微粒检查用水

（二）安全及注意事项

（1）为确保玻璃仪器和其他所需用品洁净无微粒，使用前需小心清洗，试验前再用微粒检查用水按从上至下、从外至内的顺序进行冲洗。

（2）直接取样法可考察多支样品检查结果的重现性，体现各容器间的差异，但在测定过程中应尽量保持操作一致性（如容器翻转次数、取样方式、除气泡方式、搅拌速度等），以确保测定结果的可靠性。

（三）操作过程

不溶性微粒（光阻法）检查法有：①标示装量为 25ml 或 25ml 以上的静脉用注射液或注射用浓溶

液；②标示装量为 25ml 以下的静脉用注射液或注射用浓溶液；③静脉注射用无菌粉末；④供注射用无菌原料药。下表为标示装量为 25ml 或 25ml 以上的静脉用注射液或注射用浓溶液的不溶性微粒（光阻法）检查法操作过程。

序号	步骤	操作方法及说明	质量标准
1	仪器调试	打开仪器预热，待仪器稳定后，取微粒检查用水冲洗仪器管路	定期对仪器进行检定/校准
2	供试品前处理	取供试品至少 4 个，用水将容器外壁洗净，小心翻转 20 次，使溶液混合均匀	
3	取样	立即小心开启容器，先倒出部分供试品溶液冲洗开启口及取样杯，再将供试品溶液倒入取样杯中，静置 2 分钟或适当时间脱气泡，置于取样器上或将供试品容器直接置于取样器上	
4	测定	开启搅拌，使溶液混匀（避免气泡产生），每个供试品依法测定至少 3 次，每次取样应不少于 5ml	记录数据，弃第一次测定数据，取后续测定数据的平均值作为测定结果
5	结果判定	每 1ml 中含 10μm 及 10μm 以上的微粒数不得过 25 粒，含 25μm 及 25μm 以上的微粒数不得过 3 粒	光阻法作为首选方法，显微计数法为仲裁方法，以保证测定结果的准确性

【问题情境一】检验员在用光阻法检查不溶性微粒时，为何要弃去第一次数据？

答：受检测仪器取样结构的限制，光阻法微粒检测仪取样头一般为一定长度的不锈钢中空圆管，具有一定的"死体积"，因此每个供试品应依法测定至少 3 次，必须弃去第一次测定数据，取后续测定数据的平均值作为测定结果。

【问题情境二】实际工作中用光阻法检查时，影响测定结果的因素主要包括哪些？

答：环境、检品取样方式、仪器设备、样品性质、样品稀释倍数。

（四）学习结果评价

序号	评价内容	评价标准	评价结果（是/否）
1	不溶性微粒测定的原理	理解不溶性微粒测定的原理	
2	不溶性微粒检查（光阻法）的仪器、用具	能正确使用不溶性微粒仪	
3	静脉用注射剂不溶性微粒检查（光阻法）	能按光阻法操作规范，独立进行静脉用注射剂不溶性微粒检查，并正确判定结果	

五、课后作业

1. 请简述标示装量 ≥100ml 的大容量静脉注射液（光阻法）的不溶性微粒判定结果。

2. 不溶性微粒检查光阻法和显微镜法的优缺点是什么？

（王 建）

E-2-6 能检查可见异物

PPT

一、核心概念

可见异物　存在于注射剂、眼用液体制剂和无菌原料药中，在规定条件下目视可以观测到的不溶性物质，其粒径或长度通常大于 50μm。

二、学习目标

1. 掌握可见异物检查的原理。
2. 熟悉可见异物检查（灯检法）的仪器、用具。
3. 掌握灯检法的操作规范，能独立进行药品可见异物检查。

三、基本知识

（一）概述

可见异物是存在于注射剂、眼用液体制剂和无菌原料中可目视检出的不溶性物质，既可由外源污染产生，如金属屑、玻璃屑、纤毛、块状物等；也可由内源产生，如药品中存在或产生的不溶物、析出的沉淀物、结晶等。可见异物不仅直接关系到患者的用药安全，也可间接反映出药品是否严格按照药品生产质量管理规范（GMP）的要求生产，产品的处方、工艺和药包材的选择是否合理，剂型的选择是否得当，因此对可见异物进行严格控制很有必要。

可见异物检查法有灯检法和光散射法。一般常用灯检法，也可采用光散射法。灯检法不适用的品种，如用深色透明容器包装或液体色泽较深（一般深于各标准比色液 7 号）的品种可选用光散射法；混悬型、乳状液型注射液和滴眼液不能使用光散射法。

灯检法是在合适的光源照度下检查注射剂、眼用液体制剂和无菌原料中是否存在不得检出的明显可见异物或超出规定量的微细可见异物。不反光的黑色背景用于检查无色或白色异物，不反光的白色背景用于检查有色异物。用无色透明容器包装的无色供试品溶液，检查时被观察供试品所在处的光照度应为 1000～1500lx；用透明塑料容器包装、棕色透明容器包装的供试品或有色供试品溶液，光照度应为 2000～3000lx；混悬型供试品或乳状液，光照度应增加至约 4000lx。

除另有规定外，注射液和眼用液体制剂取供试品 20 支（瓶）进行检查；注射用无菌制剂取供试品 5 支（瓶），用适宜的溶剂和适当的方法使药粉完全溶解后进行检查；无菌原料药按抽样要求称取各品种制剂项下的最大规格量 5 份，分别置洁净透明的适宜容器内，采用适宜的溶剂及适当的方法使药物全部溶解后进行检查。

（二）结果判定

供试品中不得检出金属屑、玻璃屑、长度超过 2mm 的纤维、最大粒径超过 2mm 的块状物以及静置一定时间后轻轻旋转时肉眼可见的烟雾状微粒沉积物、无法计数的微粒群或摇不散的沉淀，以及在规定时间内较难计数的蛋白质絮状物等明显可见异物。

供试品中如检出点状物、2mm 以下的短纤维和块状物等微细可见异物，生化药品或生物制品若检出半透明的小于约 1mm 的细小蛋白质絮状物或蛋白质颗粒等微细可见异物，除另有规定外，应分别符合下列各表中的规定。

生物制品注射液、滴眼剂结果判定

类别	微细可见异物限度	
	初试 20 支（瓶）	初、复试 40 支（瓶）
注射液	装量 50ml 及以下，每支（瓶）中微细可见异物不得超过 3 个 装量 50ml 以上，每支（瓶）中微细可见异物不得超过 5 个 如仅有 1 支（瓶）超出，符合规定	2 支（瓶）及以上超出，不符合规定
滴眼剂	如检出 2 支（瓶）超出，复试 如检出 3 支（瓶）及以上超出，不符合规定	3 支（瓶）及以上超出，不符合规定

非生物制品注射液、滴眼剂结果判定

类别		微细可见异物限度	
		初试 20 支（瓶）	初、复试 40 支（瓶）
注射液	静脉用	如 1 支（瓶）检出，复试 如 2 支（瓶）或以上检出，不符合规定	超过 1 支（瓶）检出，不符合规定
	非静脉用	如 1～2 支（瓶）检出，复试 如 2 支（瓶）以上检出，不符合规定	超过 2 支（瓶）检出，不符合规定
滴眼剂		如 1 支（瓶）检出，符合规定 如 2～3 支（瓶）检出，复试 如 3 支（瓶）以上检出，不符合规定	超过 3 支（瓶）检出，不符合规定

既可静脉用也可非静脉用的注射液，以及脑池内、硬膜外、椎管内用的注射液应执行静脉用注射液的标准，混悬液与乳状液仅对明显可见异物进行检查。

注射用无菌制剂 5 支（瓶）检查的供试品中如检出微细可见异物，每支（瓶）中检出微细可见异物的数量应符合下表的规定；如有 1 支（瓶）超出下表中限度规定，另取 10 支（瓶）同法复试，均应不超出下表中限度规定。

注射用无菌制剂结果判定

类别		每支（瓶）中细微可见异物限度
生物制品	复溶体积 50ml 及以下	≤3 个
	复溶体积 50ml 以上	≤5 个
非生物制品	冻干	≤3 个
	非冻干	≤5 个

无菌原料药 5 份检查的供试品中如检出微细可见异物，每份供试品中检出微细可见异物的数量应符合相应注射用无菌制剂的规定；如有 1 份超出限度规定，另取 10 份同法复试，均应不超出限度规定。

四、能力训练

（一）操作条件

1. 仪器和用具　可见异物检测仪（图 E-6）

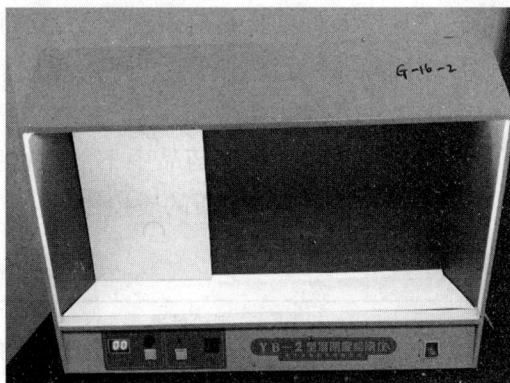

图 E-6　可见异物检测仪

2. 试药与试剂　氯化钠注射液

（二）安全及注意事项

（1）所使用的专用玻璃容器应洁净透明避免污染，否则会对供试品检验结果的判定造成影响。

（2）有些供试品的溶解对温度较为敏感，可以使用30℃的不溶性微粒检查用水进行溶解，以免因为溶解不完全造成对供试品检查结果的误判。另外，应确保制备供试品溶液所使用的溶剂量能使药物完全溶解。

（3）实验室检测时应避免引入可见异物。当制备注射用无菌粉末和无菌原料药供试品溶液时，或供试品的容器不适于检查（如透明度不够、不规则形状容器等），需转移至适宜容器中时，均应在100级的洁净环境（如层流净化台）中进行。

（4）一般气泡是向上走的且速度较快，但对于略黏稠的液体来说，气泡会停止不动或向上走得很慢，在这种情况下，应注意区别气泡和可见异物。

（三）操作过程

序号	步骤	操作方法及说明	质量标准
1	仪器调试	打开仪器，选择合适照度	用无色透明容器包装的无色供试品溶液，检查时光照度为1000～1500lx
2	取样	取供试品20瓶，除去容器标签，擦净容器外壁，必要时将药液转移至洁净透明的适宜容器内	注射液取供试品20支（瓶）进行检查
3	检查	将供试品置遮光板边缘处，在明视距离（供试品至人眼的清晰观测距离，通常为25cm），手持容器颈部，轻轻旋转和翻转容器（但应避免产生气泡），使药液中可能存在的可见异物悬浮，分别在黑色和白色背景下目视检查，重复观察，总检查时限为20秒	供试品装量每支（瓶）在10ml及10ml以下的，每次检查可手持2支（瓶）。50ml或50ml以上大容量注射液按直、横、倒三步法旋转检视供试品溶液中有大量气泡产生影响观察时，需静置足够时间至气泡消失后检查
4	结果判定	照"结果判定"项下进行结果判定	

【问题情境一】如何区分可见异物和气泡？

答：一般气泡是向上走的且速度较快，但对于略黏稠的液体来说，气泡会停止不动或向上走得很慢，在这种情况下，应注意区别气泡和可见异物。

【问题情境二】可见异物与不溶性微粒检查的区别是什么？

答：目前普遍采用可见异物检查及不溶性微粒检查来控制药品中存在的不溶性物质。其中，可见异物是指存在于注射液、滴眼剂中，在规定条件下目视可观测到的不溶性物质；不溶性微粒检查系在可见异物检查符合规定后进行，用来对静脉注射剂进行更严格的控制，主要控制肉眼不可见的小于50μm的不溶性物质。

两项检查对不溶性物质的测量范围相互衔接，根据药品中不溶性物质的危害程度，分别从宏观和微观进行必要的控制，共同构成一个完善的对不溶性物质的质控体系。

（四）学习结果评价

序号	评价内容	评价标准	评价结果（是/否）
1	可见异物检查的原理	正确理解可见异物检查的原理	
2	可见异物检查仪器、用具	能正确使用可见异物（灯检法）检查的仪器、用具	
3	药品可见异物检查	能按照灯检法的操作规范，独立进行可见异物检查，并根据各种剂型的具体要求，正确判定可见异物检查结果	

五、课后作业

1. 适用于无色注射液或滴眼液的光照度为多少？

2. 取某批号溶液型滴眼剂 20 支，做可见异物检查，结果发现 2 支里面有 2mm 以下的白点，另取同批号样品 20 支同法复试，发现 1 支有小于 2mm 的纤毛，问该批号溶液型滴眼剂可见异物是否合格并阐明原因。

（王　建）

F 药品含量测定

F-1 容量分析法应用

F-1-1 能使用酸碱滴定法测定药品含量

PPT

一、核心概念

1. 酸碱滴定法 利用酸和碱在水中以质子转移反应为基础的滴定分析方法。

2. 滴定突跃 在化学计量点前后 ±0.1% 范围内，被测溶液浓度及其相关参数发生了急剧变化，称为滴定突跃。

3. 精密称定 称取重量应准确至所取重量的千分之一。

4. 约 取用量为"约"若干时，系指取用量不得超过规定量的 ±10%。

5. 滴定度 每1ml滴定液相当于被测药物的质量（g）。

二、学习目标

1. 能规范、熟练地使用滴定管。
2. 能使用酸碱滴定法测定药品的含量。
3. 能计算药品含量。

三、基本知识

（一）滴定管的使用

1. 使用前的准备 滴定管在使用前首先是检漏，活塞转动是否正常。

（1）酸式滴定管的检查方法 将滴定管装满水，垂直置于滴定管架上，静置2分钟后观察，管的下口有无水珠滴出，活塞两端缝隙有无水渗出，然后把活塞转动180°，观察，若两次均无水漏出，即可使用。如果有水漏出，则说明该滴定管是漏的，聚四氟乙烯塞的滴定管可旋紧活塞，玻璃塞的滴定管应涂凡士林。

（2）碱式滴定管的检漏方法 将滴定管装满自来水，垂直置于滴定管架上，静置2分钟，仔细观察刻线上的液面是否下降，或滴定管下端尖嘴处有无水滴流出，若漏水，应调换乳胶管中的玻璃珠；若不漏水，则检验完毕。

2. 洗涤 先用自来水冲洗，若滴定管较脏，可用洗涤剂洗涤，必要时可以浸泡过夜，再用自来水冲洗后，用蒸馏水分别冲洗3遍。

3. 装滴定液 将试剂瓶中滴定液充分摇匀，然后用该滴定液润洗滴定管3次，以除去管内残留水分，保证滴定液的浓度不变。润洗时每次倒入5~10ml，必须从试剂瓶中直接倒入滴定管，不能借用任何其他容器，以免滴定液浓度改变或受污染。润洗处理完毕后，即可将滴定液直接倒入滴定管中，至"0"刻度线以上。静置2分钟。

若有气泡时要排除气泡，以免体积发生变化。排气泡方法如下：快速打开酸式滴定管的活塞，使溶液快速冲出，将气泡排除；碱式滴定管则应将胶管向上弯曲，用力捏挤玻璃珠使溶液从尖嘴迅速排出，赶出气泡。气泡排出后，再调节液面至 0.00ml 处；或记下初读数，即可开始滴定分析。

4. 滴定操作 使用酸式滴定管时，用左手控制活塞，大拇指在前，食指和中指在后，轻轻向内扣住活塞，手心空握以防将活塞顶出。右手握锥形瓶，边滴定边旋摇。使用碱式滴定管时，应控制好玻璃珠，左手拇指在前，食指在后，捏住玻璃珠部位的稍上方的乳胶管，无名指和小指夹住尖嘴玻璃管，向手心挤捏乳胶管，使其与玻璃珠之间形成一条缝隙，溶液即可流出。

在锥形瓶中进行滴定时，先调节滴定管的高度，使其尖端插入锥形瓶口中约 1cm，并能使右手握住锥形瓶颈部旋摇自如。旋摇时，应向同一方向作圆周旋摇运动，以防溶液溅出。

控制滴定速度，开始滴定时速度可稍快，但应该保持滴定液流出速度以"成滴不成线"为宜（6～8ml/min）。滴定至近终点时，滴定速度应放慢，做到逐滴滴加，甚至半滴、四分之一滴缓慢滴加，而且用洗瓶吹入少量蒸馏水冲洗锥形瓶内壁，使附着的溶液淋下，以保证滴定终点准确无误。

在烧杯中进行滴定时，注意小心搅拌，或用自动搅拌器进行搅拌。

5. 读数 滴定结束后，必须按规定正确读数。

装满溶液调零点或滴定结束读数时，必须等 30 秒后再调零或读取数据。（附着在内壁上的溶液向下流完，液面才稳定）。

读数时，应将滴定管取下，用右手拇指和食指捏住滴定管上部无刻度处，使滴定管垂直，读数。

（1）无色溶液的读数 因无色溶液在滴定管中的弯月面比较清楚，读数时，眼睛视线应与溶液弯月面下缘最低点在同一水平上。

（2）深色溶液的读数 因深色溶液的弯月面难以看清，可读液面的上缘。

滴定管的读数要求估读到 0.01ml，读数后立即记录在实验记录本上，为减少误差，一次滴定的始末两次读数要由一个人用同样的方法读取。

6. 滴定后处理 滴定完毕，滴定管内剩余溶液应弃去，不能倒入原试剂瓶中。用水冲洗干净，倒夹在滴定管架上（防止灰尘落入）。

（二）方法概述

1. 原理 酸碱滴定法是以酸或碱性滴定液滴定被测物质，以酸碱指示液或电位法指示终点，根据酸或碱性滴定液浓度和消耗的体积，计算被测物质的含量。用此法测定的被测物质必须满足 $c \cdot K \geq 10^{-8}$（c 为被测物质的浓度，K 为其解离常数）。

2. 酸碱指示剂 酸碱指示剂是一类有机弱碱或弱酸，因它们的共轭酸碱对具有不同结构，故呈现不同的颜色。当溶液 pH 值改变，指示剂得到或失去质子，其结构发生改变，引起颜色变化。酸碱滴定法常用酸碱指示剂来指示滴定终点的到达。指示剂变色范围全部或部分在滴定突跃范围内的指示剂，都可以指示滴定终点。几种常用酸碱指示剂见表 1。

表 1 几种常用的酸碱指示剂

指示剂	变色范围 pH	颜色		浓度（g/ml）	用量（滴/10ml）
		酸色	碱色		
百里酚蓝	1.2～2.8	红	黄	0.1% 的 20% 乙醇溶液	1～2
甲基黄	2.9～4.0	红	黄	0.1% 的 90% 乙醇溶液	1
甲基橙	3.2～4.4	红	黄	0.1% 的水溶液	1
溴酚蓝	2.8～4.6	黄	蓝绿	0.05% 的钠盐水溶液	1
溴甲酚绿	3.6～5.2	黄	蓝	0.05% 的钠盐水溶液	1
甲基红	4.2～6.3	红	黄	0.05% 的钠盐水溶液	1

续表

指示剂	变色范围 pH	颜色		浓度（g/ml）	用量（滴/10ml）
		酸色	碱色		
溴百里酚蓝	6.2～7.6	黄	蓝	0.1%的20%乙醇溶液或其钠盐的水溶液	1
中性红	6.8～8.0	红	黄	0.5%的水溶液	1
酚红	6.7～8.4	黄	红	0.1%的60%乙醇溶液	1
酚酞	8.3～10.0	无	红	1.0%的90%乙醇溶液	1～3
百里酚酞	9.4～10.6	无	蓝	0.1%的90%乙醇溶液	1～2

（三）应用实例——阿司匹林的含量测定

阿司匹林（$C_9H_8O_4$）为白色结晶或结晶性粉末；无臭或微带醋酸臭，味微酸；遇湿气即缓缓水解。在乙醇中易溶，在三氯甲烷或乙醚中溶解，在水或无水乙醚中微溶；在氢氧化钠溶液或碳酸钠溶液中溶解，但同时分解。阿司匹林分子结构中具有苯环、羧基，羧基邻位的酚羟基被酯化，其化学结构如下：

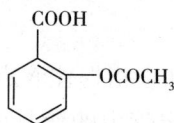

游离羧基具有酸性，阿司匹林中游离羧基的 K_a 为 3.27×10^{-4}，因此，其原料药在合适的溶剂中，可用标准碱溶液直接滴定，测定含量。

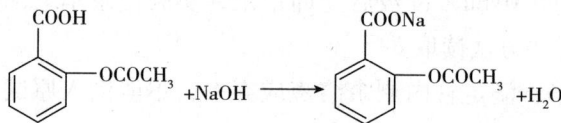

每1ml 氢氧化钠滴定液（0.1mol/L）相当于18.02mg 的 $C_9H_8O_4$。含量计算公式为：

$$供试品\% = \frac{V \times F \times T}{W \times 1000} \times 100\%$$

式中，V——供试品消耗的氢氧化钠滴定液的体积，ml；

T——滴定度，mg/ml；

F——氢氧化钠滴定液的浓度校正因子；

W——供试品的称样量，g。

四、能力训练

（一）操作条件

1. 试剂、试药 阿司匹林原料药、乙醇、溶液氢氧化钠滴定液（0.1000mol/L）、酚酞指示液

2. 仪器、设备 万分之一分析天平、酸式滴定管、锥形瓶、烧杯、量筒、洗瓶

（二）安全及注意事项

（1）有机溶剂的使用应在通风橱内进行。

（2）规范使用分析天平、滴定管。

（3）为了防止阿司匹林的酯键在滴定时水解使结果偏高，测定中不能用水作溶剂，而应在中性乙醇溶液中溶解样品进行滴定。

（4）本品是弱酸，用强碱滴定时，化学计量点偏碱性，故指示剂选用在碱性区变色的酚酞。

（5）滴定时应在不断振摇下稍快进行，以防止局部碱度过大而促使其水解。

（6）测定时温度在 0℃ ~40℃ 范围内，对结果无影响。

（三）操作过程

序号	步骤	操作方法及说明	质量标准
1	检漏	将滴定管装满水，垂直置于滴定管架上，静止 2 分钟后观察，仔细观察刻线上的液面是否下降，或滴定管下端尖嘴处有无水滴流出，若漏水，应调换乳胶管中的玻璃珠；聚四氟乙烯塞的滴定管可旋紧活塞	滴定管可用，不漏液（滴定管的检漏/滴定管检漏时的状态）
2	洗涤	先用自来水冲洗，若滴定管较脏，可用铬酸洗液浸泡后洗涤干净，再用自来水冲洗后，用蒸馏水分别冲洗 3 遍	滴定管内壁不挂水珠
3	润洗	将试剂瓶中氢氧化钠滴定液充分摇匀，然后用其润洗滴定管 3 次，以除去管内残留水分，保证滴定液的浓度不变。润洗时每次倒入 5 ~ 10ml，必须从试剂瓶中直接倒入滴定管，不能借用任何其他容器，以免滴定液浓度改变或受污染	
4	装液、调零	将氢氧化钠滴定液直接倒入滴定管中，至"0"刻度线以上，静置 2 分钟后，调节液面至 0.00ml 处	凹液面下缘最低点与 0.00ml 相切；滴定管尖无气泡（无色溶液读数/滴定管中无色液面的读数）
5	称量	取阿司匹林原料药约 0.4g，精密称定，置于锥形瓶中，并记录称重量	称量范围在 0.36 ~ 0.44g
6	中性乙醇配制	取 95% 乙醇适量，滴加 3 滴酚酞指示液，用氢氧化钠滴定液（0.1mol/L）滴定至对酚酞显中性	乙醇溶液呈浅粉红色（对酚酞显中性时乙醇的颜色/乙醇加酚酞指示液显示浅粉色）
7	含量测定	取中性乙醇 20ml 溶解阿司匹林后，加酚酞指示液 3 滴，用氢氧化钠滴定液（0.1mol/L）滴定到终点	滴定终点为浅粉红色（滴定终点前后溶液颜色/淀粉指示液滴定终点前后颜色变化）
8	读数并记录数据	将滴定管取下，右手拇指和食指捏住滴定管上部无刻度处，使滴定管垂直，读数；记录下滴定体积	眼睛视线应与溶液弯月面最低点在同一水平上（滴定完成时的正确读数方式/完成滴定后的读数方式）
9	计算	按公式 $X\% = \dfrac{V \times F \times T}{W \times 1000} \times 100\%$ 计算阿司匹林的含量	按干燥品计算，本品含 $C_9H_8O_4$ 不得少于 99.5%

【问题情境一】某批次阿司匹林原料药中游离水杨酸超过规定限量，是否需要继续测定阿司匹林的含量？

答：当阿司匹林原料药中水杨酸超过规定限度，不宜用酸碱滴定法测定含量。因为水杨酸也会消耗氢氧化钠滴定液，使结果偏高。

【问题情境二】小张测定阿司匹林原料药的含量时，配好中性乙醇后，过了一会儿，他发现乙醇溶液变无色了，又往其中加了几滴氢氧化钠滴定液，使其显粉红色，这样操作对测定结果有什么影响？

答：会使滴定结果偏低，因为乙醇溶液中碱溶液偏多，会中和部分阿司匹林，使其消耗氢氧化钠滴定液体积偏小。

（四）学习结果评价

序号	评价内容	评价标准	评价结果（是/否）
1	滴定管的使用	能按照滴定管操作过程正确操作滴定管	
2	能使用酸碱滴定法测定药品含量	正确称量，正确判断滴定终点颜色，能正确利用公式计算药物含量	

五、课后作业

无水碳酸钠是一种药用辅料，其含量测定法如下。

取本品约 1.5g，精密称定，加水 50ml 使溶解，加甲基红 – 溴甲酚绿混合指示液 10 滴，用盐酸滴定液（1.0mol/L）滴定至溶液由绿色变为紫红色，煮沸 2 分钟，冷却至室温，继续滴定至溶液由绿色转变为暗紫色，并将滴定的结果用空白试验校正。

请将下列操作步骤填写完整。

选用（　　）滴定管——→滴定管（　　）——→洗涤仪器——→（　　）滴定管——→装液——→称量，并溶解样品——→加入相关试剂——→滴定。

（丁 丽）

F – 1 – 2　能使用非水溶液滴定法测定药品含量

PPT

一、核心概念

1. 非水溶液滴定法　以质子转移反应为基础的，在非水溶剂中进行的酸碱滴定方法。

2. 自身离解常数（K_s）　一定温度下，物质自身电离出的阳离子和阴离子的浓度的乘积是一个常数，这个常数称为自身离解常数，也称为离子积常数。

二、学习目标

1. 能正确理解非水溶液滴定法的基本原理。
2. 能使用非水溶液滴定法测定药品的含量。
3. 能计算药品含量。

三、基本知识

（一）基本原理

1. 溶剂的分类　非水溶液滴定法中常用溶剂分为质子溶剂和无质子溶剂。

质子溶剂存在质子转移，根据接受质子的能力大小，可分为酸性溶剂、碱性溶剂和两性溶剂。酸性溶剂给出质子的能力较强，适合作为弱碱性物质的溶剂介质，如冰醋酸；碱性溶剂接受质子的能力较强，适合作为弱酸性物质的溶剂介质，如乙醇胺、二甲基甲酰胺；两性溶剂既能给出质子又能接受质子，适合作为不太弱的酸、碱性物质的溶剂介质，如甲醇、乙醇、乙二醇等醇类。

无质子溶剂没有质子的转移，可分为偶极亲质子溶剂和惰性溶剂。偶极亲质子溶剂有较弱的接受质子和形成氢键的能力，如酮类、酰胺类、吡啶、二甲基亚砜等。惰性溶剂不参与反应，也不能形成氢键，常与质子溶剂混合使用，改善待测物质的溶解性，增大滴定突跃，如二氧六环、三氯甲烷等。

2. 溶剂的性质

（1）溶剂的解离　除了惰性溶剂外，非水溶剂均会发生离解，溶剂自身离解常数 K_s 值的大小，对滴定突跃的范围具有一定的影响。K_s 值越小，突跃范围越大，表明反应进行更完全，原先在水中不能滴定的酸和碱，在非水溶剂中可能被滴定。

（2）溶剂的酸碱性　酸在溶剂中的表观酸度决定于酸的固有酸度和溶剂的固有碱度，即决定于酸给出质子的能力和溶剂接受质子的能力；同理，碱在溶剂中的表观碱度决定于碱的固有碱度和溶剂的固有酸度，即决定于碱接受质子的能力和溶剂给出质子的能力。

如弱碱在水中 $c \cdot K_b < 10^{-8}$ 时，不能被高氯酸滴定，因为其质子反应不完全，但若换成冰醋酸，由于冰醋酸碱性较水弱，其质子转移反应能完全进行，则高氯酸溶于冰醋酸时，会发生下列反应：

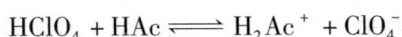

$$HClO_4 + HAc \rightleftharpoons H_2Ac^+ + ClO_4^-$$

滴定时，醋酸合质子（H_2Ac^+）和醋酸根离子（Ac^-）会发生反应，生成醋酸（HAc），反应可进行完全，因此可以进行滴定。

3. 均化效应和区分效应 水可接受酸的质子形成水合质子（H_3O^+），不同强度的酸都被均化或拉平到 H_3O^+ 的酸度。常见的无机酸（如高氯酸、硫酸、氢卤酸）在水中均是强酸。同理，不同强度的碱在酸性溶剂中也可被均化到同一强度。这种将不同强度的酸（或碱）均化到溶剂化质子水平的效应叫作均化效应。

但在醋酸溶液中，不同无机酸（如高氯酸、氢卤酸）的离解程度有差别，解离常数越大，表明酸度越强。这种能区分酸（或碱）强弱的效应称为区分效应。

（二）碱的滴定

1. 一般操作方法 取干燥的供试品适量，加冰醋酸 10～30ml 溶解，滴加结晶紫指示液 1～2 滴，用 0.1mol/L 的高氯酸滴定液滴定至终点，并用空白试验校正滴定结果。

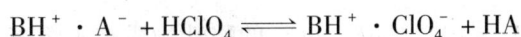

$$B + HClO_4 \rightleftharpoons BH^+ + ClO_4^-$$
$$BH^+ \cdot A^- + HClO_4 \rightleftharpoons BH^+ \cdot ClO_4^- + HA$$

式中，B 为碱，$BH^+ \cdot A^-$ 表示为碱的盐，HA 表示为被置换出的弱酸。

2. 测定条件

（1）适用的范围及溶剂 $K_b < 10^{-8}$（$pK_b > 8$）的碱性物质在水溶液中不能被直接滴定，可选用酸性比水强的非水溶剂，使其碱性增强，可以被直接滴定。碱的 K_b 大于 10^{-10} 时，宜选用冰醋酸作溶剂；K_b 为 10^{-12}～10^{-10} 时，宜选用冰醋酸与醋酐的混合液为溶剂，因为醋酐离解生成的醋酐合乙酰阳离子，具有比醋酸合质子还强的酸性，在冰醋酸中显极弱碱性的物质在醋酐中仍可滴定。

（2）酸根的影响 滴定碱性物质的盐时，与之成盐的酸在冰醋酸中的酸性强弱与滴定能否顺利进行有关。无机酸在冰醋酸中的酸性以下列次序递减：

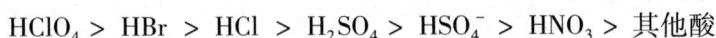

$$HClO_4 > HBr > HCl > H_2SO_4 > HSO_4^- > HNO_3 > 其他酸$$

被置换出的 HA 酸性如果较强，则滴定反应不完全，如氢卤酸盐，一般在滴定前加入定量的醋酸汞 [Hg(AC)_2] 冰醋酸溶液，使其生成难以解离的卤化汞（HgX_2），而氢卤酸盐转化为醋酸盐，然后再用高氯酸滴定液滴定。

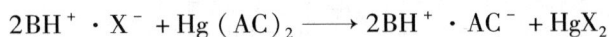

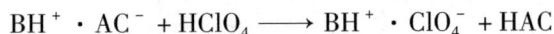

$$2BH^+ \cdot X^- + Hg(AC)_2 \longrightarrow 2BH^+ \cdot AC^- + HgX_2$$
$$BH^+ \cdot AC^- + HClO_4 \longrightarrow BH^+ \cdot ClO_4^- + HAC$$

硫酸虽为二元酸，但在非水介质中不发生二级离解，只能离解为 HSO_4^-，所以碱性物质的硫酸盐在冰醋酸中，只能被滴定至硫酸氢盐。

硝酸、醋酸、磷盐、有机酸及其盐是弱酸，在冰醋酸介质中，酸性极弱，被高氯酸置换出来的 HA 对滴定无干扰，可直接滴定。

（3）滴定液的稳定性 滴定液常采用高氯酸的冰醋酸溶液。因为冰醋酸具挥发性，且体膨胀系数较大，温度的改变都会影响滴定液高氯酸冰醋酸的浓度。若标定高氯酸冰醋酸滴定液和滴定供试品时的温度差超过10℃，应重新标定；未超过10℃时，则可以根据以下公式校正滴定液高氯酸冰醋酸的浓度：

$$c_1 = \frac{c_0}{1 + 0.0011(t_1 - t_0)} \qquad 式（F-1）$$

式中，0.0011 为冰醋酸的体膨胀系数，t_0 为标定时的温度，t_1 为测定时的温度，c_0 为标定时的滴定液浓度，c_1 为测定时的滴定液浓度。

（4）指示终点的方法　指示终点的方法主要有电位法（参见本书 F-2）和指示剂法。指示剂的变色点应与电位法的终点相符合。结晶紫是以冰醋酸为溶剂，用高氯酸滴定碱时，最为常用的指示剂。结晶紫的碱式色为紫色，酸式色为黄色。由碱区到酸区的颜色变化为紫、蓝、蓝绿、绿、黄绿、黄。在滴定不同强度碱时，终点的颜色不同。滴定较强碱应以蓝色为终点，如氢溴酸山莨菪碱；碱性次之时以蓝绿色或绿色为终点，如马来酸麦角新碱；碱性极弱时以黄绿色或黄色为终点，如咖啡因。

除此之外，α-萘酚苯甲醇和喹哪啶红也可作为指示剂。α-萘酚苯甲醇适合在冰醋酸-四氯化碳、醋酐等溶剂中使用，其酸式色为绿色，碱式色为黄色。喹哪啶红适合于在冰醋酸中滴定大多数胺类化合物，其酸式色为无色，碱式色为红色。

（三）酸的滴定

1. 一般操作方法　取干燥的供试品适量，加苯-甲醇混合溶液或二甲基甲酰胺适量使溶解，滴加偶氮紫指示液 2~3 滴，用甲醇钠滴定液（0.1mol/L）滴定至终点，并用空白试验校正滴定结果。

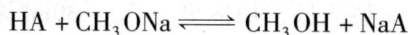

$$HA + CH_3ONa \rightleftharpoons CH_3OH + NaA$$

式中，HA 为酸，NaA 表示为生成的弱酸钠盐。

2. 测定条件

（1）适用的范围及溶剂　$K_a < 10^{-8}$（$pK_a > 8$）的酸性物质在水溶液中不能被直接滴定，可选用碱性比水强的溶剂，使其酸性增强，可以被直接滴定。此外，还可选用醇类作溶剂，偶极亲质子溶剂（如二甲基甲酰胺）或两性-惰性的混合溶剂（如甲醇-苯、甲醇-丙酮）也常用。

（2）滴定液与指示终点的方法　常用的滴定液为甲醇钠的甲醇-苯溶液，氢氧化四丁基铵滴定液也有使用。

偶氮紫指示液较为常用，适合在碱性溶剂或偶极亲质子溶剂中滴定弱酸时使用，其酸式色为红色，碱式色为蓝色。百里酚蓝指示液适合在苯、二甲基甲酰胺、吡啶等溶剂中滴定中等强度酸时使用，其酸式色为黄色，碱式色为蓝色。溴酚蓝指示液适合在甲醇、三氯甲烷、苯等溶剂中滴定羧酸时使用，其酸式色为红色，碱式色为蓝色。

（四）应用实例

1. 硫酸阿托品的含量　硫酸阿托品〔$(C_{17}H_{23}NO_3)_2 \cdot H_2SO_4$〕属于杂环类药物，也是托烷类生物碱，由莨菪烷衍生的氨基醇与莨菪酸缩合成的酯，其化学结构如下：

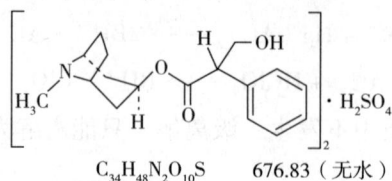

$C_{34}H_{48}N_2O_{10}S$　676.83（无水）

硫酸阿托品为无色结晶或白色结晶性粉末，在水中极易溶解，在乙醇中易溶。其分子结构中，六元脂肪环上具有叔胺氮原子，具有较强的碱性，故可与酸成盐，也可在非水介质中，用高氯酸滴定液滴定，测定含量。

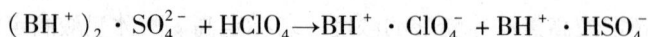

$$(BH^+)_2 \cdot SO_4^{2-} + HClO_4 \rightarrow BH^+ \cdot ClO_4^- + BH^+ \cdot HSO_4^-$$

每 1ml 的高氯酸滴定液（0.1mol/L）相当于 67.68mg 的 $(C_{17}H_{23}NO_3)_2 \cdot H_2SO_4$。含量计算公式为：

$$供试品\% = \frac{(V - V_0) \times F \times T}{W \times 1000} \times 100\%$$

式中，V——供试品消耗的高氯酸滴定液的体积，ml；

V_0——空白试验消耗的高氯酸滴定液的体积，ml；

T——滴定度，mg/ml；

F——高氯酸滴定液的浓度校正因子；

W——供试品的称样量，g。

2. 磺胺异噁唑的含量测定 磺胺异噁唑是磺胺类药物，为白色至微黄色结晶性粉末，在甲醇中溶解，在乙醇中略溶，在水中几乎不溶，在稀盐酸或氢氧化钠溶液中溶解。磺胺异噁唑分子结构中具有酸性的磺酰胺基（—SO$_2$NH$_2$），可在 N，N–二甲基甲酰胺中，以偶氮紫为指示液，用甲醇钠滴定液滴定，测定含量。

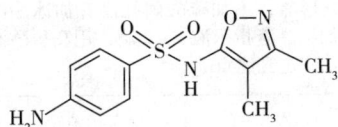

每 1ml 甲醇钠滴定液（0.1mol/L）相当于 26.73mg 的 C$_{11}$H$_{13}$N$_3$O$_3$S。含量计算公式为：

$$供试品\% = \frac{(V - V_0) \times F \times T}{W \times 1000} \times 100\%$$

式中，V——供试品消耗的高氯酸滴定液的体积，ml；

V_0——空白试验消耗的高氯酸滴定液的体积，ml；

T——滴定度，mg/ml；

F——高氯酸滴定液的浓度校正因子；

W——供试品的称样量，g。

四、能力训练

（一）操作条件

1. 试剂、试药 硫酸阿托品原料药、冰醋酸、醋酐、高氯酸滴定液（0.1000mol/L）、结晶紫指示液

2. 仪器、设备 分析天平、全自动滴定管、具塞锥形瓶、量筒、洗瓶

（二）安全及注意事项

（1）规范使用分析天平、全自动滴定管。

（2）整个操作过程中，试药、试剂和仪器均须保持干燥。

（3）冰醋酸具有挥发性，且有刺鼻的气味，所以滴定须在通风橱内进行。

（4）滴定样品前检查温度与标定高氯酸滴定液时的温度差别是否超过10℃，若超过必须重新标定滴定液的浓度，若未超过，则按公式（F－1）计算滴定液的校正浓度。

（三）操作过程

序号	步骤	操作方法及说明	质量标准
1	玻璃仪器的准备	全自动滴定管试漏、洗涤，晾干 具塞锥形瓶、量筒洗涤，晾干	滴定管可用，不漏液；所有玻璃仪器内、外壁干燥
2	装液、润洗	将高氯酸滴定液倒入贮液瓶中，充气，使滴定液液面上升到零刻度以上，并从上端出口排出 15～20ml，完成润洗	（全自动滴定管的润洗/全自动滴定管的润洗操作）

续表

序号	步骤	操作方法及说明	质量标准
3	调零	调节滴定管中滴定液液面至零刻度。将滴定液直接倒入滴定管中，至"0"刻度线以上，静置2分钟后，调节液面至0.00ml处	凹液面下缘最低点与0.00ml相切；滴定口处无气泡（无色溶液读数/全自动滴定管中无色液面的读数）
4	称量	取硫酸阿托品原料药约0.5g，精密称定，置于具塞锥形瓶中，并记录称重量	称量范围在0.45～0.55g
5	含量测定	加冰醋酸与醋酐各10ml溶解硫酸阿托品后，加结晶紫指示液1～2滴，用高氯酸滴定液（0.1mol/L）滴定到终点	滴定终点为蓝色。（滴定终点前后溶液颜色/结晶紫指示液滴定终点前后颜色变化）
6	空白试验	取另一干燥具塞锥形瓶，不加硫酸阿托品，加冰醋酸与醋酐各10ml，加结晶紫指示液1～2滴，用高氯酸滴定液（0.1mol/L）滴定到终点	滴定终点为蓝色
7	读数并记录数据	将滴定管取下，右手拇指和食指捏住滴定管上部无刻度处，使滴定管垂直，读数；记录下滴定体积	眼睛视线应与溶液弯月面下缘最低点在同一水平上（滴定完成时的正确读数方式/完成滴定后的读数方式）
8	计算	按公式 $$供试品\% = \frac{(V - V_0) \times F \times T}{W \times 1000} \times 100\%$$ 计算硫酸阿托品的含量	按干燥品计算，本品含 $(C_{17}H_{23}NO_3)_2 \cdot H_2SO_4$ 不得少于98.5%

【问题情境一】用高氯酸滴定液测定某药物含量时，出现指示剂的变色终点不清晰，使滴定终点难以判断，可能的原因是什么？

答：可能的原因有样品中水分过高、配制高氯酸时没有加入醋酐或加入量不够，滴定过程中引入了水分（如玻璃仪器不干燥、试剂含水量超过0.2%）。

【问题情境二】用甲醇钠滴定液润洗滴定管时，不小心滴在手上，请问应该如何处理？

答：立即用干布擦净，再用大量水冲洗后，涂抹稀硼酸中和，严重时应立即就医。

（四）学习结果评价

序号	评价内容	评价标准	评价结果（是/否）
1	全自动滴定管的使用	规范、熟练	
2	能使用非水溶液滴定法测定药品含量	自主完成相关实验操作	
3	能独立完成药品的含量计算	计算结果准确，有效数字保留位数正确	

五、课后作业

1. （多选题）非水溶液滴定法中，以下哪些因素对测定结果有影响

　　A. 实验室的温度　　　B. 实验室的湿度　　　C. 滴定液的含水量　　　D. 锥形瓶的大小

2. （多选题）以下说法正确的是

　　A. 非水滴定法可同时使用指示液和电位法指示终点

　　B. 非水滴定法测定硝酸毛果芸香碱含量时用结晶紫做指示剂

　　C. 空白试验的目的是消除偶然误差

　　D. 空白试验的目的是消除实验中使用的试剂、操作等造成的系统误差

3. 苯甲酸钠的含量测定法：精密称取本品0.1217g，加稀盐酸10ml，与冰醋酸20ml溶解后，加结晶紫指示液1滴，消耗高氯酸滴定液（0.1087mol/L）7.90ml，空白试验消耗高氯酸滴定液（0.1mol/L）

0.12ml，每1ml高氯酸滴定液（0.1mol/L）相当于14.41mg的苯甲酸钠，求苯甲酸钠的百分含量是多少？

（丁 丽）

PPT

F－1－3 能使用碘量法测定药品含量

一、核心概念

碘量法 基于 I_2 的氧化性或 I^- 的还原性进行氧化还原滴定的方法。

二、学习目标

1. 能正确理解碘量法的基本原理。
2. 能使用碘量法测定药品的含量。
3. 能计算药品含量。

三、基本知识

（一）基本原理

碘滴定液在配制过程中往往会加入 KI 做助溶剂，I_2 是弱氧化剂，而 I^- 具有还原性，因此可用于氧化性物质和还原性物质的含量测定，实际应用中有直接和间接两种滴定方式。

1. 直接碘量法 I_2 滴定液可以直接滴定电位比 I_2/I^- 电位低的还原性较强的物质，如 SO_3^{2-}、As^{3+}、维生素 C。

2. 间接碘量法 利用 I^- 还原性，可与许多比 I_2/I^- 电位高的氧化性物质反应，定量地置换出 I_2，然后用 $Na_2S_2O_3$ 滴定液滴定置换出的 I_2。或者先加入定量过量的 I_2 滴定液，待其与被测物质反应完全后，再利用 $Na_2S_2O_3$ 滴定液滴定剩余的 I_2。滴定的反应式为：

$$I_2 + 2S_2O_3^{2-} \rightleftharpoons 2I^- + S_4O_6^{2-}$$

（二）测定条件

1. 反应条件 直接碘量法只能在酸性、中性或者弱碱性溶液中进行，若溶液的 pH > 9，会发生以下反应：

$$3I_2 + 6OH^- \rightleftharpoons 5I^- + IO_3^- + 3H_2O$$

间接碘量法应在中性或弱酸性溶液中进行，如果溶液为碱性，则会发生以下反应：

$$4I_2 + S_2O_3^{2-} + 10OH^- \rightleftharpoons 8I^- + 2SO_4^{2-} + 5H_2O$$

$$3I_2 + 6OH^- \rightleftharpoons 5I^- + IO_3^- + 3H_2O$$

若在强酸溶液中，$Na_2S_2O_3$ 易分解，I^- 也易被空气中的 O_2 所氧化：

$$S_2O_3^{2-} + 2H^+ \rightleftharpoons SO_2 \uparrow + S \downarrow + H_2O$$

$$O_2 + 4I^- + 4H^+ \rightleftharpoons 2I_2 + 2H_2O$$

2. 指示剂

（1）自身指示剂 碘液为黄色，被还原后变为无色，可用于指示直接碘量法的滴定终点。

（2）淀粉指示液 一般采用直链淀粉作为指示液。淀粉指示液遇碘变蓝色，在弱酸性溶液中与碘的反应最灵敏。

直接碘量法在滴定前加入淀粉指示液；间接碘量法则需在近终点前加入淀粉指示液，否则会因淀

粉表面吸附大量的 I_2，而产生终点迟钝现象。

（三）应用实例——维生素 C 的含量测定

维生素 C（$C_6H_8O_6$）是维生素类药物，为白色结晶或结晶性粉末，久置色渐变微黄。在水中易溶，水溶液显酸性；在乙醇中略溶，在三氯甲烷或乙醚中不溶。具有固定的熔点为 190 ～192℃。分子中有 2 个手性碳原子，比旋度为 +20.5°～ +21.5°。维生素 C 化学结构式如下：

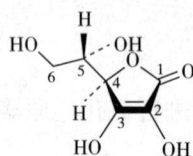

维生素 C 分子结构中有烯二醇基（连二烯醇基），具有强还原性，可以被不同氧化剂氧化。《中国药典》（2020 年版）采用直接碘量法测定维生素 C 原料及其制剂的含量。

维生素 C 在醋酸酸性条件下，可与 I_2 定量发生反应。根据消耗碘滴定液的体积，可计算维生素 C 的含量。

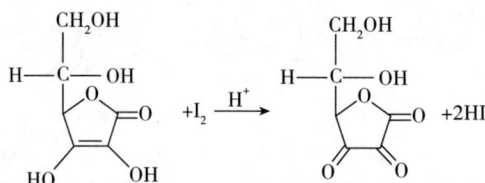

每 1ml 的碘滴定液（0.05mol/L）相当于 8.806mg 的 $C_6H_8O_6$。含量计算公式为：

$$供试品\% = \frac{V \times F \times T}{W \times 1000} \times 100\%$$

式中，V——供试品消耗的碘滴定液的体积，ml；

T——滴定度，mg/ml；

F——碘滴定液的浓度校正因子；

W——供试品的称样量，g。

四、能力训练

（一）操作条件

1. 试剂、试药 维生素 C 原料药、稀醋酸、碘滴定液（0.05000mol/L）、淀粉指示液

2. 仪器、设备 分析天平、棕色酸式滴定管、锥形瓶、量筒、洗瓶

（二）安全及注意事项

（1）规范使用分析天平、滴定管。

（2）溶解维生素 C 的水必须是新鲜煮沸并放冷的去离子水，目的是为减少水中溶解的氧对结果的影响。

（3）加入稀醋酸可减缓维生素 C 被空气中的氧所氧化，但供试品溶于稀醋酸后仍需立即进行滴定。

（三）操作过程

序号	步骤	操作方法及说明	质量标准
1	玻璃仪器的准备	滴定管试漏、洗涤 锥形瓶、量筒洗涤	滴定管可用，不漏液；所有玻璃仪器内壁不挂水珠

续表

序号	步骤	操作方法及说明	质量标准
2	润洗	将试剂瓶中碘滴定液充分摇匀，然后用其润洗滴定管3次，以除去管内残留水分，保证滴定液的浓度不变。润洗时每次倒入5～10ml，必须从试剂瓶中直接倒入滴定管，不能借用任何其他容器，以免滴定液浓度改变或受污染。	
3	装液、调零	将碘滴定液直接倒入滴定管中，至"0"刻度线以上，静置2分钟后，调节液面的上缘至0.00ml处	液面的上缘与0.00ml刻度线重合；滴定管尖处无气泡（深色溶液读数/滴定管中深色液面的读数）
4	称量	取维生素C原料药约0.2g，精密称定，置于具塞锥形瓶中，并记录称重量。	称量范围在0.18～0.22g
5	含量测定	加新煮沸的冷水100ml和稀醋酸10ml溶解维生素C后，加淀粉指示液1ml，用碘滴定液（0.05mol/L）滴定到终点	滴定终点为蓝色（滴定终点前后溶液颜色/淀粉指示液滴定终点前后颜色变化）
6	读数并记录数据	将滴定管取下，右手拇指和食指捏住滴定管上部无刻度处，使滴定管垂直，读数；记录下滴定体积	眼睛视线应与液面的上缘在同一水平上（滴定完成时的正确读数方式/完成滴定后的读数方式）
7	计算	按公式 供试品 $\% = \dfrac{V \times F \times T}{W \times 1000} \times 100\%$ 计算维生素C的含量	按干燥品计算，本品含 $C_6H_8O_6$ 不得少于99.0%

【问题情境一】前天配制的淀粉指示液出现沉淀，请问还能否使用？

答：不能。淀粉指示液不稳定，最好临用前新鲜配制。

【问题情境二】配制好的碘滴定液和硫代硫酸钠滴定液，第二天是否可以使用？

答：不正确。硫代硫酸钠滴定液不稳定，容易分解，应贮存在棕色瓶中，暗处放置一个月再标定。若发现硫代硫酸钠滴定液有沉淀，应过滤后再标定或重新配制。

（四）学习结果评价

序号	评价内容	评价标准	评价结果（是/否）
1	滴定管的使用	规范、熟练	
2	能使用直接碘量法测定药品含量	自主完成相关实验操作	
3	能独立完成药品的含量计算	计算结果准确，有效数字保留位数正确	

五、课后作业

1. 维生素C含量测定时，若未用新沸过的冷水溶解样品，将怎样影响滴定结果？为什么？

2. 用碘量法测定维生素C的含量，计算结果为102.0%，请问是否符合其质量标准的规定？

（丁　丽）

F-1-4　能使用配位滴定法测定药品含量

PPT

一、核心概念

1. 配位滴定法　以配位反应为基础的滴定分析方法。

2. 金属指示剂　配位滴定中，通常利用能与金属离子生成有色配合物的有机染料显色剂，来指示滴定过程中金属离子浓度的变化，这种显色剂称为金属离子指示剂，简称金属指示剂。

二、学习目标

1. 能正确理解配位滴定法的基本原理。
2. 能使用配位滴定法测定药品的含量。
3. 能计算药品含量。
4. 能独立完成药品粉末的称样量计算。

三、基本知识

（一）概述

配位滴定法主要用于金属离子的测定。氨羧配位剂是一类以氨基二乙酸 $[—N(CH_2COOH)_2]$ 为基体的配位剂，其分子中含有氨氮和羧氧配位原子。氨氮配位原子易与 Co、Ni、Zn、Cu、Hg 等金属离子配位，羧氧配位原子则可与几乎所有高价金属离子配位。因此氨羧配位剂能与几乎所有金属离子配位。目前，氨羧配位剂中应用最广的是乙二胺四醋酸（ethylene diamine tetraacetic acid，EDTA）。

EDTA 与大多数金属离子形成多基配位体的配合物（又称螯合物）具有以下特点：①配位比都是 1∶1，便于计算；②稳定性高，反应进行完全；③反应速度快，生成的配合物水溶性大，便于滴定；④大多数配合物为无色，便于用指示剂确定终点。因此，配位滴定法通常指以 EDTA 为配位剂的滴定分析法。

1. 基本原理

滴定前 　　　　　　　$M + In \rightleftharpoons MIn$

滴定终点 　　　　　　$MIn + Y \rightleftharpoons MY + In$

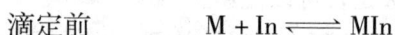

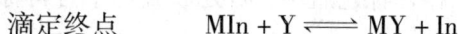

式中，M 为金属离子；Y 为 EDTA；HIn 为金属指示剂。

2. 金属指示剂 　金属指示剂可作为配位剂与被滴定金属离子发生配位反应，形成一种与染料本身颜色不同的配合物。常用金属指示剂见下表所示。

常用金属指示剂

指示剂	pH 范围	颜色变化		直接滴定离子	封闭离子	掩蔽剂
		In	**MIn**			
铬黑 T（EBT）	7 ~ 10	蓝	红	Mg^{2+}、Zn^{2+}、Cd^{2+}、Pb^{2+}、Mn^{2+}、稀土	Al^{3+}、Fe^{3+}、Cu^{2+}、Co^{2+}、Ni^{2+}、Fe^{3+}	三乙醇胺 NH_4F
二甲酚橙（XO）	<6	亮黄	红紫	$pH < 1$　ZrO^{2+} $pH\ 1 ~ 3$　Bi^{3+}、Th^{4+} $pH\ 5 ~ 6$　Zn^{2+}、Pb^{2+}、Cd^{2+}、Hg^{2+} 稀土	Fe^{3+} Al^{3+} Cu^{2+}、Co^{2+}、Ni^{2+}	NH_4F 返滴定法 邻二氮菲
1 -（2 - 吡啶 - 偶氮）- 2 - 萘酚(PAN)	2 ~ 12	黄	红	$pH\ 2 ~ 3$　Bi^{3+}、Th^{4+} $pH\ 4 ~ 5$　Cu^{2+}、Ni^{2+}		
钙指示剂（NN）	10 ~ 13	纯蓝	酒红	Ca^{2+}		与 EBT 相似

（二）配位滴定方式

配位滴定方式有直接滴定、返滴定、置换滴定和间接滴定等类型。

1. 直接滴定 用EDTA标准溶液直接滴定被测离子是常用的滴定方式。直接滴定法具有快速、方便、引入的误差小的特点。只要配位反应能符合滴定分析的要求，有合适的指示剂，应当尽可能采用直接滴定法。

2. 返滴定法 返滴定法是在待测溶液中先加入定量且过量的EDTA标准溶液，使待测离子完全反应。然后用其他金属离子标准溶液回滴过量的EDTA。根据两种标准溶液的浓度和用量，求被测物质的含量。

返滴定液所生成的配合物应有足够的稳定性，但不宜超过被测离子配合物的稳定性太多。否则在滴定过程中，返滴定液会置换出被测离子，引起误差，而且终点不敏锐。

以下两种情况可用返滴定法：①待测离子（如Ba^{2+}、Sr^{2+}等）虽能与EDTA形成稳定的配合物，但缺少变色敏锐的指示剂；②待测离子（如Al^{3+}、Cr^{3+}等）与EDTA的反应速度很慢，本身又易水解或对指示剂有封闭作用。

3. 间接滴定 间接滴定法是加入过量的能与EDTA形成稳定配合物的金属离子作沉淀剂，以沉淀待测离子，过量沉淀剂用EDTA滴定。或将沉淀分离、溶解后，再用EDTA滴定其中的金属离子。有些非金属离子和金属离子不与EDTA发生配位反应或生成的配合物不稳定时，可采用间接滴定法。

4. 置换滴定 置换滴定法是利用置换反应，置换出等物质的量的另一金属离子，或置换出EDTA，然后滴定。

（1）置换出金属离子 如果被测离子M与EDTA反应不完全或形成的配合物不稳定，可让M置换出另一配合物（NL）中等物质的量的N，用EDTA滴定N，然后求出M的含量。

（2）置换出EDTA 将被测离子M与干扰离子全部用EDTA配合，加入高选择性的配合剂L夺取M，释放出与M等物质的量的EDTA，用金属盐类标准溶液滴定释放出来的EDTA，即可测得M的含量。

（三）应用实例

制剂中有许多辅料，它们的存在常对一些主药的含量测定带来干扰。当主药量大或辅料无干扰时，可直接采用与原料药相同的方法测定药物制剂。当辅料的存在对主药的含量测定有干扰时，应根据辅料的性质和特点，应排除干扰后再测定。

1. 糖类的干扰及排除方法 很多药物制剂的辅料中有淀粉、糊精、乳糖等糖类，它们的水解产物最终都为葡萄糖，因为葡萄糖为醛糖，遇强氧化剂时会氧化为葡萄糖酸，在用氧化还原滴定法测定主药时，会使含量结果偏高，测定时需选择氧化能力稍低的滴定剂，辅料才不会被氧化。如中国药典测定硫酸亚铁原料药含量时，采用高锰酸钾法，而在测定硫酸亚铁片时，则用铈量法。

2. 硬脂酸镁的干扰及排除方法 硬脂酸镁为片剂润滑剂，很多片剂的辅料中都有，它的存在主要对配位滴定法、非水溶液滴定法有干扰。

（1）当采用配位滴定法测定主药含量时，如溶液为碱性（pH≥9.7）就要引起干扰，Mg^{2+}也能与乙二胺四乙酸二钠滴定剂作用，致使含量偏高。但选择合适的滴定条件，如pH选用合适的指示剂和掩蔽剂可消除干扰。

（2）当采用非水滴定法测定主药含量时，若主药含量多，辅料含量少可直接滴定。若主药含量较少，辅料含量较多时，硬脂酸镁存在会造成测定结果偏高，可采用以下方法排除干扰。

①用有机溶剂提取主药，将提取液蒸干，再采用非水滴定。水溶性药物可经酸化、碱化后，再用有机溶剂提取。

②加入无水草酸、酒石酸的醋酐溶液，使与Mg^{2+}作用，生成难溶性沉淀，生成的游离的硬脂酸在醋酐溶剂中不呈酸性。

③主药含量少时，可采用溶解过滤后，用比色或紫外分光光度定含量。

3. 滑石粉等的干扰与排除方法　片剂中若含有滑石粉、硫酸钙、淀粉等，因其不溶于水和有机溶剂，而使溶液发生混浊，当采用比色法、比浊法、旋光法、分光光度法测定主药含量时会产生干扰，可利用溶于水或有机溶剂的特性过滤分离这些不溶辅料后再进行测定。

4. 葡萄糖酸钙片的含量测定　葡萄糖酸钙片中的辅料不溶于水，会影响滴定终点的判断，因此需要过滤除去后再进行滴定。葡萄糖酸钙含有钙元素，可利用配位滴定法测定钙元素来间接测定葡萄糖酸钙含量。

$$终点前：Ca^{2+} + H_2In^- \longrightarrow CaIn^- + 2H^+$$
$$（红色）$$

$$终点后：CaIn^- + H_2Y^{2-} \longrightarrow CaY^{2-} + H_2In^-$$
$$（蓝色）$$

每 1ml 乙二胺四醋酸二钠滴定液（0.05mol/L）相当于 22.42mg 的 $C_{12}H_{22}CaO_{14} \cdot H_2O$。含量计算公式为：

$$标示量\% = \frac{F \times (V - V_0) \times T \times \overline{W}}{W \times 标示量} \times 100\%$$

式中，V——供试品消耗的乙二胺四醋酸二钠滴定液的体积，ml；

V_0——空白试验消耗的乙二胺四醋酸二钠滴定液的体积，ml；

T——滴定度，mg/ml；

F——乙二胺四醋酸二钠滴定液的浓度校正因子；

$\overline{W}$——平均片重，克/片；

W——供试品的称样量，g；

标示量——制剂规格，克/片。

5. 复方氢氧化铝片的含量测定　复方氢氧化铝片为复方制剂，由氢氧化铝、三硅酸镁、颠茄流浸膏组成。复方制剂指含有两种或两种以上有效成分的制剂。复方制剂检验时，不仅要考虑各种辅料的干扰，还要考虑共存药物的影响。

复方氢氧化铝片的主成分为氢氧化铝和三硅酸镁，均采用配位滴定法，因此，需要注意避免相互干扰。

（1）氢氧化铝的测定　Al^{3+} 与乙二胺四醋酸二钠配位时的最低 pH 为 4.2，而 Mg^{2+} 与乙二胺四醋酸二钠配位时的最低 pH 为 9.7，故在 pH 为 6.0 的缓冲液中，只有 Al^{3+} 和乙二胺四醋酸二钠配位，而 Mg^{2+} 不干扰测定。

$$滴定前：Al^{3+} + H_2Y^{2-} \xrightarrow{pH6.0} AlY + 2H^+$$

$$终点前：Zn^{2+} + H_2Y^{2-} \longrightarrow ZnY^{2-} + 2H^+$$

$$终点后：Zn^{2+} + 二甲苯酚橙 \longrightarrow Zn - 二甲苯酚橙络合物$$
$$（黄色） \qquad （红色）$$

取本品 20 片，精密称定，研细，精密称定，研细，精密称取适量（约相当于 1/4），加盐酸 2ml 与水 50ml，煮沸，放冷，滤过，残渣用水洗涤；合并滤液与洗液，滴加氨试液至恰析出沉淀，再滴加稀盐酸使沉淀恰溶解，加醋酸 – 醋酸铵缓冲液（pH6.0）10ml，精密加乙二胺四醋酸二钠滴定液（0.05mol/L）25ml，煮沸 10 分钟，放冷，加二甲酚橙指示液 1ml，用锌滴定液（0.05mol/L）滴定至溶液由黄色转变为红色，并将滴定的结果用空白试验校正。每 1ml 乙二胺四醋酸二钠滴定液（0.05mol/L）

相当于 3.900mg 的 $Al(OH)_3$。

（2）氧化镁的测定　氢氧化铝和三硅酸镁的水溶液与盐酸在加热条件下，生成三氧化铝和氧化镁，在 pH 为 6.2 左右时，铝盐生成氢氧化铝沉淀析出，过滤除去后，调节 pH 为 10 左右，加三乙醇胺作掩蔽剂，掩蔽剩余少量铝盐，消除 Al^{3+} 的干扰。

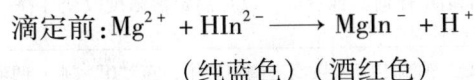

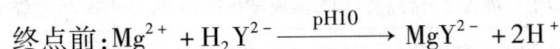

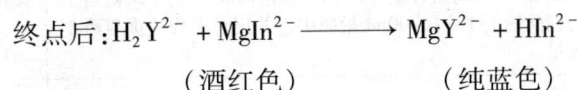

$$滴定前：Mg^{2+} + HIn^{2-} \longrightarrow MgIn^- + H^+$$
$$（纯蓝色）（酒红色）$$

$$终点前：Mg^{2+} + H_2Y^{2-} \xrightarrow{pH10} MgY^{2-} + 2H^+$$

$$终点后：H_2Y^{2-} + MgIn^{2-} \longrightarrow MgY^{2-} + HIn^{2-}$$
$$（酒红色）\qquad\qquad（纯蓝色）$$

精密称取上述细粉适量（约相当于 1 片），加盐酸 5ml 与水 50ml，加热煮沸，加甲基红指示液 1 滴，滴加氨试液使溶液由红色变为黄色，再继续煮沸 5 分钟，趁热滤过，滤渣用2% 氯化铵溶液 30ml 洗涤，合并滤液与洗液，放冷，加氨试液 10ml 与三乙醇胺溶液（1→2）5ml，再加铬黑 T 指示剂少量，用乙二胺四醋酸二钠滴定液（0.05mol/L）滴定至溶液显纯蓝色，并将滴定的结果用空白试验校正。每 1ml 乙二胺四醋酸二钠滴定液（0.05mol/L）相当于 2.015mg 的 MgO。

（3）含量计算

$$每片含量 = \frac{(V_0 - V) \times F \times T \times \overline{W}}{W}$$

式中，V_0——空白试验消耗的乙二胺四醋酸二钠滴定液的体积，ml；

　　　V——供试品消耗的乙二胺四醋酸二钠滴定液的体积，ml；

　　　F——乙二胺四醋酸二钠滴定液的浓度校正因子；

　　　T——滴定度，mg/ml；

　　　$\overline{W}$——平均片重，克/片；

　　　W——供试品的称样量，g。

四、能力训练

（一）操作条件

1. 试剂、试药　葡萄糖酸钙片、氢氧化钠试液、乙二胺四醋酸二钠滴定液（0.05mol/L）、钙紫红素指示剂

2. 仪器、设备　分析天平、托盘天平、酸式滴定管、移液管、锥形瓶、研钵、漏斗、量筒

（二）安全及注意事项

（1）规范使用分析天平、滴定管。

（2）微热使葡萄糖酸钙溶解时，温度不宜过高。

（3）指示剂必须完全溶解后再滴定。

（4）必须做空白试验。

（三）操作过程

序号	步骤	操作方法及说明	质量标准
1	玻璃仪器的准备	滴定管试漏、洗涤 锥形瓶、量筒洗涤	滴定管可用，不漏液；所有玻璃仪器内壁不挂水珠

续表

序号	步骤	操作方法及说明	质量标准
2	装液、润洗	将试剂瓶中乙二胺四醋酸二钠滴定液充分摇匀，然后用其润洗滴定管3次，以除去管内残留水分，保证滴定液的浓度不变。润洗时每次倒入5~10ml，必须从试剂瓶中直接倒入滴定管，不能借用任何其他容器，以免滴定液浓度改变或受污染	
3	装液、调零	将乙二胺四醋酸二钠滴定液直接倒入滴定管中，至"0"刻度线以上，静置2分钟后，调节液面至0.00ml处	凹液面下缘最低点与0.00ml相切；滴定管尖无气泡
4	称量	取本品20片，精密称定，研细，精密称取适量（约相当于葡萄糖酸钙1g），置100ml量瓶中，并记录平均片重与药粉称重量	称量范围：[（规定量×平均片重）/标示量]×（1±10%）g
5	样品前处理	加水约50ml，微热使葡萄糖酸钙溶解，放冷，用水稀释至刻度，摇匀，滤过	
6	含量测定	精密量取续滤液25ml，加水75ml，再加氢氧化钠试液15ml与钙紫红素指示剂0.1g；用乙二胺四醋酸二钠滴定液（0.05mol/L）滴定至溶液自紫色转变为纯蓝色	滴定终点为纯蓝色（滴定终点前后溶液颜色/钙紫红素指示液滴定终点前后颜色变化）
7	空白试验	取另一锥形瓶，精密量取水25ml，加水75ml，再加氢氧化钠试液15ml与钙紫红素指示剂0.1g；用乙二胺四醋酸二钠滴定液（0.05mol/L）滴定至溶液自紫色转变为纯蓝色	滴定终点为纯蓝色
8	读数并记录数据	将滴定管取下，右手拇指和食指捏住滴定管上部无刻度处，使滴定管垂直，读数；记录下滴定体积	眼睛视线应与溶液弯月面下缘最低点在同一水平上
9	计算	按公式 $$标示量\% = \frac{F \times (V - V_0) \times T \times \overline{W}}{W \times 标示量} \times 100\%$$ 计算葡萄糖酸钙片标示量的百分含量	本品含葡萄糖酸钙（$C_{12}H_{22}CaO_{14} \cdot H_2O$）为标示量的95.0%~105.0%

【问题情境一】 金属指示剂的封闭现象指什么？如何消除？

答：当滴定到达计量点时，虽滴入足量的EDTA也不能从金属离子与指示剂配合物MIn中置换出指示剂而显示颜色变化，这种现象称为金属指示剂封闭现象。消除方法：由被滴金属离子本身引起的，可以采用返滴定法避免；由于其他金属离子引起的，需设法使这些金属离子不发生作用（掩蔽或分离）。

【问题情境二】 金属指示剂的僵化现象指什么？如何消除？

答：如果指示剂与金属离子的配合物MIn形成胶体或沉淀，在用EDTA滴定到达计量点时，EDTA置换指示剂的作用缓慢，引起终点的拖长，这种现象称为金属指示剂的僵化现象。消除方法：加入合适的有机溶剂；加热；接近终点时放慢滴定速度并剧烈振荡。

（四）学习结果评价

序号	评价内容	评价标准	评价结果（是/否）
1	酸式滴定管的使用	规范、熟练	
2	能使用配位滴定法测定药品含量	自主完成相关实验操作	
3	能独立完成药品粉末的称样量计算	计算结果准确，有效数字保留位数正确	
4	能独立完成药品的含量计算	计算结果准确，有效数字保留位数正确	

五、课后作业

1. 钙紫红素指示剂的变色范围是多少？

2. 称取 0.1g 钙紫红素指示剂一般选用感量为多少的天平？

（丁 丽）

F-1-5 能使用沉淀滴定法测定药品含量

PPT

一、核心概念

1. 沉淀滴定法 以沉淀反应为基础的滴定分析方法。

2. 银量法 利用生成难溶性银盐进行测定的方法。

3. 铬酸钾指示剂法 又称 Mohr 法，是以铬酸钾（K_2CrO_4）为指示剂的银量法。

4. 铁铵矾指示剂法 又称为 Volhard 法，是以铁铵矾［$NH_4Fe(SO_4)_2 \cdot 12H_2O$］为指示剂的银量法。

5. 吸附指示剂法 又称为 Fajans 法，是以利用沉淀对有机染料吸附而改变其颜色来指示滴定终点的银量法。

二、学习目标

1. 能正确理解沉淀滴定法的基本原理。
2. 能使用沉淀滴定法测定药品的含量。
3. 能计算药品含量。

三、基本知识

可用作沉淀滴定法的沉淀反应应具备以下条件：①生成沉淀的溶解度要足够小（小于 10^{-6} g/L）；②沉淀反应的速度必须快；③沉淀反应要具有确定的计量关系，沉淀组成恒定；④有适当的方法指示滴定终点。目前应用较广泛的是银量法，其基本反应通式：

$$Ag^+ + X^- \rightleftharpoons AgX \downarrow$$

式中，X^- 为 Cl^-、Br^-、I^-、CN^-、SCN^- 等。

（一）银量法的滴定终点指示方法

1. 铬酸钾指示剂法

（1）原理 在中性或弱碱性介质中，以 K_2CrO_4 为指示剂，用 $AgNO_3$ 滴定液直接滴定 Cl^-（或 Br^-）时，反应如下：

滴定反应：$Ag^+ + Cl^- \rightarrow AgCl \downarrow$（白色）$K_{sp}$（AgCl）$= 1.8 \times 10^{-10}$

终点反应：$2Ag^+ + CrO_4^{2-} \rightarrow Ag_2CrO_4 \downarrow$（砖红色）$K_{sp}$（$Ag_2CrO_4$）$= 2.0 \times 10^{-12}$

AgCl 的溶解度小于 Ag_2CrO_4，根据分步沉淀的原理，首先反应析出白色的 AgCl 沉淀。待 Cl^- 完全被沉淀后，稍过量的 Ag^+ 与 CrO_4^{2-} 反应，终点时产生砖红色的 Ag_2CrO_4 沉淀。

（2）滴定条件

①指示剂的用量 指示剂 K_2CrO_4 的用量应适当，否则会影响本法的准确度。若 CrO_4^{2-} 浓度过高会引起终点提前，且 CrO_4^{2-} 本身的黄色会影响对终点的观察；若 CrO_4^{2-} 浓度过低又会使终点滞后。

实际滴定时，一般在总体积为 50～100ml 的溶液中，加入 5% K_2CrO_4 指示剂 1～2ml，此时［CrO_4^{2-}］约为（5.2～2.6）$\times 10^{-3}$ mol/L。

$AgNO_3$ 滴定液的消耗量也应适当，若标准溶液消耗太少或浓度过低，均会因为终点延迟而使测定结果的相对误差增加。所以，必须做指示剂的"空白校正"，即将 1ml 指示剂加到 50ml 水中，或加到无 Cl^- 含少许 $CaCO_3$ 的混悬液中，用 $AgNO_3$ 滴定液滴至同样的终点颜色，然后从试样滴定所消耗的 $AgNO_3$ 滴定液的体积中扣除空白消耗的体积。

②溶液的酸度　本法应在中性或微碱性（pH = 6.5 ~ 10.5）介质中进行。溶液的酸度过高，会推迟 Ag_2CrO_4 沉淀生成，甚至不产生沉淀；溶液的酸度过低，则生成 Ag_2O 沉淀。

③滴定时应剧烈振摇　剧烈振摇可使被 AgCl 或 AgBr 沉淀吸附的 Cl^- 或 Br^- 释放出来，防止终点提前。

④干扰的消除　与 Ag^+ 能生成沉淀的阴离子，如 CO_3^{2-}、PO_4^{3-}、SO_3^{2-}、S^{2-}、AsO_4^{3-} 和 CrO_4^{2-} 等，与 CrO_4^{2-} 能生成沉淀的阳离子，如 Pb^{2+}、Ba^{2+} 等，大量 Cu^{2+}、Ni^{2+}、Co^{2+} 等有色离子，在中性或弱碱性溶液中易发生水解反应的离子，如 Al^{3+}、Fe^{3+}、Bi^{3+} 和 Sn^{4+} 等均干扰测定，应预先分离。

（3）应用范围　本法主要用于 Cl^-、Br^- 与 CN^- 的测定，不适用于滴定 I^- 与 SCN^-。这是因为 AgI 和 AgSCN 沉淀对 I^- 和 SCN^- 有较强的吸附作用，即使剧烈振摇也无法使其释放出来；也不适用于以 NaCl 标准溶液直接滴定 Ag^+，因为在 Ag^+ 试液会与指示剂 K_2CrO_4 反应析出 Ag_2CrO_4 沉淀，Ag_2CrO_4 再转化成 AgCl 的速率极慢，使终点推迟。因此，如用本法测定 Ag^+，必须采用返滴定法，即先加入定量、过量的 NaCl 标准溶液，然后再加入指示剂，用 $AgNO_3$ 标准溶液返滴定剩余的 Cl^-。

2. 铁铵矾指示剂法

（1）直接滴定法

①原理　以铁铵矾为指示剂，用 NH_4SCN 或 KSCN 作为标准溶液，在酸性溶液中直接滴定 Ag^+。

滴定反应：$Ag^+ + SCN^- \Longleftrightarrow AgSCN \downarrow$（白色）　　K_{sp}（AgSCN）$= 1.1 \times 10^{-12}$

终点反应：$Fe^{3+} + SCN^- \Longleftrightarrow [Fe(SCN)]^{2+} \downarrow$（红色）　　K_{sp}（$FeSCN)^{2+} = 200$

②滴定条件　滴定应在 0.1 ~ 1mol/L HNO_3 溶液中进行。若酸度较低，Fe^{3+} 易水解形成颜色较深的 $[Fe(H_2O)_5OH]^{2+}$ 或 $[Fe(H_2O)_4(OH)_2]^{4+}$ 等配合物，影响终点的观察；为维持终点时 $[Fe(SCN)]^{2+}$ 的配位平衡，Fe^{3+} 的浓度应在 0.015mol/L，$[Fe(SCN)]^{2+}$ 最低浓度需为 6×10^{-6} mol/L，可恰好在终点观察到（$FeSCN)^{2+}$ 明显红色；近终点时必须充分摇动，避免因为 AgSCN 会吸附 Ag^+，终点过早出现，导致结果偏低。

③应用范围　本法主要用于 Ag^+ 的测定。

（2）返滴定法

①原理　在含待测离子的硝酸溶液中，先加入定量过量的 $AgNO_3$ 标准溶液，用铁铵矾作指示剂，用 NH_4SCN 标准溶液回滴剩余的 $AgNO_3$。

滴定反应：Ag^+（定量，过量）$+ X^- \Longleftrightarrow AgX \downarrow$

　　　　　Ag^+（剩余量）$+ SCN^- \Longleftrightarrow AgSCN \downarrow$（白色）

终点反应：$Fe^{3+} + SCN^- \Longleftrightarrow [Fe(SCN)]^{2+} \downarrow$（红色）

②滴定条件　滴定应在 0.1 ~ 1mol/L 硝酸溶液中进行；测定碘化物时，必须加入过量 $AgNO_3$ 溶液后，再加入指示剂，否则 Fe^{3+} 被 I^- 还原为 Fe^{2+}，同时生成碘而造成结果误差；强氧化剂、氮的氧化物、铜盐和汞盐都会与 SCN^- 作用，干扰测定，必须预先除去；测定 Cl^- 时，因存在沉淀转化现象 AgCl $+ SCN^- \Longleftrightarrow AgSCN \downarrow + Cl^-$，使得多消耗 NH_4SCN 标准溶液而造成滴定误差。为避免出现这种现象，应采用以下措施：过滤生成的 AgCl 后用 NH_4SCN 标准溶液滴定滤液；加入硝基苯（或 1，2 - 二氯乙烷）1 ~ 2ml，把 AgCl 沉淀包住，将其与 SCN^- 隔离，阻止转化反应发生；提高 Fe^{3+} 浓度至 0.2mol/L，以减小终点时 SCN^- 的浓度，从而减小滴定误差（TE < 0.1%）；返滴法测定 Br^-、I^- 和 SCN^- 时，不会发生沉淀转化。

③应用范围 本法主要用于 Cl^-、Br^-、I^- 和 SCN^- 等的测定。

3. 吸附指示剂法

（1）原理 吸附指示剂是一类有色的有机染料，当它被沉淀胶粒吸附时，会因结构的改变引起颜色的变化，从而指示滴定终点。

（2）滴定条件

①控制适宜酸度 溶液的酸度必须有利于指示剂的显色离子存在，一般在中性、弱碱性、弱酸性溶液中进行滴定。

②加入胶体保护剂 由于颜色的变化发生在沉淀表面，欲使终点变色明显，应尽量使沉淀的比表面积大一些。为此常加入一些保护胶体如糊精等，阻止卤化银凝聚，使其保持胶体状态。

③选择适当吸附力的指示剂 沉淀胶粒对指示剂的吸附能力应略小于对被测离子的吸附能力，否则指示剂将在化学计量点前变色。但也不能太小，否则终点出现过迟。卤化银胶粒对卤素离子和几种常用吸附指示剂的吸附力大小排序为：$I^->$ 二甲基二碘荧光黄 $>Br^->$ 曙红 $>Cl^->$ 荧光黄。因此，滴定 Cl^- 时只能选荧光黄，滴定 Br^- 选曙红为指示剂。

④滴定应避免在强光下进行，因为吸附着指示剂的卤化银胶体对光极为敏感，感光易分解析出金属银，溶液很快变灰色或黑色。

⑤溶液浓度不能太稀，否则生成的沉淀太少，终点观察困难。

（3）应用范围 本法可用于 Cl^-、Br^-、I^-、SCN^- 和 Ag^+ 等离子的测定。

（二）应用实例——氯化钠注射液的含量测定

1. 注射剂中辅料的干扰 注射剂在制备过程需加进一些附加成分，使含量测定增加了困难，但并非对所有测定方法都有干扰，故各国药典对大多数注射剂均根据以下原则选择测定方法。

（1）当注射剂主药含量高，可直接蒸干后，采用原料药的方法测定。

（2）注射剂所含的主药遇热不稳定、易于分解，可经有机溶剂提取后，用适当的方法测定。

（3）若附加成分对主药含量测定有干扰时，应排除干扰后测定。

2. 注射剂中抗氧剂的干扰及排除方法 注射剂中常加入亚硫酸钠、亚硫酸氢钠、硫代硫酸钠和维生素 C 等作抗氧剂，保证注射剂的稳定性。抗氧剂均为还原性的物质，对氧化还原滴定法产生干扰，另外维生素 C 具有紫外吸收，若主药用紫外分光光度法测定，维生素 C 有可能造成干扰。可针对产生干扰性物质的性质加掩蔽剂、加酸分解、加弱氧化剂或改变测定波长加以消除。

（1）加掩蔽剂 当采用碘量法、铈量法或亚硝酸钠法测定主药含量时，亚硝酸钠、亚硫酸氢钠、焦亚硫酸钠和硫代硫酸钠等抗氧剂可产生干扰。常加入丙酮和甲醛，使其生成加成物，来排除干扰。

（2）加酸分解 亚硝酸钠、亚硫酸氢钠、焦亚硫酸钠和硫代硫酸钠等在强酸作用下均能分解，产生二氧化硫气体，加热全部逸出。

（3）加弱氧化剂 一些弱氧化剂过氧化氢或硝酸，能氧化亚硫酸盐和亚硫酸氢盐，而不能氧化被测物，也不消耗滴定液。

（4）改变测定波长 利用紫外光谱的差异，选择合适的波长。

氯化钠注射液为无色澄明液体，其中主药为氯化钠（NaCl），可以荧光黄（HFIn）为指示剂，$AgNO_3$ 为滴定液，测定氯化钠的含量。

终点前：$HFIn \rightleftharpoons H^+ + FIn^-$（黄绿色）

$\qquad AgCl \cdot Cl^- + FIn^-$（黄绿色）

终点时：$AgCl \cdot Ag^+ + FIn^- \rightleftharpoons AgCl \cdot Ag^+ \cdot FIn^-$（粉红色）

每 1ml 硝酸银滴定液（0.1mol/L）相当于 5.844mg 的 NaCl。含量计算公式为：

$$氯化钠（g/ml）= \frac{F \times V \times T}{V_{样}} \times 100\%$$

式中，V——供试品消耗的硝酸银滴定液的体积，ml；

T——滴定度，mg/ml；

F——硝酸银滴定液的浓度校正因子；

$V_{样}$——供试品的取样体积，ml。

四、能力训练

（一）操作条件

1. 试剂、试药　氯化钠注射液、2%糊精溶液、2.5%硼砂溶液、硝酸银滴定液（0.1mol/L）、荧光黄指示液

2. 仪器、设备　棕色酸式滴定管、移液管、锥形瓶、量筒

（二）安全及注意事项

（1）规范使用滴定管。

（2）滴定应避免在强光下进行。

（三）操作过程

序号	步骤	操作方法及说明	质量标准
1	玻璃仪器的准备	滴定管试漏、洗涤 锥形瓶、量筒洗涤	滴定管可用，不漏液；所有玻璃仪器内壁不挂水珠
2	装液、润洗	将试剂瓶中硝酸银滴定液充分摇匀，然后用其润洗滴定管3次，以除去管内残留水分，保证滴定液的浓度不变。润洗时每次倒入5~10ml，必须从试剂瓶中直接倒入滴定管，不能借用任何其他容器，以免滴定液浓度改变或受污染	
3	装液、调零	将硝酸银滴定液直接倒入滴定管中，至"0"刻度线以上，静置2分钟后，调节液面至0.00ml处	凹液面下缘最低点与0.00ml相切；滴定管尖处无气泡
4	含量测定	精密量取氯化钠注射液10ml，加水40ml、2%糊精溶液5ml、硼砂溶液2ml与荧光黄指示液5~8滴，用硝酸银滴定液（0.1mol/L）滴定至溶液自黄绿色转变为粉红色	滴定终点为粉红色（滴定终点前后溶液颜色/荧光黄指示液滴定终点前后颜色变化）
5	读数并记录数据	将滴定管取下，右手拇指和食指捏住滴定管上部无刻度处，使滴定管垂直，读数；记录下滴定体积	眼睛视线应与溶液弯月面下缘最低点在同一水平上
6	计算	按公式 $氯化钠（g/ml）= \dfrac{F \times V \times T}{V_{样}} \times 100\%$ 计算氯化钠注射液的含量	本品含氯化钠（NaCl）为0.850%~0.950%

【问题情境一】　硝酸银滴定液为何要装在棕色滴定管里？

答：硝酸银见光会分解，析出单质银，银不稳定，又被氧化成黑色的氧化银。所以必须避光保存，滴定液要装在棕色滴定管里。

【问题情境二】　用铁铵矾指示剂法测定 Ag^+ 时，没有强烈振摇装有待测溶液的锥形瓶，这样操作会影响结果吗？

答：会。因为 AgSCN 会吸附 Ag^+，终点过早出现，导致结果偏低。

（四）学习结果评价

序号	评价内容	评价标准	评价结果（是/否）
1	酸式滴定管的使用	规范、熟练	
2	能使用沉淀滴定法测定药品含量	自主完成相关实验操作	
3	能独立完成药品的含量计算	计算结果准确，有效数字保留位数正确	

五、课后作业

在 pH4 或 pH11 条件下，用 Mohr 法测定 Cl^- 结果偏低还是偏高？为什么？

（丁　丽）

F-2　电位滴定法应用

F-2-1　能掌握电位滴定法的测定要求

PPT

一、核心概念

电位滴定法（potentiometric titration）　是通过测量滴定过程中电池电动势的变化来确定滴定终点的一种滴定法，适用于各种滴定法。

二、学习目标

1. 掌握用电位滴定法判断滴定终点的原理、操作方法及注意事项。
2. 能用电位法判断磷酸二氢钾含量测定的终点。
3. 能根据《药品记录与数据管理要求》，正确填写检验原始记录及检验报告书。

三、基本知识

（一）概述

电位滴定法是容量分析中用以确定终点或选择核对指示剂种类、用量及终点颜色的方法，选择适当的指示电极和参比电极可为氧化还原法、酸碱滴定法、非水酸碱滴定及沉淀法等指示终点。电位滴定法判断终点比指示剂法准确度、精密度高，不受溶液颜色及沉淀的干扰，易于自动化，操作方便，突跃范围小的也适用。

磷酸二氢钾是常用的药用辅料，用于 pH 值调节剂和缓冲剂等。

（二）原理

1. 磷酸二氢钾的含量测定原理　取本品约 2.5g，精密称定，加新沸过的冷水 100ml 溶解后，照电位滴定法（通则 0701），用氢氧化钠滴定液（1mol/L）滴定。每 1ml 氢氧化钠滴定液（1mol/L）相当于 136.1mg 的 KH_2PO_4。

磷酸二氢钾溶于水，产生 $H_2PO_4^-$ 离子，部分电离产生 H^+；$H_2PO_4^-$ 离子也可水解产生 OH^-，但其电离程度大于水解程度，因此，显弱酸性，可用酸碱滴定法测定其含量。由于磷酸的二级电离常数（即磷酸二氢根的一级电离常数）约为 6.23×10^{-8}，导致突跃范围小，只能用电位法判断滴定终点。

$$H_2PO_4^- \rightleftharpoons H^+ + HPO_4^{2-}$$

$$H_2PO_4^- + H_2O \rightleftharpoons H_3PO_4 + OH^-$$

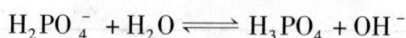

2. 终点的确定　自动电位滴定仪一般用二阶微商内插法确定终点。该法基于二阶微商为 0 所对应的体积为滴定终点。

$E-V$ 曲线法确定终点准确性较差；$\triangle E / \triangle V - V$ 数据处理繁琐且准确性差。

3. 电极系统的选择

（1）氧化还原法　铂（指示）-饱和甘汞电极（参比）；铂电极用加有少量 $FeCl_3$ 的硝酸或用铬酸清洁液浸泡。

（2）酸碱滴定法　玻璃（指示）-饱和甘汞电极（参比）

（3）非水溶液滴定法　玻璃-饱和甘汞电极；饱和甘汞电极套管内装 KCl 的饱和无水甲醇溶液，玻璃电极用后立即清洗并浸泡在水中保存

（4）银量法　银（指示）-玻璃（参比）或银（指示）-硝酸钾盐桥-饱和甘汞电极（参比）

4. 结果计算

$$供试品含量\% = \frac{T \times V \times F}{m_供 \times 10^3} \times 100\%$$

式中，T 为滴定度 136.1，mg/ml；V 为消耗滴定液的体积，ml；F 为滴定液的校正因子；$m_供$ 为供试品的重量，g。

四、能力训练

（一）操作条件

1. 仪器和用具　自动电位滴定仪及电极、天平（感量 0.1mg）、量筒（100ml）。

2. 试药和试剂

（1）磷酸二氢钾（实验可用试剂代替辅料）。

（2）分析纯：氯化钾、甲醇、氢氧化钠滴定液（1mol/L）。

（3）纯化水。

（二）安全及注意事项

（1）电极使用前需根据电极性质充分清洁。

（2）化学反应必须按化学当量进行，而且反应速度快，无副反应发生。

（3）非水溶液滴定法的饱和甘汞电极套管内不能装饱和 KCl 水溶液，可放饱和 KCl 的无水甲醇溶液或硝酸钾的无水甲醇溶液。

（4）实验结束后，测量电极插座上插入短路插头，防止灰尘及水汽进入。

（5）滴定液为 $HClO_4$ 时，实验室温度不低于 16℃，防止产生结晶，损害阀门。

（6）滴定时，有填液口的电极需将填液口打开，保持电极内外平衡。

（7）为了排除水中 CO_2 的干扰，实验中的水必须用新沸冷却的纯化水。

（三）操作过程

序号	步骤	操作方法及说明	质量标准
1	供试品溶液的配制	取本品约 2.5g，精密称定，加新沸过的冷水 100ml 溶解	配制 2 份供试品溶液

续表

序号	步骤	操作方法及说明	质量标准
2	电极活化	根据说明书活化电极并补充电极液	电极活化，提高灵敏度和准确度
3	安装仪器	根据说明书安装滴定管、阀门、电极架、滴定杯、温度传感器及输液管	电极架、滴定管及滴定杯固定好；连接输液管前，先检查阀门的螺孔内是否有异物，并拧紧，不得有液体及气体泄漏现象；输液管放入贮液瓶的底部；搅拌珠放入滴定杯底部
4	开机	打开电源开关，仪器自检	仪器进入起始状态
5	清洗	用滴定液清洗滴定管6次以上	冲洗管路；管路中不能有气泡、漏液的现象
6	设置参数	设置时间、滴定管类型及系数、搅拌速度、温度、校正电位零点	根据试验需求选择滴定管类型（10ml 或 20ml），输入滴定管上显示的滴定管系数
7	搅拌	按"搅拌"键	搅拌珠转动
8	滴定	按"滴定"键，选择滴定类型、终点参数、终点突跃等参数。滴定类型设为"mV 滴定"；终点参数根据需求设为第一终点或第二终点；根据突跃范围的大小选择合适的终点突跃	终点参数设为第一终点
9	计算含量	根据上述公式分别计算2份供试品的含量、相对平均偏差及平均含量	2份的相对平均偏差应≤0.3%
10	清洗	用纯化水清洗管路、滴定管头、搅拌珠及电极	防止残留滴定液腐蚀阀门
11	原始记录及报告书	正确填写原始记录及报告书；数据处理正确	原始记录要符合《药品记录与数据管理要求》

【问题情境一】电位滴定仪长期不用时，如何保养仪器？

答：每月至少开机通电1次。

【问题情境二】使用后的电极如何处理？

答：电极使用后用纯化水或指定溶剂充分冲洗，放入保护套，套内装有电极保护液浸泡电极，且液面超过隔膜。

（四）学习结果评价

序号	评价内容	评价标准	评价结果（是/否）
1	掌握用电位滴定法判断滴定终点的原理、操作方法及注意事项	能根据试验需求，合理设置参数，确定滴定终点	
2	能正确填写检验原始记录及报告书	能根据2020年12月1日实施的《药品记录与数据管理要求》，正确填写原始记录及报告书	

五、课后作业

1. 查阅资料，明确如何保养电极？

2. 自动滴定仪的测定结果重现性差，如何处理？

(甄会贤)

F-2-2　能使用电位滴定法测定药品含量

一、学习目标

1. 掌握用电位滴定法判断盐酸二甲双胍、丙戊酸钠片及异戊巴比妥片含量测定的原理及注意事项。

2. 熟悉上述药物含量测定的原始记录及报告书的填写。

3. 能根据药品质量标准，独立完成盐酸二甲双胍、丙戊酸钠片及异戊巴比妥片含量测定的终点判断及含量测定。

二、基本知识

（一）概述

《中国药典》（2020 年版）中银量法测定异戊巴比妥及其片剂含量均采用了电位法判断终点。

（二）原理

1. 盐酸二甲双胍的含量测定 盐酸二甲双胍是临床首选的一线降糖药，还可用于多囊卵巢综合征、抗衰老、减肥及抗肿瘤的作用，有"神药"的美称。其结构式如下：

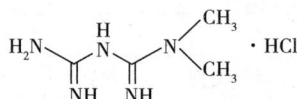

盐酸二甲双胍（分子量 165.63）

（1）盐酸二甲双胍为盐酸盐，在水中易溶，在甲醇中溶解，在乙醇中微溶，在三氯甲烷或乙醚中不溶。

（2）盐酸二甲双胍中的胍基显碱性，可用非水碱量法测定含量；盐酸对非水碱量法有干扰，因此，采用加无水甲酸的高氯酸电位滴定法测定药物含量。

（3）配制高氯酸滴定液时，每 1g 的水需加醋酐 5.22ml 排除市售冰醋酸中水的干扰；高氯酸（70% ~72%）8.5ml 需加 22.5ml 醋酐排除水的干扰。

（4）高氯酸不应与醋酐直接混合，防止发生剧烈反应致溶液变黄；溶液变色即不可用。

（5）高氯酸滴定液应贮存于具塞棕色玻璃瓶中，或用黑布包裹，避光密闭保存（30℃以下）。

（6）在非水碱量法或滴定液标定中，消耗高氯酸滴定液约 8ml，宜选用 10ml 的滴定管，其读数应准确至 0.01ml。

2. 丙戊酸钠片的含量测定 丙戊酸钠是广谱抗癫痫药。

（1）丙戊酸钠在水中极易溶解，在甲醇或乙醇中易溶，在丙酮中几乎不溶。

（2）丙戊酸钠为强碱弱酸盐，用双相滴定法（水－乙醚）测定含量时突跃范围小，需用电位滴定法判断终点。

（3）配制盐酸滴定液时，在加水稀释并摇匀后，宜先与已知浓度的氢氧化钠滴定液做比较试验，以调节其浓度，使其 F 值为 0.95 ~1.05，而后再进行标定。

（4）基准无水碳酸钠应在 270 ~300℃干燥至恒重，以除去水分和碳酸氢钠。

（5）碳酸钠有引湿性，用减重法称量。

（6）标定盐酸滴定液时，甲基红－溴甲酚绿指示剂的变色范围为 pH5.1，碳酸对其有干扰，滴定至近终点时，必需煮沸 2 分钟，除去 CO_2；待冷却至室温后，再继续滴定至溶液由绿色变为暗紫色。

3. 异戊巴比妥片的含量测定 异戊巴比妥是丙二酰脲类的抗癫痫药，用于癫痫大发作、惊厥及麻醉前给药，其结构式如下：

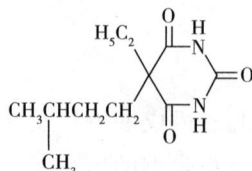

异戊巴比妥（分子量 226.28）

（1）异戊巴比妥在乙醇或乙醚中易溶，在三氯甲烷中溶解，在水中极微溶解；在氢氧化钠或碳酸钠溶液中溶解。

（2）异戊巴比妥由于具有丙二酰脲的结构，显二元弱酸性。其在弱碱性条件下，与 $AgNO_3$ 反应生成可溶的一银盐，与过量的 $AgNO_3$ 生成二银盐白色沉淀。

（3）异戊巴比妥采用银量法（1∶1）测定含量，采用电位滴定法判断终点，操作简便，专属性强。《中国药典》自 1963 年版收载本品以来，不断完善含量测定方法，解决了温度变化影响、终点观察误差等问题。

（4）采用以荧光黄为指示剂的吸附指示剂法标定硝酸银滴定液时，要求生成的 AgCl 呈胶体状态，利于终点时对指示剂阴离子的吸附而产生颜色突变，因此，在基准氯化钠加水溶解后，再加入糊精（1→50）5ml，便于形成胶体。

（5）标定硝酸银滴定液时，加入 0.1g 的碳酸钙，维持溶液的微碱性 pH7～10，利于荧光黄阴离子的形成。

（6）AgCl 胶体沉淀遇光极易分解生成黑色的银单质沉淀，滴定中避免强光直接照射。

（7）滴定液的标定由初标者（一般用配制者）和复标者各做平行试验 3 份；3 份的相对平均偏差 ≤0.1%（除另有规定外）；初标平均值和复标平均值的相对平均偏差 ≤0.1%（除另有规定外）。标定结果按初复标的平均值计算，取 4 位有效数字。

（三）测定法

1. 盐酸二甲双胍的含量测定 取本品约 60mg，精密称定，加无水甲酸 4ml 使溶解，加醋酐 50ml，充分混匀，照电位滴定法（通则 0701），用高氯酸滴定液（0.1mol/L）滴定，并将滴定的结果用空白试验校正。每 1ml 高氯酸滴定液（0.1mol/L）相当于 8.282mg 的 $C_4H_{11}N_5 \cdot HCl$。按干燥品计算，含 $C_4H_{11}N_5 \cdot HCl$ 不得少于 98.5%。

2. 丙戊酸钠片（规格 0.1g、0.2g）的含量测定 取本品 10 片（规格 0.2g）或 20 片（规格 0.1g），置 100ml 量瓶中，加水约 50ml，振摇使丙戊酸钠溶解，加水稀释至刻度，摇匀，滤过，精密量取续滤液 25ml，加乙醚 30ml，照电位滴定法（通则 0701），用玻璃－饱和甘汞电极，用盐酸滴定液（0.1mol/L）滴定至 pH4.5。每 1ml 盐酸滴定液（0.1mol/L）相当于 16.62mg 的 $C_8H_{15}NaO_2$。本品含丙戊酸钠应为标示量的 90.0%～110.0%。

3. 异戊巴比妥片（规格 0.1g）的含量测定 取本品 20 片，精密称定，研细，精密称取适量（约相当于异戊巴比妥 0.2g），加甲醇 40ml 使溶解，再加新制的 3% 无水碳酸钠溶液 15ml，照电位滴定法（通则 0701），用硝酸银滴定液（0.1mol/L）滴定。每 1ml 硝酸银滴定液（0.1mol/L）相当于 22.63mg 的 $C_{11}H_{18}N_2O_3$。本品含异戊巴比妥应为标示量的 94.0%～106.0%。

三、能力训练

（一）操作条件

1. 仪器和用具

（1）电位滴定仪及参比电极、指示电极

（2）分析天平（感量 0.1mg）、称量纸或称量舟

（3）A 级棕色量瓶（100ml）、量瓶（500ml、250ml、100ml；2 个）

（4）平头镊子

（5）量筒（100ml、50ml、20ml）

（6）棕色细口瓶

（7）滤纸、漏斗及定量滤纸

2. 试药和试剂

（1）试药　盐酸二甲双胍、丙戊酸钠片及异戊巴比妥片

（2）试剂（分析纯）　无水甲酸、醋酐、高氯酸、乙醚、盐酸、甲醇、碳酸钠、硝酸银、糊精、基准氯化钠、基准邻苯二甲酸氢钾、基准无水碳酸钠、甲基红指示剂、溴甲酚绿指示剂、荧光黄指示剂

（二）安全及注意事项

（1）用量出式（Ex）量筒倒出液体后，等待 30 秒后，用尖嘴刮一下接收容器。

（2）Ex 式吸量管与接收容器脱离前一般停留约 3 秒；吸量管上标"15 秒"的需停留规定等待时间 15 秒。

（3）测定异戊巴比妥片含量时，无水碳酸钠溶液在放置过程中与空气中的 CO_2 反应生成碳酸氢钠，降低含量，应临用新制；指示电极银电极使用前需用硝酸浸泡 1~2 分钟活化，然后用水迅速冲洗干净。

（4）$AgNO_3$ 滴定液应置于具玻璃塞的棕色玻璃瓶中，或用黑布包裹的玻璃瓶避光保存。

（三）操作过程

序号	步骤	操作方法及说明	质量标准
1	电极活化	根据说明书活化电极并补充电极液	电极活化，提高灵敏度和准确度
2	安装仪器	根据说明书安装滴定管、阀门、电极架、滴定杯、温度传感器及输液管	电极架、滴定管及滴定杯固定好；连接输液管前，先检查阀门的螺孔内是否有异物，并拧紧，不得有液体及气体泄漏现象；输液管放入贮液瓶的底部；搅拌珠放入滴定杯底部
3	开机	打开电源开关，仪器自检	仪器进入起始状态
4	清洗	用滴定液清洗滴定管 6 次以上	冲洗管路；管路中不能有气泡、漏液的现象
5	设置参数	设置时间、滴定管类型及系数、搅拌速度、温度、校正电位零点	根据试验需求选择滴定管类型（10ml 或 20ml），输入滴定管上显示的滴定管系数
6	搅拌	按"搅拌"键	搅拌珠转动
7	空白试验	测定盐酸二甲双胍含量时需做空白试验	排除溶剂的干扰
8	滴定	按"滴定"键，选择滴定类型、终点参数、终点突跃等参数	滴定类型设为"mV 滴定"；终点参数根据需求设为第一终点或第二终点；根据突跃范围的大小选择合适的终点突跃
9	清洗	用纯化水清洗管路、滴定管头、搅拌珠及电极	防止残留滴定液腐蚀阀门
10	原始记录及报告书	正确填写原始记录及报告书；数据处理正确	原始记录要符合《药品记录与数据管理要求》

【**问题情境**】用非水碱量法测定氢卤酸盐含量时，如何排除氢卤酸的干扰？

答：（1）加无水甲酸的高氯酸电位滴定法

（2）以醇类为溶剂的氢氧化钠电位滴定法

（3）加醋酐的高氯酸电位滴定法

（4）加醋酸汞的高氯酸滴定法（该法由于醋酸汞毒性大，使用逐渐减少）

（四）学习结果评价

序号	评价内容	评价标准	评价结果（是/否）
1	掌握用电位滴定法判断盐酸二甲双胍、丙戊酸钠片及异戊巴比妥片含量测定的原理及注意事项	能正确理解药品测定原理、计算方法、检验结果的判断及操作注意事项	
2	熟悉上述药物含量测定的原始记录及报告书的填写	能正确填写原始记录及报告书	
3	能根据药品质量标准，独立完成盐酸二甲双胍、丙戊酸钠片及异戊巴比妥片含量测定的终点判断及含量测定	能按照操作规范测定药物含量，准确判断结果	

四、课后作业

测定丙戊酸钠片含量时，要求用盐酸滴定液滴定至 pH4.5。如何确保 pH 值的准确性？

（甄会贤）

F-3 紫外-可见分光光度法应用

PPT

F-3-1 能掌握紫外-可见分光光度法的测定要求

紫外-可见分光光度计的性能确认见本教材 B-1-2 相关内容。

F-3-2 能使用紫外-可见分光光度法测定药品含量

一、学习目标

1. 掌握用紫外-可见分光光度法对对乙酰氨基酚片及奋乃静片进行含量测定的原理、注意事项、计算及结果判断。

2. 熟悉用紫外-可见分光光度法测定药物含量的原始记录及报告书的填写。

3. 能根据药品质量标准，独立完成对乙酰氨基酚片及奋乃静片的含量测定。

二、基本知识

（一）概述

《中国药典》（2020 年版）中对乙酰氨基酚及其片剂、咀嚼片、栓剂、胶囊剂、颗粒剂，奋乃静片均采用紫外-可见分光光度法测定药物含量。

（二）原理

1. 对乙酰氨基酚片的含量测定 对乙酰氨基酚为临床常用的解热镇痛药，是世界各国广泛使用的、经世界卫生组织推荐的、老少皆宜、经济实惠、使用安全性高的两种经典口服解热镇痛药之一。其结构式如下：

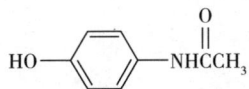

对乙酰氨基酚（分子量151.16）

（1）对乙酰氨基酚在热水或乙醇中易溶，在丙酮中溶解，在水中略溶。其结构中的酚羟基含弱酸性，在碱性条件下可溶。

（2）对乙酰氨基酚的酚羟基和酰胺均不能用于含量测定，因此，其原料药及部分制剂采用了紫外-可见分光光度法测定药物含量。

2. 奋乃静片的含量测定 奋乃静为吩噻嗪类的抗精神病药，用于治疗精神分裂症的阳性症状、呕吐、焦虑，其结构式如下：

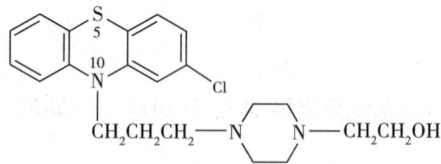

奋乃静（分子量403.97）

（1）奋乃静在三氯甲烷中极易溶解，在甲醇中易溶，在乙醇中溶解，在水中几乎不溶；在稀盐酸中溶解。含量测定中选用酸性乙醇为溶剂。

（2）奋乃静5位的吩噻嗪环在光照条件下易氧化为亚砜、砜类或醌类物质。日光照射约2小时后逐渐变色，测定含量时需避光操作。

（3）奋乃静的盐酸乙醇溶液在255nm处有最大吸收。

（三）测定法

1. 对乙酰氨基酚片（规格0.1g、0.3g及0.5g）的含量测定

（1）供试品溶液　取本品20片，精密称定，研细，精密称取适量（约相当于对乙酰氨基酚40mg），置250ml量瓶中，加0.4%氢氧化钠溶液50ml与水50ml，振摇15分钟，用水稀释至刻度，摇匀，滤过，精密量取续滤液5ml，置100ml量瓶中，加0.4%氢氧化钠溶液10ml，加水至刻度，摇匀。

（2）测定法　取供试品溶液，在257nm的波长处测定吸光度，按$C_8H_9NO_2$的吸收系数（$E_{1cm}^{1\%}$）为715计算，即得。本品含对乙酰氨基酚（$C_8H_9NO_2$）应为标示量的95.0%～105.0%。

2. 奋乃静片（规格2mg、4mg）的含量测定　避光操作。

（1）溶剂　取乙醇500ml，加盐酸10ml，加水至1000ml，摇匀。

（2）供试品溶液　取本品20片，除去包衣后，精密称定，研细，精密称取适量（约相当于奋乃静10mg），置100ml量瓶中，加溶剂约70ml，充分振摇使奋乃静溶解，用溶剂稀释至刻度，摇匀，滤过，精密量取续滤液5ml，置100ml量瓶中，用溶剂稀释至刻度，摇匀。

（3）对照品溶液　另取奋乃静对照品，精密称定，用溶剂溶解并定量稀释制成每1ml中约含5μg的溶液。

（4）测定法　取供试品溶液及对照品溶液，照紫外-可见分光光度法（通则0401），在255nm的波长处分别测定吸光度，计算。本品含奋乃静（$C_{21}H_{26}ClN_3SO$）应为标示量的93.0%～107.0%。

三、能力训练

（一）操作条件

1. 仪器和用具

（1）紫外-可见分光光度计、石英比色杯、挡光板、擦镜纸

（2）分析天平（感量0.01mg）、称量纸或称量舟

（3）棕色量瓶（100ml；6个）、量瓶（500ml、250ml、100ml）

（4）平头镊子

（5）量筒（250ml、50ml、20ml）

（6）单标线吸量管（5ml）

（7）漏斗及定量滤纸

2. 试药和试剂

（1）试药　对乙酰氨基酚片、奋乃静片

（2）对照品　定量用奋乃静对照品

（3）试剂（分析纯）　乙醇、盐酸、氢氧化钠

（二）安全及注意事项

（1）氢氧化钠易吸潮，采用减重法称量。用塑料瓶贮存氢氧化钠溶液，最好现用现配。

（2）供试品、对照品均需配制2份。

（三）操作过程

序号	步骤	操作方法及说明	质量标准
1	开机前检查	开机前确认紫外－可见分光光度计光路里无异物	光路里应无异物；有异物取出异物
2	开机	先开仪器电源开关，点击工作站图标，仪器开始初始化自检；仪器初始化时不能打开样品室的盖子	自检通过，否则仪器无法工作
3	预热	按仪器说明书预热	预热后光源稳定
4	溶液的配制	按上述标准配制供试品溶液、对照品溶液各2份	对乙酰氨基酚供试品溶液2份；奋乃静供试品溶液、对照品溶液各2份
5	选择工作室模块	根据实验目的选择光度测量、光谱扫描模块	核对化合物的最大吸收波长时选择光谱扫描；定量测定时选择光度测量
6	暗电流校正	将挡光板放入供试品的光路中。（进口仪器不需校正）	消除仪器部分噪声带来的误差
7	参数设置	根据标准设定波长、光度模式、光谱带宽、换灯波长；波长范围、扫描速度、扫描间隔等参数	对乙酰氨基酚：波长257nm、光谱带宽2nm、换灯波长此处不用设；奋乃静：波长255nm
8	校零或校基线	将装入空白溶液的2个吸收池放入仪器中校零或校基线	排除溶剂、容器的吸收，光的散射和界面反射等对测定结果的影响
9	扫描图谱	倒出供试品光路中吸收池的空白溶液，用供试品溶液冲洗3次。装入4/5高度的供试品溶液，置供试品光路中	扫描光谱图
10	图谱处理	选中图谱文件，点击工具栏上的峰值检出	核对乙酰氨基酚的波长是否在257nm±2nm；奋乃静255nm±2nm范围内，否则检查仪器及溶液是否有误
11	测吸光度	在光度模式下，测定吸光度值	测得2份供试品溶液及对照品溶液的吸光度值
12	关机	退出工作站，关闭仪器及电脑电源；取出吸收池	仪器及电脑全部关机
13	原始记录及报告书	正确填写原始记录及报告书；数据处理正确	原始记录要符合《药品记录与数据管理要求》

【问题情境一】某同学在用紫外－可见分光光度计测定药物含量时，发现测定吸光度值为负值，请问如何处理？

答：用空白溶液重新校零，并检查放置供试品溶液的光路是否正确。

【问题情境二】测定对乙酰氨基酚片含量时，发现2份供试品溶液含量的相对平均偏差＞1.0%，请问数据是否符合要求？为什么？

答：不符合要求。紫外－可见分光光度法测定制剂含量时，要求相对平均偏差≤1.0%。

【问题情境三】检验奋乃静片含量时，为了节约对照品，某同学用感量0.01mg的天平称了5mg的奋乃静对照品，用溶剂定容至1000ml的无色量瓶中。请问，哪些操作有问题？

答：感量0.01mg的天平的最小取样量为10mg；奋乃静见光分解，需用棕色量瓶。

（四）学习结果评价

序号	评价内容	评价标准	评价结果（是/否）
1	掌握用紫外－可见分光光度法对对乙酰氨基酚片及奋乃静片进行含量测定的原理、注意事项、计算及结果判断	能正确理解药品测定原理、计算方法、检验结果的判断及操作注意事项	
2	熟悉用紫外－可见分光光度法测定药物含量的原始记录及报告书的填写	能正确填写原始记录及报告书	
3	能根据药品质量标准，独立完成对乙酰氨基酚片及奋乃静片的含量测定	能按照操作规范测定药物含量，准确判断结果	

四、课后作业

1. 盐酸氯丙嗪注射液（规格为 1ml：10mg）的含量测定：避光操作。精密量取本品 5ml（约相当于盐酸氯丙嗪 50mg），置 200ml 量瓶中，用盐酸溶液（9→1000）稀释至刻度，摇匀；精密量取 2ml，置 100ml 量瓶中，用盐酸溶液（9→1000）稀释至刻度，摇匀，照紫外－可见分光光度法（通则 0401），在 254nm 波长处测定吸光度，2 份供试品溶液的吸光度分别为 0.456 和 0.460，按 $C_{17}H_{19}ClN_2S \cdot HCl$ 的吸收系数（$E_{1cm}^{1\%}$）为 915 计算，盐酸氯丙嗪注射液的含量，并判断是否符合规定。本品含盐酸氯丙嗪（$C_{17}H_{19}ClN_2S \cdot HCl$）应为标示量的 95.0% ~ 105.0%。

2. 查阅 TU－1901 双光束紫外－可见分光光度计的操作说明书，完成下列问题。

（1）如何根据工作任务，如何选择合适的工作室？

（2）设置参数时，如何选择光谱带宽？

（3）设置参数时，如何选择换灯波长？

（甄会贤）

F－4 高效液相色谱法应用

F－4－1 能掌握高效液相色谱法的测定要求

1. 高效液相色谱仪的性能确认见本教材 B－1－2 相关内容。
2. 高效液相色谱法系统适用性试验见本教材 B－1－2 相关内容。

F－4－2 能使用高效液相色谱法测定药品含量

PPT

一、核心概念

对照品　采用理化方法进行鉴别、检查或含量测定时所用的标准物质，其特性量值一般按纯度（%）计。

二、学习目标

1. 掌握高效液相色谱法含量测定方法。
2. 能按照药品质量标准，操作高效液相色谱仪，获得并及时记录可靠原始数据，准确计算药品含量，并判定其质量。

三、基本知识

(一) 概述

高效液相色谱法用于药品含量测定是基于待测组分的色谱峰面积或峰高与待测组分的量相关（通常呈线性或对数线性关系）；通过比较供试品中待测组分的色谱峰面积或峰高与对照品色谱峰面积或峰高的大小来确定供试品待测组分的量。

随着进样器进样精度提高，对组分简单、操作步骤少、影响因素少的测定方法，高效液相色谱法定量目前多采用外标法，内标法已较少用。对一些有较多提取步骤、组分复杂、需要柱前衍生或柱后衍生的含量测定方法通常采用内标法。

(二) 含量测定方法

1. 外标法 按各品种项下的规定，精密称（量）取对照品和供试品，配制成溶液，分别精密取一定量，进样，记录色谱图，测量对照品溶液和供试品溶液中待测物质的峰面积（或峰高），按下式计算含量：

$$c_X = (A_X / A_R)\, c_R$$

式中，A_X 为待测成分的峰面积或峰高；A_R 为对照品的峰面积或峰高；c_X 为待测成分的浓度；c_R 为对照品溶液的浓度。

外标法要求进样量必须准确，否则定量误差大。故当采用外标法测定供试品中某杂质或主成分含量时，以定量或自动进样器进样为好。

2. 内标法 按各品种项下的规定，精密称（量）取对照品和内标物质，分别配成溶液，精密量取各溶液适量，混合配成校正因子测定用的对照溶液。取一定量注入仪器，记录色谱图。测量对照品和内标物质的峰面积或峰高，按下式计算校正因子：

$$f = \frac{A_S / c_S}{A_R / c_R}$$

式中，A_S 为内标物质的峰面积或峰高；A_R 为对照品的峰面积或峰高；c_S 为内标物质的浓度；c_R 为对照品的浓度。

再取各品种项下含有内标物质的供试品溶液，注入仪器，记录色谱图，测量供试品中待测成分（或其杂质）和内标物质的峰面积或峰高，按下式计算含量：

$$c_X = f \times \frac{A_X}{A'_S / c'_S}$$

式中，A_X 为供试品（或其杂质）峰面积或峰高；c_X 为供试品（或其杂质）的浓度；A'_S 为内标物质的峰面积或峰高；c'_S 为内标物质的浓度；f 为校正因子。

当配制校正因子测定用的对照溶液和含有内标物质的供试品溶液，使用同一浓度的内标物质溶液时，$c_S = c'_S$，则配制内标物质溶液不必精密称（量）取。

采用内标法可避免因为样品前处理及进样体积误差对测定结果的影响。

3. 面积归一化法 当样品中所有组分在操作时间内都能流出色谱柱，且检测器对它们都产生信号，按各品种项下的规定，配制供试品溶液，取一定量进样，记录色谱图。测量各峰的面积和色谱图上除溶剂峰以外的总色谱峰面积，计算各峰面积占总峰面积的百分率。

归一化法的优点是简便，定量结果与进样量重复性无关（在最大进样量以下），操作条件略有变化对结果影响较少。其缺点是要求所有组分均要产生色谱峰，不适于微量杂质的含量测定。

（三）配制溶液

除另有规定外，采用规定溶剂配制对照品溶液和供试品溶液，定量测定时，对照品溶液和供试品溶液均应分别配制两份。供试品溶液在注入液相色谱仪前，一般应经适宜的 $0.45\mu m$（或 $0.22\mu m$）滤膜滤过，以减少对色谱系统产生污染或影响色谱分离。根据试验要求和供试品稳定性，设置待测溶液贮存条件（如温度、避光等）。

供试品溶液与对照品溶液浓度相同或相近，并确保在检测器线性范围内，有足够的精密度。

为减少溶剂峰与色谱峰的畸变，应尽可能用流动相配制供试品与对照品溶液。在测定序列中，应进样稀释溶剂以排除是否对待测物质峰有干扰。

四、能力训练

（一）操作条件

1. 仪器和用具

（1）高效液相色谱仪，由高压输液泵、进样器、色谱柱、检测器、数据处理系统组成。

（2）超声波清洗仪，用于流动相超声脱气。

（3）分析天平，用于精密称定重量。

（4）研钵，用于粉碎片剂。

（5）量瓶，用于溶解稀释供试品。

（6）微量注射器，用于取样、进样。

（7）镜头纸，用于擦拭注射器针头。

2. 试剂（固定相、流动相）

（1）十八烷基硅烷键合硅胶　反相色谱柱。

（2）乙腈－四氢呋喃－冰醋酸－水（20：5：5：70）　流动相。

（3）阿司匹林对照品。

（4）阿司匹林肠溶片。

（二）安全及注意事项

（1）保证原始数据记录及时、准确、完整、真实、可靠。

（2）阿司匹林易水解变质，供试品粉碎、称取等前处理应尽快。对照品应临用现配。

（3）高效液相色谱仪操作安全及注意事项见 B－1－2 正文中的四（二）相关内容。

（三）操作过程

1. 高效液相色谱法分析

序号	步骤	操作方法及说明	质量标准
1	配制供试品溶液	取本品 20 片，精密称定，充分研细，精密称取适量（约相当于阿司匹林 10mg），置 100ml 量瓶中，加 1% 冰醋酸的甲醇溶液强烈振摇使阿司匹林溶解并稀释至刻度，滤膜滤过，取续滤液作为供试品溶液。制备两份	使用分析天平精密称定片重及片粉重量。量瓶中刻线以上无溶液，溶液凹液面与刻线相切 片粉重量计算见下式，重量范围为 $$m_{片粉} \times (1 \pm 10\%)\frac{10mg}{m_{片粉}} = \frac{标示量}{\overline{W}}$$
2	配制对照品溶液	取阿司匹林对照品，精密称定，加 1% 冰醋酸的甲醇溶液溶解并定量稀释制成每 1ml 中含 0.1mg 的溶液。制备两份	选择分析天平称取阿司匹林对照品，准确至所取重量千分之一

序号	步骤	操作方法及说明	质量标准
3	高效液相色谱法分析	色谱柱：C_{18}，5μm，4.6mm×150mm 流动相：乙腈－四氢呋喃－冰醋酸－水＝20：5：5：70 检测波长：276nm 对照品：0.1mg/ml 阿司匹林 进样量：10μl 系统适用性试验：理论板数按阿司匹林峰计算不低于3000，阿司匹林峰与水杨酸峰的分离度≥1.5	见 B－1－2、四（三） 含量测定计算： 阿司匹林标示量 ％ $= \dfrac{c_R \times \dfrac{A_X}{A_R} \times V \times D \times \overline{W}}{m \times S} \times 100\%$

2. 原始数据记录

源文件号：SOP－XXXXX　　　　　版本号：01　　　　　页号：1/1

成品检验原始记录

样品品名		检验编号	
样品批号		样品来源	
剂型		生产日期	年月日
检验 SOP 编号		取样日期	年月日
规格		报告日期	年月日
批代表量		有效期至	年月日
检验依据			

检验项目	检验过程	检验结论
【含量测定】	实验室温度：　　　　　　湿度： 1. 色谱条件 液相色谱仪：　　　　　液相色谱仪编号： 色谱柱：　　　　　　　色谱柱编号： 检测波长：　　nm　　　进样量：　　μl 流速：　　ml/min　　　柱温：　　℃ 流动相：乙腈－四氢呋喃－冰醋酸－水（　：　：　：　） 编号： 系统适用性试验： 理论板数按阿司匹林计算 $n =$ 对照品连续进5针，峰面积 RSD = 2. 对照品稀溶液的制备：精密称取阿司匹林对照品　g（批号：　　），置于　ml量瓶（编号：　）中，加入1％冰醋酸（批号：　）的甲醇（批号：　）溶液溶解并稀释至刻度，摇匀，浓度①为　mg/ml；浓度②为　mg/ml。精密量取　μl注入液相色谱仪，记录色谱图。	

对照品	1					2	
逆时针顺序	1	2	3	4	5	1	2
t_R/min							
A							
$\overline{A}$							

3. 供试品溶液的制备：取本品（批号：　）20 片，精密称定为　g，置于研钵中，研细，精密称取片粉　g，置于　ml量瓶（编号：　）中，加入1％冰醋酸（批号：　）的甲醇（批号：　）溶液强烈振摇，使阿司匹林溶解并稀释至刻度，用0.45μm 针筒式有机滤膜滤过，取续滤液作为供试品溶液。平行制备份备用。

供试品	1		2	
质量/g				
进针顺序	1	2	1	2
t_R/min				
A				
$\overline{A}$				
标示量%				

检　验　人：　　　　　　　　复　核　人：

检验日期：　　　　　　　　　复核日期：

【问题情境一】 采用高效液相色谱法对某一批次某一药品进行含量测定，两份平行供试品中有一份结果超出标准，两份供试品间结果差异超出规定限度。试分析其原因。

答：

```
                          ┌─ 检查样品外观（颜色、尺寸、气味、形状等）
            检查原始样品 ──┤─ 检查样品标签及包装
                          ├─ 检查样品储存条件
                          └─ 与同时检测的其他样品一致

            复核实验文件，确认实验过程及方法正确

            确认实验室在现行版实验方法规定条件下进行，
            且系统适用性试验在有要求的情况下符合要求

            检查光谱和色谱等原始数据，无异常或可疑的信息

            确认仪器已经过校验且操作正确

            确认正确的操作参数或设定

异常结果调查  确认试剂、溶剂和标准品使用正确，且在效期内，溶剂正确制备

            检查玻璃容器中剩余溶液的性状和体积，
            并检查所用容器是否使用正确并没有可见的污染

            检验人员经过培训且通过考核

                                                 ┌─ 重新分析此批实验储备溶液
            复测包括原始制备的溶液或进样溶液，      │  确认供试品色谱分析操作流程无误
            或是新制备的溶液或进样溶液 ────────────┤
                                                 └─ 重新分析两批同时检测的样品储备溶液
                                                    ──确认供试品全部操作流程正确

            推测存疑的引起超标结果的因素

            同批次样品复测验证

            得出结论
```

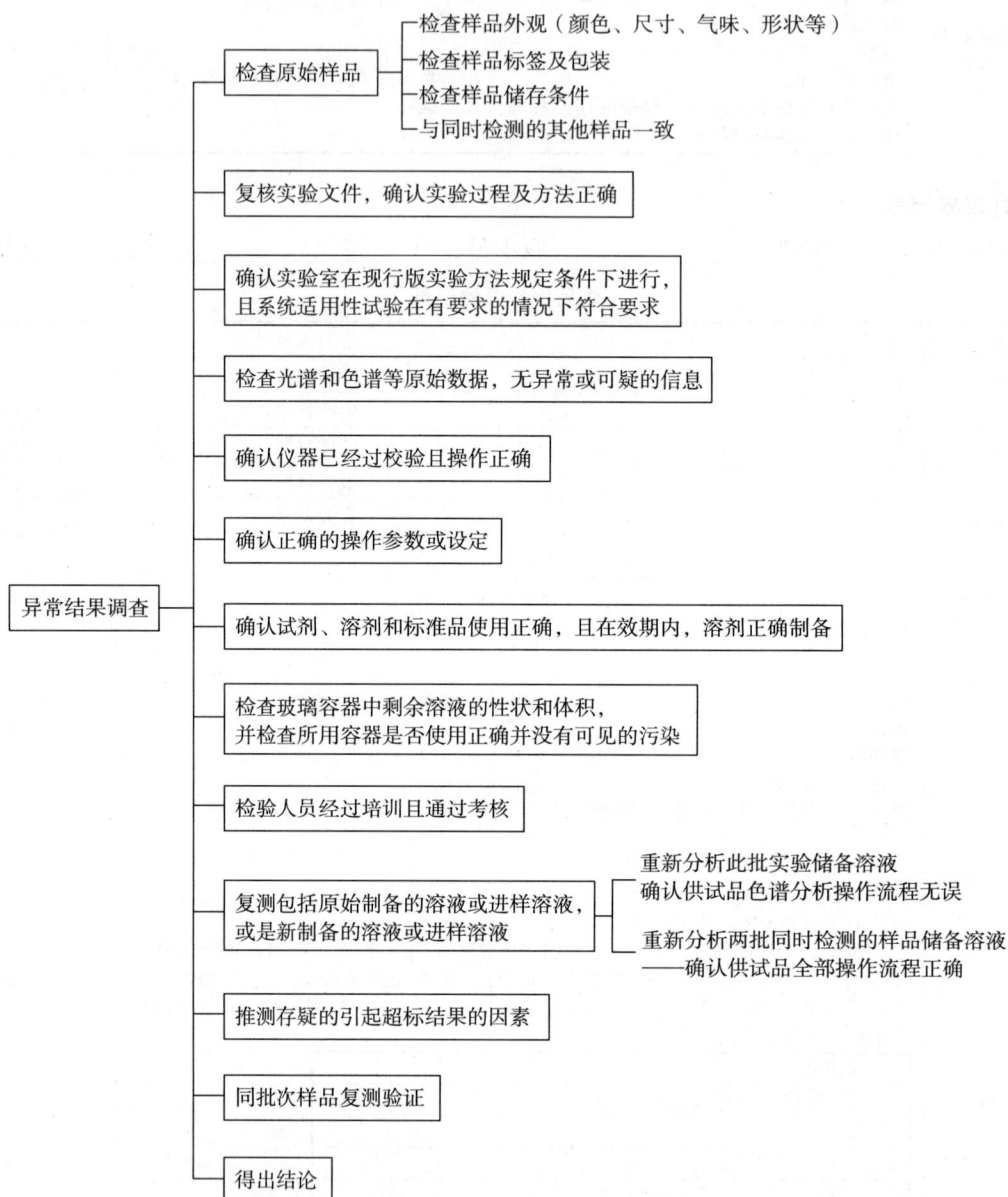

【问题情境二】 记录峰面积数值时出现错误，该如何处理原始数据记录？

答：原始数据是最初观察和活动的结果，也是对项目、工艺或研究报告改进和评估的必要条件。原则上，应记录药品检验发生的环境、检验过程、现象、结果等所有数据、现象，这是承载药品质量的唯一数据，务必要可靠、准确、及时、完整、可追溯。

记录填写的任何更改都应当遵循以下原则：在错误的地方画一条横线并使原有信息仍清晰可辨，书写正确信息后签注姓名和日期。记录如因污损需重新誊写，需经批准同意后方可进行。原有记录不得销毁，而应作为重新誊写记录的附件保存，同时还应说明誊写的原因。如采用电子形式记录，可以进行修改，但任何修改都会被实验室信息管理系统记录下来，并需要单独填写说明，备查。原则上记录不应当进行誊写。对于质量检验人员记录原始数据中，要保证数据完整性，且要记住"Right first time"。

（四）学习结果评价

序号	评价内容	评价标准	评价结果（是/否）
1	掌握高效液相色谱法含量测定方法	掌握含量测定方法适用范围与特点	
2	能按照药品质量标准，操作高效液相色谱仪，获得并及时记录可靠原始数据，准确计算药品含量，并判定其质量	能自行查阅药典，确定色谱条件，正确操作仪器，得到可靠数据，准确计算并得出结论	

五、课后作业

1. 简述高效液相色谱法测定药品含量的方法、特点，如何计算。

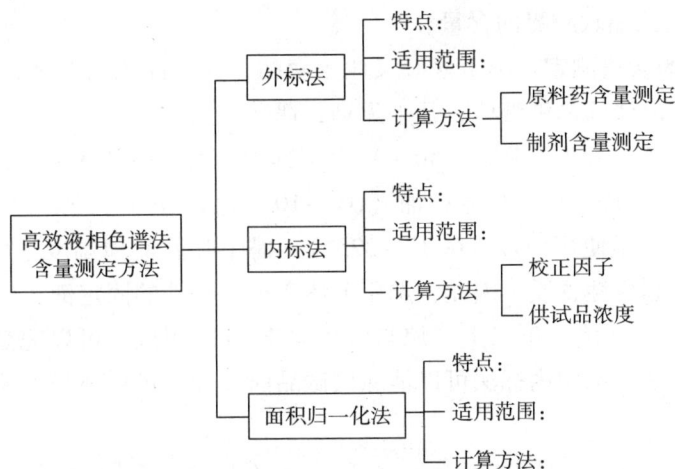

2. 地高辛片（标示量为 0.25mg）含量测定。照高效液相色谱法（通则 0512）测定。取本品 20 片，精密称定重量为 1.2124g，研细，精密称取 0.6025g，置 25ml 量瓶中，加稀乙醇适量，超声 30 分钟使地高辛溶解，放冷，加稀乙醇稀释至刻度，摇匀，经滤膜（孔径不得大于 0.45μm）滤过，精密量取续滤液 20μl 注入液相色谱仪，记录色谱图，峰面积的平均值为 46750210；另精密称取地高辛对照品适量，用稀乙醇溶解并定量稀释制成每 1ml 中含 0.104mg 的溶液，同法测定，峰面积平均值为 48262852。按外标法以峰面积计算其标示百分含量。

（王文洁）

F-5　气相色谱法应用

PPT

F-5-1　能掌握气相色谱法的测定要求

气相色谱仪的性能确认系统适用性试验见本教材 B-1-2 相关内容。

F-5-2　能使用气相色谱法测定药品含量

一、学习目标

1. 掌握用气相色谱法对维生素 E 软胶囊及多烯酸乙酯软胶囊进行含量测定的原理、注意事项、计算及结果判断。

2. 熟悉用气相色谱法测定药物含量的原始记录及报告书的填写。

3. 能根据药品质量标准，独立完成维生素 E 软胶囊及多烯酸乙酯软胶囊的含量测定。

二、基本知识

（一）概述

《中国药典》（2020 年版）中维生素 E 及其制剂（片剂、软胶囊、注射液、粉剂）、扑米酮片、多烯酸乙酯及其软胶囊、甲酚皂溶液、樟脑（天然、合成）及复方十一烯酸锌软膏中十一烯酸总量用气相色谱法（内标法）测定含量。林旦乳膏用气相色谱法（电子捕获检测器；外标法）测定含量。

（二）原理

由于气相色谱法专属性强、分离能力强、简便快速，近年来国内外药典大多采用气相色谱法测定维生素 E 软胶囊及多烯酸乙酯软胶囊的含量。

1. 维生素 E 软胶囊的含量测定　维生素 E 又叫生育酚，天然品为右旋体，合成品为消旋体。本品为微黄色至黄色或黄绿色澄清的黏稠液体；几乎无臭；遇光色渐变深。

（1）固定液　固定液 OV – 17 为苯基（50%）甲基硅油，相对极性 ＋＋，最高使用温度 350℃，性能与甲基硅橡胶（SE – 30、OV – 1）、甲基硅油（OV – 101）基本相同，为《中国药典》首选品种。二甲基聚硅氧烷为非极性，等温使用温度 – 60℃ ~ 325℃，程序升温使用温度 – 60℃ ~ 350℃。维生素 E 的分子式为 $C_{31}H_{52}O_3$，系非极性物质，因此，选用上述 2 种非极性的固定液，保留时间长。

（2）内标物质　正三十二烷。正三十二烷与维生素 E 极性相近，可以完全分离，保留时间相近，纯度高，符合内标物的要求。采用内标法可以消除供试品前处理及进样体积误差对测定结果的影响。

（3）计算公式

$$校正因子 f = \frac{A_{对内}/C_{对内}}{A_{对}/C_{对}}$$

$$C_{供} = f \times \frac{A_{供}}{A_{供内}/C_{供内}}$$

$$含量\% = \frac{C_{供} \times V_{供} \times m_{总}}{m_{供} \times 20 \times 标示量} \times 100\%$$

式中，A 为峰面积；C 为溶液浓度，mg/ml；m 为供试品量，mg。

（4）棕色具塞瓶　维生素 E 遇光、空气可被氧化为 α – 生育醌和 α – 生育酚二聚体，色渐变深，因此，实验中用棕色具塞瓶。

2. 多烯酸乙酯软胶囊的含量测定　多烯酸乙酯系海洋鱼类提取的鱼油经精制、酯化而得的多不饱和脂肪酸乙酯化的降血脂生化药，纯度高，具有较强的降低血清甘油三酯（三酰甘油）和总胆固醇的作用。此外，尚有抑制血小板聚集、扩血管及抗血栓的作用。多烯酸乙酯为微黄色至黄色的澄清油状液体，略有鱼腥味。在乙醚中极易溶解，在水中不溶。

（1）固定液　以聚乙二醇为固定液的毛细管柱固定液 DB – WAX 应用较为普遍，适于醇类、乙二醇类、芳香族类化合物的分析，分离度与峰对称性也较好。其使用温度范围为：等温 20 ~ 250℃；程序升温 20 ~ 264℃。

（2）内标物　用二十一烷酸甲酯为内标，其峰保留时间在二十碳五烯酸乙酯峰之前，分离度较好，且与其两侧的小峰分离度也较好，没有干扰。

（3）计算公式　$c_{供} = \dfrac{c_{对} \times A_{供}/A_{供内}}{A_{对}/A_{对内}}$

$$含量\% = \frac{C_{供} \times V_{供} \times m_{总}}{m_{供} \times 20 \times 0.25 \times 10^3} \times 100\%$$

式中，A 为峰面积；C 为溶液浓度，mg/ml；m 为供试品量，mg。

（三）测定法

1. 维生素 E 软胶囊（规格 5mg、10mg、50mg 及 100mg）的含量测定

（1）色谱条件与系统适用性试验　用硅酮（OV－17）为固定液，涂布浓度为 2% 的填充柱，或用 100% 二甲基聚硅氧烷为固定液的毛细管柱；柱温 265℃。理论板数按维生素 E 色谱峰计算不低于 500（填充柱）或 5000（毛细管柱），维生素 E 峰与内标物质的分离度应符合要求（>1.5）。

（2）校正因子的测定　取正三十二烷适量，加正己烷溶解并稀释成每 1ml 中含 1.0mg 的溶液，作为内标溶液。另取维生素 E 对照品约 20mg，精密称定，置棕色具塞瓶中，精密加内标溶液 10ml，密塞，振摇使溶解，作为对照品溶液，取 1~3μl 注入气相色谱仪，计算校正因子。

（3）测定法　取装量差异项下的内容物，混合均匀，取适量（约相当于维生素 E 20mg），精密称定，置棕色具塞瓶中，精密加内标溶液 10ml，密塞，振摇使溶解，作为供试品溶液，取 1~3μl 注入气相色谱仪，测定，计算，即得。（本品含合成型或天然型维生素 E（$C_{31}H_{52}O_3$）应为标示量的 90.0%~110.0%）。

2. 多烯酸乙酯软胶囊（规格 0.25g）的含量测定

（1）色谱条件与系统适用性试验　采用以聚乙二醇为固定液的石英毛细管柱（0.25mm×30m，0.25μm）；初始柱温为 190℃，保持 4 分钟，以每分钟 2℃ 的速度升温至 230℃，保持 15 分钟；进样口温度为 250℃；检测器温度为 270℃；载气流速为每分钟 4ml；进样量 1μl；分流比为 3∶1。峰分别与相邻峰之间的分离度均应大于 1.0。

（2）测定法　精密称取二十一烷酸甲酯适量，加异辛烷溶解并稀释制成每 1ml 中约含 0.3mg 的溶液，作为内标溶液；精密称取二十碳五烯酸乙酯对照品 6mg 与二十二碳六烯酸乙酯对照品 12.5mg，置同一 25ml 量瓶中，加内标溶液溶解并稀释至刻度，摇匀，作为对照品溶液；取装量差异项下的内容物，混合均匀，精密称取适量，按标示量用内标溶液定量稀释制成每 1ml 中约含 1mg 的溶液，作为供试品溶液。精密量取对照品溶液和供试品溶液各 1μl，分别注入气相色谱仪，记录色谱图。按内标法以峰面积分别计算供试品中 $C_{22}H_{34}O_2$ 和 $C_{24}H_{36}O_2$ 的含量。（本品含二十碳五烯酸乙酯与二十二碳六烯酸乙酯的总量不得少于 80.0%；按平均装量计算，含二十碳五烯酸乙酯与二十二碳六烯酸乙酯的总量应为标示量的 90.0%~115.0%。）

三、能力训练

（一）操作条件

1. 仪器和用具

（1）气相色谱仪　FID 检测器、聚乙二醇为固定液的石英毛细管柱（0.25mm×30m，0.25μm）、100% 二甲基聚硅氧烷为固定液的毛细管柱。

（2）气源　载气 N_2、燃气 H_2 及助燃气空气。

（3）分析天平　感量为 0.1mg、0.01mg 的天平。

（4）玻璃器具　量瓶、吸量管。

2. 试药和试剂

（1）试药　维生素 E 软胶囊、多烯酸乙酯软胶囊。

（2）对照品　定量用二十碳五烯酸乙酯对照品、定量用二十二碳六烯酸乙酯、定量用维生素 E 对照品。

（3）试剂　表面活性剂、正己烷、异辛烷、正三十二烷、二十一烷酸甲酯。

（二）安全及注意事项

（1）维生素 E 有还原性，需避光保存，操作中也应避光。

（2）测定多烯酸乙酯软胶囊含量时，建议用 Agilent DB – WAX 色谱柱。也可用 Agilent DB – 23 也可用，但色谱升温条件应调整为：初始 100℃，以 5℃/min 升至 150℃，保持 5 分钟，以 3℃/min 升至 225℃，保持 5 分钟，流速 4ml/min；分流比为 3∶1。

（3）多烯酸乙酯易氧化酶，光照、氧气、高温、紫外线等易催化氧化反应，因此，需遮光、密封、凉处保存，或充氮低温保存。

（4）使用填充柱时，应注意填充好或久未使用的柱应进行老化处理，除去填充物中残留挥发性成分，并使固定液再一次均匀牢固地分布在载体表面上。老化方法：将柱装入色谱仪，使载气缓缓通过色谱柱，然后在高于正常温度 20～50℃（不超过固定液的最高使用温度）加热 24 小时。老化过程中，将柱出口放空，不要连接检测器，防止污染检测器。如有条件用程序升温（以 2～5℃/min 的速率把温度升高到老化温度保持 14～24 小时）效果更好。

（5）安装毛细管柱时，从柱架上将色谱柱两端各拉出约 0.5m，用于进样口及检测器的安装，避免折断柱；在柱两端安装柱接头和石墨密封垫圈，向下套柱接头和密封垫圈，离端口约 5m。在具柱两端约 4～5cm 用柱切割器与柱垂直的来回切割柱，不要折断，然后用拇指和食指尽量靠近切割点抓牢，轻轻弯曲色谱柱，柱就容易折断。用放大镜检查切口，确保柱两头切口截面无聚酰亚胺和玻璃碎片。在进样口安装色谱柱时，查看仪器说明书，找到正确的插入距离，并用涂改液标出。将色谱柱插入检测器时，查看仪器说明书中插入距离，用手拧紧螺帽直到固定色谱柱，然后再拧螺帽 1/4～1/2 圈，防止加压时色谱柱脱出。打开载气，确定合适流速，将色谱柱一端浸入丙酮瓶中检查是否有气泡。

（6）毛细管柱的老化方法：在比最高温分析温度高 20℃或最高柱温（温度更低者）的条件下老化柱子 2 小时。如果在高温 10 分钟后背景不下降，立即将柱子降温并检查是否泄漏。如果用 Vespel 密封圈，老化后再检查密封程度。

（三）操作过程

序号	步骤	操作方法及说明	质量标准
1	检查	检查仪器各电源开关	均应处于"关"的状态
2	装柱	根据要求选取合适的色谱柱，取下盲堵，分清出入口，套好石墨密封垫圈及固定螺母，小心装好，拧紧固定螺母，以不漏气为宜，不要过紧	一般选用毛细管柱（两端有盲堵）；换下的色谱柱必需装上盲堵保存
3	调压	开启载气（N$_2$）及燃气（H$_2$）助燃气（空气）钢瓶上的总阀，调节减压阀至规定压力。如采用气体发生器为气源，则需提前 2～3 小时开机	一般载气钢瓶减压阀输出压力为 0.6MPa；氢气和空气输出压力为 0.4MPa
4	检漏	用表面活性剂溶液检查柱连接处是否漏气	如漏气，检查柱两端的石墨密封圈或再紧固定螺母
5	开机	同 B - 1 - 2	同 B - 1 - 2
6	检查系统配置	同 B - 1 - 2	同 B - 1 - 2
7	溶液配制	精密称取供试品、内标物质及对照品，配制供试品溶液、对照品溶液、内标溶液	供试品和对照品溶液各 2 份
8	预试验	创建方法文件	根据试验情况，适当调整柱温、载气流速、分流比、进样量、进样口和检测器温度等，使色谱峰的保留时间、分离度、峰面积符合要求
		采集数据	

序号	步骤	操作方法及说明	质量标准
9	系统适用性试验	同 B-1-2	同 B-1-2
10	正式测定	同 B-1-2	同 B-1-2
11	数据处理（内标法）	同 B-1-2	同 B-1-2
12	打印报告	同 B-1-2	同 B-1-2

【问题情境一】检验员在测定维生素 E 软胶囊含量时，规定"取约相当于维生素 E 20mg 的供试品"，应取供试品的量为多少？

答：$m_供 = \dfrac{m_总 \times 20mg}{标示量 \times 20}$

【问题情境二】用 Ex 式吸量管精密量取液体时，吸量管与接收容器脱离前应停留多长时间？

答：吸量管上标记符号无"15s"的等待时间为约 3 秒；分度吸量管上标"15 秒"的等待时间为 15 秒。

【问题情境三】检验员在做维生素 E 软胶囊含量测定的系统适用性试验时，如何做重复性？

答：维生素 E 软胶囊用内标法定量，配制相当于 80%、100%、120% 的对照品溶液，加入规定量的内标溶液，配成 3 种不同浓度的溶液，分别至少进样 2 针，计算平均校正因子，要求 RSD≤2.0%。

（四）学习结果评价

序号	评价内容	评价标准	评价结果（是/否）
1	掌握维生素 E 软胶囊及多烯酸乙酯软胶囊的含量测定的原理、注意事项、计算及结果判断	能正确理解药品测定原理及注意事项	
2	熟悉含量测定（气相色谱法）的原始记录及报告书的填写	能正确填写原始记录及报告书	
3	能根据药品质量标准，独立完成维生素 E 软胶囊及多烯酸乙酯软胶囊的含量测定	能按照操作规范测定药物含量，准确判断结果	

四、课后作业

1. 请根据维生素 E 软胶囊含量测定结果，计算含量，并判断是否符合规定。

对照品溶液浓度：维生素 E 对照品 2.011mg/ml；内标物正三十二烷 1.010mg/ml；进样量 2μl；测得 $A_对 = 19154231$，$A_{对内} = 14526401$

供试品溶液浓度：取标示量为 10mg 的维生素 E 胶囊 10 粒，其内容物总重 1.5905g，精密称取 0.3075g、0.3028g，定容至 10ml。进样量 2μl；测得 $A_供 = 19245872$，$A_{供内} = 14594260$；$A_供 = 18999216$，$A_{供内} = 14398908$。

2. 请根据多烯酸乙酯软胶囊（规格 0.25g）含量测定的色谱条件与系统适用性试验（采用以聚乙二醇为固定液的石英毛细管柱（0.25mm×30m，0.25μm）；初始柱温为 190℃，保持 4 分钟，以每分钟 2℃ 的速度升温至 230℃，保持 15 分钟；进样口温度为 250℃；检测器温度为 270℃；载气流速为每分钟 4ml；进样量 1μl；分流比为 3:1。峰分别与相邻峰之间的分离度均应大于 1.0。）要求，判定实验中，应做哪项系统适用性试验？

3. 简述维生素 E 为何要避光保存？

（甄会贤）

参考答案

A 药品检验概述

A-1 培育医药职业道德

1. 反映药品质量的指标有理化指标、生物药剂学指标、安全性指标、有效性指标、稳定性指标、均一性指标。

2. 药品质量检测工作范畴包括生产检验、验收检验、药品仲裁与监督检验。

A-2 了解药品检验机构

1. 药品审批所需的检验工作；药品质量监督检查所需的检验工作；当地药品生产、经营企业和医疗机构的药品检验机构或者人员的业务指导工作；中国食品药品检定研究院还负责国家药品标准品、对照品的标定工作。

2. 生产物料的放行；药品生产过程中间控制、最终产品放行检验、经营单位的入库检验，保证药品全生命周期的质量符合性；通过稳定性数据和趋势分析指导确定有效期、包装材料、运输/贮存条件；使质量系统始终处于受控状态。

A-3 了解药品检验的职能与要求（药规）

1. 药品检验工作程序分为取样、检验、记录和报告三部分。

2. 药品的检验项目有性状、鉴别、检查、含量测定等。

3. SOP（标准操作规程，Standard Operating Procedure）指将某一事件的标准操作步骤和要求以统一的格式描述出来，用于指导和规范日常的工作。

B 检验前准备

B-1 药品质量标准和中国药典

B-1-1 能正确理解药品质量标准和使用中国药典

1. 化学原料药质量标准中的项目主要包括：药品名称（通用名、汉语拼音名、英文名）、化学结构式、分子式与分子量、化学名、含量限度、性状（外观和熔点、旋光度、吸收系数等物理常数）、鉴别（化学反应、色谱法、光谱法、一般鉴别反应等）、检查（纯度检查及与产品质量相关的检查项等）、含量（效价）测定、类别、储藏、制剂。其中检查项主要包括酸碱度、溶液的澄清度与颜色、一般杂质（氯化物、硫酸盐、炽灼残渣、重金属、砷盐等）、有关物质、残留溶剂、干燥失重或水分等。

2. 凡例是为正确使用《中国药典》进行药品质量检定的基本原则，是对《中国药典》正文、通则与药品质量检定有关的共性问题的统一规定。

《中国药典》各品种项下收载的内容为标准正文。正文系根据药物自身的理化与生物学特性，按照批准的处方来源、生产工艺、贮藏运输条件等所制定的、用以检测药品质量是否达到用药要求并衡量其质量是否稳定均一的技术规定。

通则主要收载制剂通则、通用检测方法和指导原则。制剂通则系按照药物剂型分类，针对剂型特点所规定的基本技术要求；通用检测方法系各正文品种进行相同检查项目的检测时所应采用的统一的设备、程序、方法及限度等；指导原则系为执行药典、考察药品质量、起草与复核药品标准等所制定的指导性规定。

B-1-2 能正确掌握中国药典通用检测方法

紫外-可见分光光度法

1. 波长范围：200～300nm；扫描速度：中速；扫描间隔：根据光谱图的要求（光滑、最大吸收波长处的吸光度值不减小）来选择。

2. 解：第1份供试品的含量%

$$= \frac{A \times 100ml \times 250ml}{E_{1cm}^{1\%} \times l \times 100 \times 5ml \times m_{供} \times (1 - 干燥失重)} \times 100\%$$

$$= \frac{0.576 \times 100 \times 250}{715 \times 1 \times 100 \times 5 \times 0.0410 \times (1 - 0.3\%)} \times 100\%$$

$$= 98.54\%$$

第2份供试品的含量为99.39%。

2份的平均值为：98.96%

2份的相对平均偏差 $= \dfrac{99.39 - 98.54}{99.39 + 98.54} = 0.43\% \approx 0.5\% \leqslant 0.5\%$

红外分光光度法

1. 答：<u>压片法 石蜡糊法 薄膜法 液膜法 液体池法</u>

2. 答：（1）温度、（2）湿度、（3）开机、（4）30分钟、（5）技术参数、（6）样品、（7）空白、（8）样品扫描测定、（9）空白片、（10）样品片、（11）标准对照图谱、（12）关机、（13）清洁、（14）软件

薄层色谱法

1. 答：（1）薄层板、（2）自动点样器、（3）点样、（4）显色、（5）薄层色谱扫描

2. 答：用一定波长的光照射在薄层板上，对薄层色谱中可吸收紫外光或可见光的斑点，或经激发后能发射出荧光的斑点进行扫描，将扫描得到的图谱及积分数据用于药品含量测定。薄层色谱扫描用于含量测定时，通常采用线性回归二点法计算，如线性范围很窄时，可用多点法校正多项式回归计算。供试品溶液和对照标准溶液应交叉点于同一薄层板上，供试品点样不得少于2个，标准物质每一浓度不得少于2个。

高效液相色谱法

1. 系统适用性试验通常包括理论板数、分离度（R）、灵敏度、拖尾因子（T）和重复性五个参数。待测物质色谱峰与相邻色谱峰之间的分离度应大于1.5；灵敏度用信噪比表示，定量测定时，信噪比应不小于10，定性测定时，信噪比应不小于3；T值应在0.95～1.05之间；重复性以RSD表示，应不大于2.0%。

2. 定性参数是保留时间（t_R），定量参数是峰面积（A）、峰高（h）。

气相色谱法

1. （1）前沿峰（峰伸舌）多为色谱柱过载，减小进样量，使用大容量柱子

（2）提高柱温，进样温度

（3）增大载气流速

（4）掌握进样技巧

（5）前次样品在色谱柱中凝聚，未能及时出尽

（6）试样与固定相载体有反应

2.（1）色谱柱固定相被破坏

（2）载气流速下降，调整载气压力

3. 氢气：淡绿色瓶色；大红字色

氮气：黑色瓶色；淡黄色字色

空气：黑色瓶色；白色字色

B-2 对照品与样品管理

B-2-1 能对样品正确取样

1.

取样件数（N）	取样要求	举例
$1 < N \leq 3$	则每件取样	—
$3 < N \leq 300$	则按 $\sqrt{N}+1$ 件的原则进行取样	件数为 10，取样件数为 $\sqrt{10}+1=4.162$，则取 5 件
$N > 300$	则按 $\sqrt{N}/2+1$ 件的原则进行取样	件数为 400，取样件数为 $20/2+1=11$，则取 11 件

2. 若一次接收的同一批号样品是均匀的，则可从此批样品的任一部分进行取样。若样品不具有物理均匀性，则需要使用特殊的取样方法取出有代表性的样品。如采用上中下多部位取样。

B-2-2 对照品的生命周期管理

1. 答：（1）在领用标准品、对照品前，需要注意标准品、对照品的适用范围，比如定量、定性、市场等信息，需要根据实际使用需求及标准品、对照品适用范围进行选择标准品、对照品。

（2）首次开启者应该在标签上注明首次开启日期，并签名签日期。

（3）对于不在室温贮存的标准品、对照品还应规定从储存区域取出后恢复至室温的时间，恢复后方可进行称量等操作。

（4）注意标签是否含有使用前需另行操作的信息：是否需要在称量使用前干燥、是否需要重新测定标准品、对照品的干燥失重或者有其他应规定的流程，最后还应规定用于计算的数值。

（5）对于企业自制工作对照品，对效期的定义应有科学合理的说明。

2. 答：（见下页）

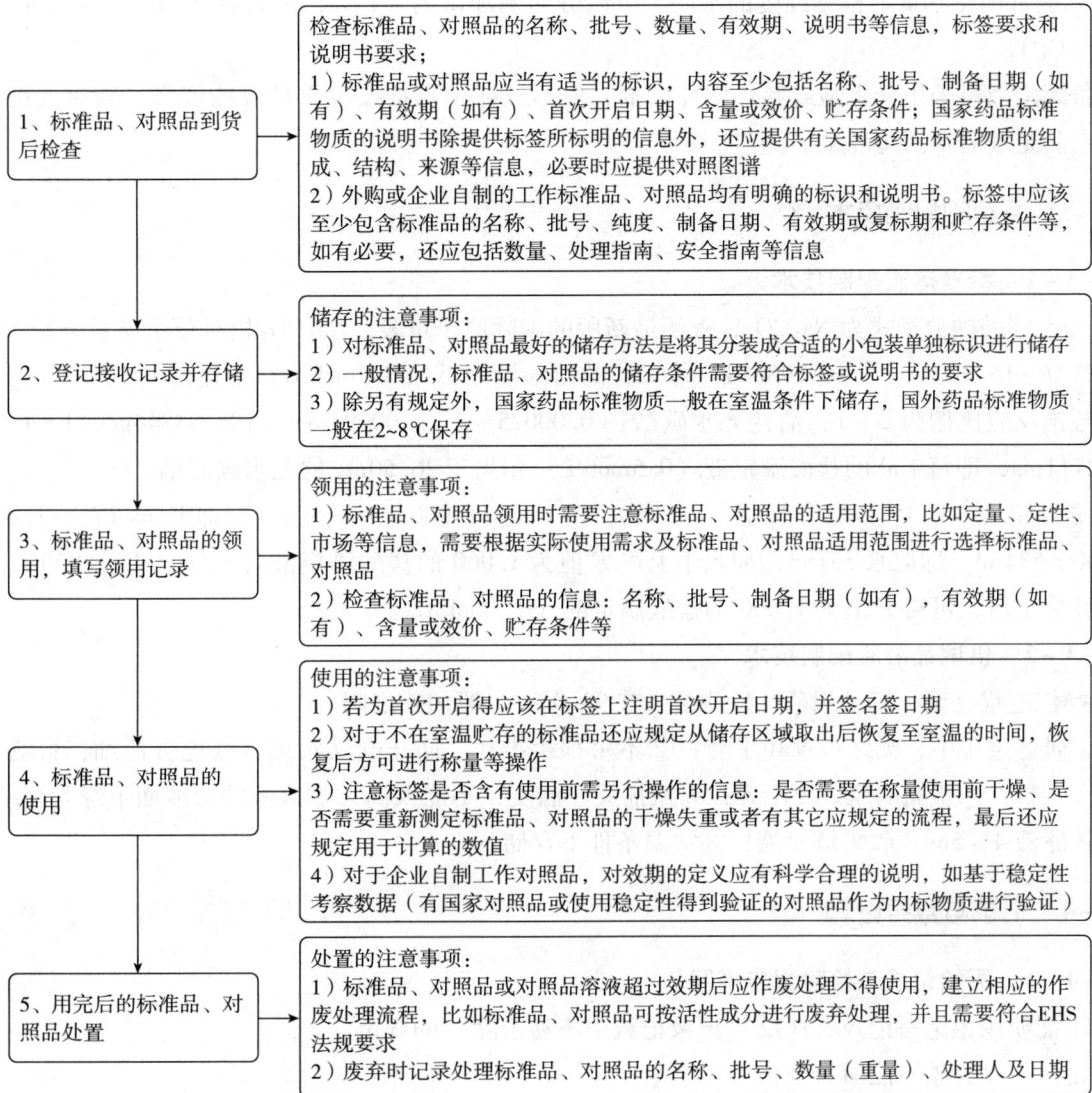

B－2－3 正确管理试剂试药

1.

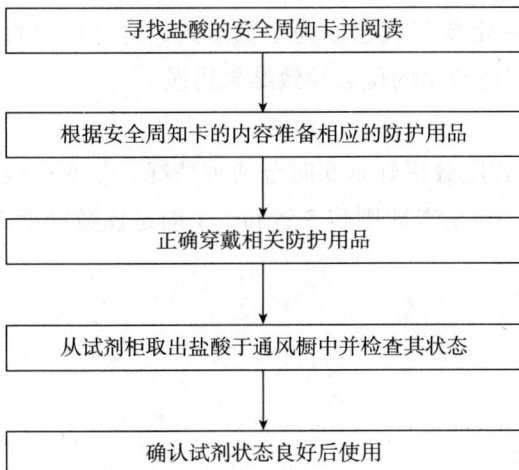

2. 一般常用化学试剂根据纯度的不同，可以分为基准试剂（PT）、优级纯（GR）、分析纯（AR）、化学纯（CP）。

制备滴定液可采用分析纯或者化学纯试剂，但不经标定直接按称重计算浓度者，则应采用基准试剂。标定滴定液需要用基准试剂。

B-3 溶液的配制技术

B-3-1 标准溶液配制技术

1. 无水碳酸钠分子式为 Na_2CO_3，查阅最新版的国际原子量表，Na_2CO_3 相对分子质量 $=22.98977 \times 2 + 12.0107 + 15.9994 \times 3 = 105.98844$。每 1ml 的盐酸滴定液（0.5mol/L）含盐酸 0.0005mol，盐酸和无水碳酸钠反应比例为 2:1，消耗无水碳酸钠 0.00025mol，0.00025mol × 105.98844g/mol × 1000mg/g $=26.49711mg$，即每 1ml 的盐酸滴定液（0.5mol/L）相当于 26.50mg 的无水碳酸钠。

2. 原滴定液体积 $V_1 = 8850ml$，F_1 为 1.060，$F_1 \times V_1 = 1.000 \times (V_1 + V_2)$，即 $V_2 = (F_1 - 1.000) \times V_1 / 1.000 = 531ml$。即取水 531ml，加入于上述 F 值为 1.060 的盐酸滴定液（0.5mol/L）8850ml 中，摇匀，再经标定后，可得 F 值为 1.000 的盐酸滴定液（0.5mol/L）。

B-3-2 供试品溶液配制技术

1. 操作过程正确，记录规范，检测结果在 93.0% ~ 107.0% 之间。

2. ①研磨过程中，戴好口罩和手套；②不可裸手操作，防止交叉污染；③充分研细，目测粉末均一，无大颗粒；④量瓶的瓶口要干燥；⑤振摇关注温度，不能太高；⑥溶液的弯液面下缘与标线相切；⑦弃去初滤液 4~5ml，收集续滤液；⑧室温条件下存储。

B-4 记录与数据管理

B-4-1 原始记录与检验报告书写

1. 不能使用铅笔写记录，违反"记录记载中不易去除"的规定

2. 记录应该完整不能留有空格

B-4-2 能正确处理数据并分析

1. $0.123 + 4.5 \times 10^{-4} = 0.123 + 0.00045 = 0.12345 \to 0.123$

解析：在加减运算时如遇到科学计数法的情况，一定要将其还原为小数形式，这样可以直观方便地确认小数点后面的位数，不至于因为误判小数点后有效数字的位数导致结果错误。

2. $(25.03 + 25.06) \div 2 = 25.045 \to 25.04$

解析：当多余尾数 ≤4 时舍去，尾数 ≥6 时进位。若尾数正好是 5 时分两种情况：若 5 后数字不为 0，一律进位；若 5 后无数或为 0，则分为两种情况，5 前是奇数则将 5 进位，5 前是偶数则把 5 舍弃，称为"奇进偶舍"规则。

B-4-3 药品检测的数据可靠性管理

③④①⑤②

B－5　玻璃容量器具准备

B－5－1　常用玻璃量器的检定

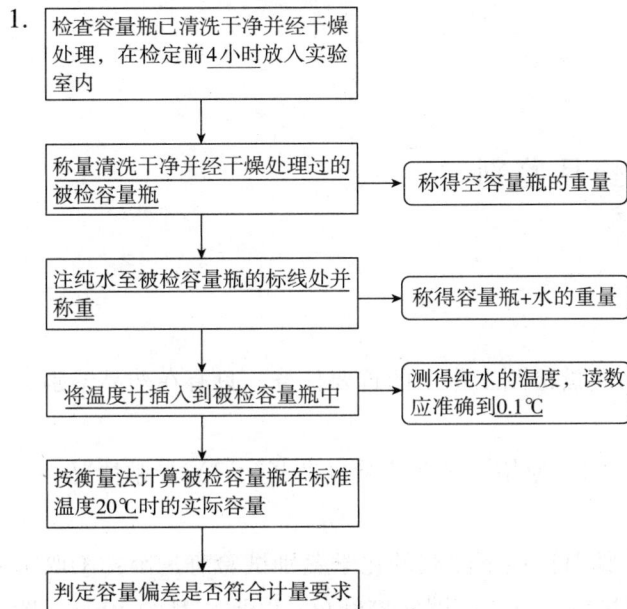

1.

```
┌─────────────────────────────┐
│ 检查容量瓶已清洗干净并经干燥  │
│ 处理，在检定前4小时放入实验    │
│ 室内                        │
└─────────────────────────────┘
              │
              ▼
┌─────────────────────────┐      ┌──────────────────┐
│ 称量清洗干净并经干燥处理过的 │─────▶│ 称得空容量瓶的重量 │
│ 被检容量瓶                │      └──────────────────┘
└─────────────────────────┘
              │
              ▼
┌─────────────────────────┐      ┌──────────────────┐
│ 注纯水至被检容量瓶的标线处并 │─────▶│ 称得容量瓶+水的重量 │
│ 称重                     │      └──────────────────┘
└─────────────────────────┘
              │
              ▼
┌─────────────────────────┐      ┌──────────────────┐
│ 将温度计插入到被检容量瓶中  │─────▶│ 测得纯水的温度，读数 │
│                         │      │ 应准确到0.1℃       │
└─────────────────────────┘      └──────────────────┘
              │
              ▼
┌─────────────────────────┐
│ 按衡量法计算被检容量瓶在标准 │
│ 温度20℃时的实际容量        │
└─────────────────────────┘
              │
              ▼
┌─────────────────────────┐
│ 判定容量偏差是否符合计量要求 │
└─────────────────────────┘
```

2. $V_{20} = (156.1240 - 56.4732) \times 1.00298 = 99.95\,ml$

100ml A 级容量瓶 容量允差 ±0.10ml

可以满足计量要求

B－5－2　常用玻璃器皿洗涤

1. 通常情况下，计量型的器皿不可使用高温烘干，如容量瓶、移液管、滴定管等。原因：①玻璃在经常的热胀冷缩过程中会发生微量变形，影响仪器的精密度；②量器上都标有刻度线，加热时其刻度字迹会在加温时发生褪色等现象，影响观察。

2. 玻璃器皿内壁水珠能够均匀膜附着，既不会凝聚也不会成股留下，即可表明玻璃器皿已清洁干净。

C　药品性状检查

C－1　外观与溶解度检查

1. A　2. C

C－2　物理常数测定

C－2－1　能测定相对密度

1. 液体药品的相对密度，一般采用比重瓶法测定；测定易挥发液体的相对密度，用韦氏比重秤法。

2. 用水校准时的游码应悬挂于 0.9982 处，并应将供试品在 20℃测得的数值除以 0.9982。

3. 答：供试品重　39.5094 － 27.3562 = 12.1532g

水的重量　37.0236 － 27.3562 = 9.6584g

甘油相对密度　12.1532 ÷ 9.6584 = 1.2583。

C - 2 - 2 能测定熔点

1. A   2. B   3. C

C - 2 - 3 能测定旋光度

1. ABCDE   2. B

C - 2 - 4 能测定紫外吸收系数

1. 73、21462

D 药品鉴别

D - 1 化学鉴别

D - 1 - 1 能进行药品一般鉴别试验

1. 答：药品鉴别是判断药品的真伪，是药品质量检测工作中的首要任务，只有在药品鉴别无误的情况下，药品的杂质检查和含量测定才有意义。

2. 答：（1）选择合适的仪器、用具、试剂；（2）原始记录和检验报告书；（3）异常情况

D - 1 - 2 能进行药品专属鉴别试验

答：《中国药典》（2020 年版）苯巴比妥【鉴别】项下收载的化学鉴别试验有三个：①取本品约 10mg，加硫酸 2 滴与亚硝酸钠约 5mg，混合，即显橙黄色，随即转橙红色；②取本品约 50mg，置试管中，加甲醛试液 1ml，加热煮沸，冷却，沿管壁缓缓加硫酸 0.5ml，使成两液层，置水浴中加热，接界面显玫瑰红色；③本品显丙二酰脲类的鉴别反应（通则 0301）。

其中，①是苯环和硫酸 - 亚硝酸钠的特征性反应；②是苯环和甲醛硫酸的特征性反应，在确定了药品属于丙二酰脲类之后，上述两个反应能说明药品结构中有苯环，可能是苯巴比妥或者苯巴比妥钠，所以是专属鉴别试验；③是丙二酰脲类的鉴别试验，能证实药品是否属于丙二酰脲类，所以是一般鉴别试验。

D - 2 光谱鉴别

D - 2 - 1 能使用紫外 - 可见分光光度法鉴别药品

1. 答：共轭体系 芳香环 紫外光 可见光 紫外 - 可见光

2. 答：（1）吸收曲线、（2）一致性、（3）特征参数、（4）规定值、（5）吸光度比值、（6）规定值、（7）化学处理、（8）反应产物

D - 2 - 2 能使用红外分光光度法鉴别药品

1. 答：特征吸收 组成 结构 官能团 红外吸收光谱

2. 答：药品的红外光谱能反映药品分子的结构特点，具有专属性强、准确度高的特点，是验证已知药品的有效方法。主要用于组分单一、结构明确的原料药。用此方法进行原料药鉴别时，无需特殊前处理，与 KBr 按照一定比例混合压片即可。而制剂中含有多种辅料，会干扰测定，因此要选择适宜的溶剂提取样品，再经适当干燥后依法进行红外光谱鉴别，以尽可能减少辅料的干扰。

D - 3 色谱鉴别

D - 3 - 1 能使用薄层色谱法鉴别药品

1. 答：图略。注意，点样基线距底边 10 ~ 15mm，圆点状直径一般不大于 4mm，点间距离一般不少于 8mm。

2. 答：有颜色的物质可在可见光下直接检视，无色物质可用喷雾法或浸渍法以适宜的显色剂显色，或加热显色，在可见光下检视。有荧光的物质或显色后可激发产生荧光的物质可在紫外光灯下观察荧光斑点。在紫外光下有吸收的成分，可用带有荧光剂的薄层板（如硅胶 GF$_{254}$ 板），在紫外光灯（254nm）下观察荧光板面上的荧光物质淬灭形成的斑点。

D-3-2　能使用高效液相和气相色谱法鉴别药品

1. 答：依据不同的药品在高效液相色谱或气相色谱系统中色谱行为的差异，即保留时间的差异对药品进行鉴别，同一种药品在同样条件下的色谱行为是相同的。

2. 答：使用高效液相和气相色谱仪进行药品鉴定，有两种方法：第一，测定记录并比较供试品和对照品色谱峰的保留时间（t_R）应一致；第二，测定记录并比较供试品溶液和对照品溶液色谱图中主药峰的保留时间与内标峰保留时间的比值应一致。

E　药品检查

E-1　原料药检查

E-1-1　能测定 pH 值

1. 应选用草酸盐标准缓冲液和苯二甲酸盐标准缓冲液，其中，苯二甲酸盐标准缓冲液用于定位，草酸盐标准缓冲液用于调节斜率。

2. （1）要在蒸馏水或 0.1mol/L 盐酸中充分浸泡，浸泡时间至少为 24 小时。（2）小心勿损坏电极的球泡部分，使用前要仔细检查有无裂隙，微孔或发毛现象。（3）玻璃球泡内溶液不应有气泡和浑浊。（4）注意玻璃电极的使用范围：①在测定黏度较大的溶液时，尽量减少电极浸入时间，用毕仔细清洗电极表面；②避免电极接触强碱或腐蚀性液体；③避免在无水乙醇、浓硫酸等脱水性介质中使用。

E-1-2　能检查溶液的澄清度与颜色

1. D

2. 比浊用玻璃管要求：内径 15～16mm，平底，具塞，以无色、透明、中性硬质玻璃制成。

3. 在建立或修订药品质量标准的过程中，进行溶液的颜色检查，当药品溶液的色调超出药典通则收载的 6 种色调（即绿黄色、黄绿色、黄色、橙黄色、橙红色、棕红色）范围时，可在药品标准中单独描述对照液的配制方法，但应尽量使用药典通则所规定的三种比色用溶液（即比色用重铬酸钾液、比色用硫酸铜液、比色用氯化钴液）配制。

E-1-3　能检查氯化物与硫酸盐

1. 5.0ml　2. 1.0g

E-1-4　能测定干燥失重

1. 0.21%

2. 干燥失重可能测定的仅是药品中的水分或其他挥发性物质，也可能是既含有水分又包括其他挥发性物质。此外，尽管干燥失重法通常用于测定水分，但其测定的仅是在规定条件下药品中可挥发的水分，不能测定所有各种形态的水分如某些结晶水；水分测定则包括结晶水和吸附水。测定水分时，干燥失重法测定的结果与其他水分测定法所得结果可有差异，因为不同方法测定的并不一定是同一成份。

E-1-5 能测定水分

1. A

2. 水分测定法包括费休氏法、烘干法、减压干燥法、甲苯法、气相色谱法，其中烘干法与减压干燥法的测定原理、操作与干燥失重测定法一致。

干燥失重和水分测定的目的是不同的。干燥失重测定的可能仅是药品中的水分，也可能是既含有水分又包括其他挥发性物质。

尽管干燥失重法通常用于测定水分，但其测定的仅是在规定条件下药品中可挥发的水分，不能测定所有各种形态的水分如某些结晶水；水分测定则包括结晶水和吸附水。

测定水分时，干燥失重法测定的结果与其他水分测定法所得结果可有差异，因为不同方法测定的并不一定是同一成分。

E-1-6 能检查炽灼残渣与重金属

1. 0.07%

2. 甲管：标准铅 + 硫代乙酰胺

乙管：供试品 + 硫代乙酰胺

丙管：供试品 + 标准铅 + 硫代乙酰胺

丙管为监测管，可理解为阳性对照。2005 版药典规定乙管颜色不更深于甲管即符合规定，但是没有验证甲、乙管的制备是否正确有效；假如现在检测结果是乙管浅于甲管，且丙管浅于甲管，则表明结果无效（若操作正确有效，丙管应不浅于甲管），应重新测试。

E-1-7 能检查砷盐

1. 除古蔡氏法和二乙基二硫代氨基甲酸银法，其他的砷盐检查法还有契列氏法和白田道夫法。《中国药典》2020 年版中葡萄糖酸锑钠中砷盐检查方法采用的是白田道夫法，其原理是利用氯化亚锡在盐酸中能将砷化物还原成游离砷，使溶液显棕色或褐色，与一定的标准砷溶液用同一方法处理所生成的颜色比以测出砷的限量，适用于某些含锑的药品。

2. 略。

E-1-8 能测定残留溶剂

1. 当药品中存在基质效应时，不能仅用有机溶剂的标准品配制对照品溶液，应该加入与样品相同或相似的基质。为了保持标样和实际样品基质的一致性，顶空气相色谱法常用标准加入法定量。但标准加入法操作比较繁琐，目前尚未作为常规的测定方法，常规分析中更习惯于用内标法进行检测。若需了解标准加入法操作规程，请自行查阅相关资料。

2. 早期用来测定药品中残留溶剂的方法是干燥失重法。其缺点是非专属性，只能得到所有残留溶剂的总量，而且药品中的水分也会干扰测定。干燥失重法需要几克样品才能达到 0.1% 的检测限。分光光度法通常利用特定溶剂与特定化学试剂的反应测定药品中的残留溶剂，但通常检测灵敏度较低。采用紫外 - 可见分光光度法测定三氯甲烷，对检验为阴性的产品，用气相色谱 - 红外光谱联用技术在甲型肝炎减毒活疫苗中仍能定量检测到三氯甲烷。红外光谱法通过图谱中的溶剂特征峰测定聚合物样品中四氢呋喃、二氯苯和二氯甲烷的残留量。核磁共振光谱测定可卡因样品中残留的苯、甲苯、丙酮和乙醚，在测定中还发现了以前在可卡因样品中未检测到的两种有机溶剂二氯甲烷和乙酸乙酯，但发现苯的定量限大约为 100ppm，检测灵敏度达不到 ICH 规定的要求。气相色谱法具有良好的分离能力和高灵敏度，适合于药品中残留溶剂的分析。随着气相色谱技术的发展，毛细管色谱柱已逐步代替分离效率较低的填充；FID 检测器是应用广泛、检测灵敏度高、线性范围宽、耐用、操作简单、重现性好，尤其适用于残留溶剂等微量有机化合物的分析，目前多采用气相色谱法。

E-1-9 能检查有关物质

1. 有关物质检查，如杂质含量小于 1.0%，则报告的数据应精确到小数点后第二位；如杂质含量大于 1.0%，则报告的数据可精确到小数点后第一位。

2. 采用标准曲线斜率比法测定杂质的校正因子，首先将各杂质对照品及主成分对照品配制成一定浓度的储备液，逐级稀释，直至找到各杂质的定量限，线性范围应包括定量限浓度～限度浓度的 150%，主成分的浓度范围应包括定量限浓度～自身对照浓度的 150%。题中供试品的浓度为 1mg/ml，自身对照的浓度为 1μg/ml，杂质 A 的限度浓度为 1μg/ml，主成分及杂质 A 的定量限均为 20ng/ml，则杂质 A 和主成分应在 20ng/ml～1.5μg/ml 的范围将浓度与峰面积进行线性回归，相关系数应大于 0.990，Y 轴截距应在 100% 浓度点响应值的 25% 以内。绘制出各杂质及主成分的线性曲线后，各杂质与主成分线性方程斜率的比值即为该杂质的校正因子。

附注：若杂质的校正因子在 0.9～1.1 的范围内，无需验证，直接采用自身对照法，若杂质的校正因子 0.2～5.0 之间，则需要采用加校正因子的自身对照法，若杂质的校正因子小于 0.2 或大于 5.0，可考虑变换杂质的检测波长，重新进行测定，若所有的测定均在 0.2～5.0 之外，则表示加校正因子的自身的对照法不适用，需要用外标法进行定量。

E-2 制剂检查

E-2-1 能检查崩解时限

1. 除另有规定外，中药片剂和胶囊剂加挡板；化药片剂不加挡板；化药胶囊剂如漂浮于液面，可加挡板；滴丸剂不加挡板。如供试品黏附挡板，应另取 6 片（粒），不加挡板检查。

2. 肠溶胶囊在盐酸溶液（9→1000）中检查 2 小时中发现囊壳有裂缝或崩解，即判为不符合规定。设在人工肠液中进行检查，1 小时内应全部崩解。除另有规定外，如有 1 粒不能完全崩解，应另取 6 粒复试，均应符合规定。

E-2-2 能测定溶出度与释放度

1.6 片中，有 1 片低于 85%，但不低于 85%～85%×10%，且平均溶出量未低于 85%，故符合规定。

2. 溶出量 = [（$A_T \times C_S$）/ A_S ×溶出介质体积×稀释倍数]/规格 ×100%

E-2-3 能检查装量（重量）差异

低限量 = 0.2149 - 0.2149×10%

高限量 = 0.2149 + 0.2149×10%

E-2-4 能检查含量均匀度

由测得含量数据计算可得：样品含量平均值 $\overline{X}$ = 100.92，标准差 S = 1.28，标示量与均值之差的绝对值 A = 0.92，A + 2.20 × S = 3.74，L = 15.0。故符合规定。

E-2-5 能检查不溶性微粒

1. 每 1ml 中含 10μm 及 10μm 以上的微粒数不得过 25 粒，含 25μm 及 25μm 以上的微粒数不得过 3 粒。

2. 不溶性微粒检查显微镜法是经典方法，较为直观，结果准确度较光阻法高，操作较为繁琐；光阻法作为自动化、智能化程度高的仪器分析方法，具有操作简单、快速、灵敏、取样体积准确、重复性高等优点，是目前检测不溶性微粒的主要方法，但在测定过程中影响因素较多。

E－2－6 能检查可见异物

1. 1000～1500lx

2. 合格，初试检出 2 支，进行复试，初试和复试共 40 支中，总共有 3 支检出，故符合规定。

F 药品含量测定

F－1 容量分析法应用

F－1－1 能使用酸碱滴定法测定药品含量

酸式，检漏，润洗

F－1－2 能使用非水溶液滴定法测定药品含量

1. ABC。 2. AD。 3. 100.1%。

F－1－3 能使用碘量法测定药品含量

1. 使滴定结果偏低。因为水中有氧，会氧化维生素 C，使其消耗碘滴定液的体积减小。

2. 不符合。因为《中国药典》规定，原料药的含量限度如果没有上限规定，系指不超过 101.0%，因此超过了不符合规定。

F－1－4 能使用配位滴定法测定药品含量

1. pH12～13。2. 0.01g。

F－1－5 能使用沉淀滴定法测定药品含量

在 pH 4 时，测定结果偏高，因为 CrO_4^{2-} 生成 H_2CrO_4 或 $Cr_2O_7^{2-}$，使 CrO_4^{2-} 浓度降低，使得 Ag_2CrO_4 沉淀推迟，终点延后，会多消耗 $AgNO_3$ 滴定液；在 pH11 时，部分 Ag^+ 生成 Ag_2O 沉淀，无法进行滴定，测定结果偏低。

F－2 电位滴定法应用

F－2－1 能掌握电位滴定法的测定要求

1. （1）复合水相 pH 电极、复合铂电极：浸泡在 3mol/L KCl 水溶液中，液面必需超过隔膜；定期补充电极外参比液 3mol/L KCl 水溶液。

（2）复合银电极：浸泡在 1mol/L KNO₃ 水溶液中，液面必需超过隔膜；定期补充电极外参比液 1mol/L KNO₃ 水溶液。

（3）复合非水 pH 电极：浸泡在纯水中，液面没过响应膜，但不能到隔膜；定期补充电极外参比液 LiCl 饱和乙醇溶液。

2. （1）检查馈液管末端的虹吸滴定头工作是否正常，该滴定头可以防止滴定剂扩散到样品中去。如果失去滴定头，滴定剂就会流入到滴定池中与样品发生反应。

（2）检查滴定管是否漏气。如果接头没有拧紧或阀的工作不正常，就可能出现漏液。在这种情况下，并不是所有滴定仪馈送的滴定剂都加入到样品中去。

（3）检查滴定管中是否有气泡。

F－2－2 能使用电位滴定法测定药品含量

测定过程中用 pH 计测定 pH 值。测定前先用苯二甲酸盐标准缓冲液（pH4.0）定位，再用磷酸盐标准缓冲液（pH6.86）核对 pH 值。

F－3　紫外－可见分光光度法应用

F－3－2　能使用紫外－可见分光光度法测定药品含量

1. 解题思路：

$$5ml \longrightarrow 200ml \longrightarrow 2ml \longrightarrow 100ml \xrightarrow{UV-Vis} A$$

$$1ml：10mg$$

计算公式：

$$相对标示量的含量\% = \frac{A \times 100ml \times 200ml \times 1000}{E_{1cm}^{1\%} \times l \times 100 \times 2ml \times 5ml \times 10mg} \times 100\%$$

解：第 1 份供试品相对标示量的含量$\%$

$$= \frac{A \times 100ml \times 200ml \times 1000}{E_{1cm}^{1\%} \times l \times 100 \times 2ml \times 5ml \times 10mg} \times 100\%$$

$$= \frac{0.456 \times 100ml \times 200ml \times 1000}{915 \times 1 \times 100 \times 2ml \times 5ml \times 10mg} \times 100\%$$

$$= 99.67\%$$

第 2 份供试品相对标示量的含量为 100.55%。

2 份的相对平均偏差为 0.4% <1.0%。

2 份的平均含量为 100.1%，符合 95.0%～105.0% 范围。

结论：符合规定。

2. 答：（1）

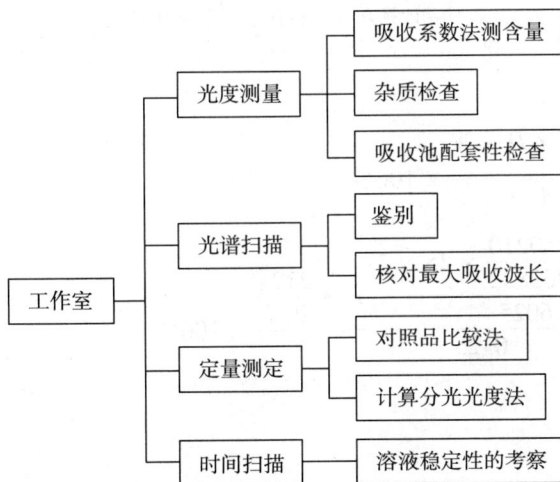

（2）药物分析中，光谱带宽一般设为 2nm，个别药物如头孢类药物光谱带宽 <1nm。工作中，考察不同光谱带宽处的吸光度值，光谱带宽应设为最大吸光度值所对应的光谱带宽。

（3）在换灯波长处容易人为产生肩峰，因此，要求测定波长远离换灯波长。工作中，根据测定波长远离换灯波长的原则设定。

F-4 高效液相色谱法应用

F-4-2 能使用高效液相色谱法测定药品含量

1.

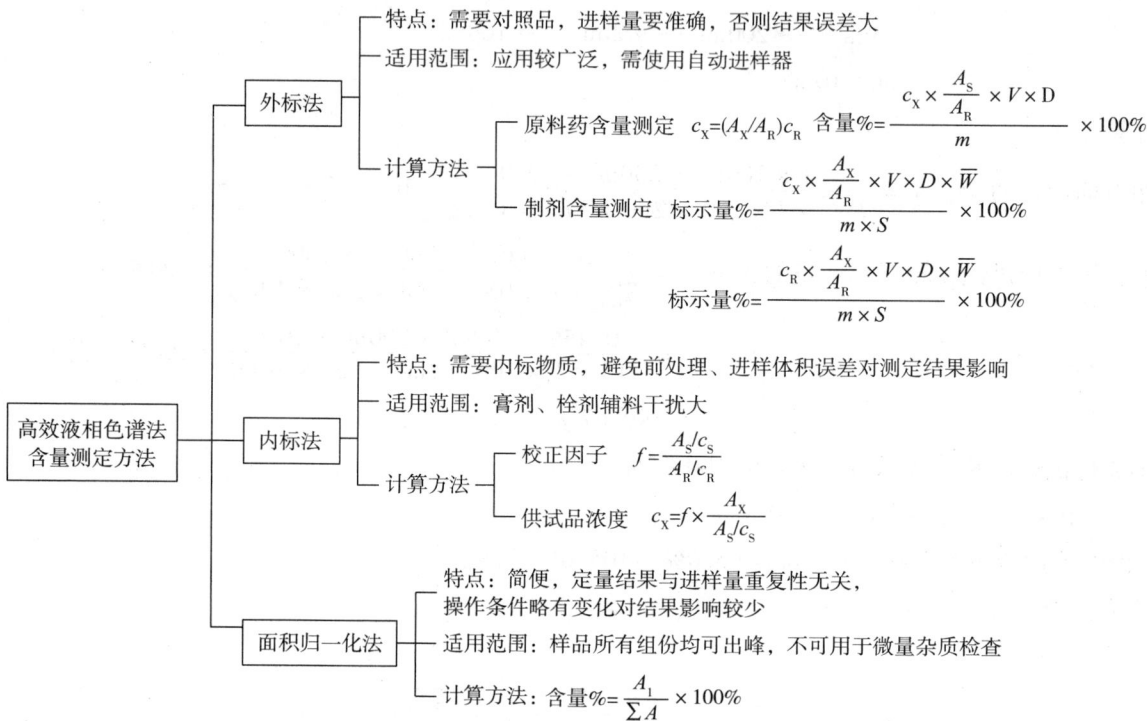

2. 101.36%

$$标示量\% = \frac{c_R \times \dfrac{A_X}{A_R} \times V \times D \times \overline{W}}{m \times S} \times 100\%$$

$$= \frac{\dfrac{0.104 \times \dfrac{46750210}{48262852} \times 25 \times 1}{0.6025} \times \dfrac{1.2124}{20}}{0.25} \times 100\%$$

$$= 101.36\%$$

F-5 气相色谱法应用

F-5-2 能使用气相色谱法测定药品含量

1. 解：校正因子 $f = \dfrac{A_{对内}/C_{对内}}{A_{对}/C_{对}} = \dfrac{14526401 \times 2.011}{1.010 \times 19154231} = 1.510$

$C_{供} = f \times \dfrac{A_{供}}{A_{供内}/C_{供内}} = 1.510 \times \dfrac{19245872 \times 1.010}{14594260} = 2.011 \text{mg/ml}$

含量% $= \dfrac{C_{供} \times V_{供} \times m_{总}}{m_{供} \times 10 \times 标示量} \times 100\% = \dfrac{2.011 \times 10 \times 1.5905}{0.3075 \times 10 \times 10} \times 100\% = 104.02\%$

第2份供试品的含量为105.68%。

2份的相对平均偏差为0.0%<3%。

2份的平均含量为104.85%，在90.0%~110.0%范围内。

结论：符合规定。

2. 分离度 >1.0；重复性：要求 3 种不同浓度的溶液，要求平均校正因子 RSD≤2.0%；灵敏度：信噪比≥10；拖尾因子：不严重拖尾。

3. 维生素 E 在酸性条件下加热，酯基水解生成生育酚。由于含还原性的酚羟基，同时侧链 4、8、12 位的叔碳也具有还原性，游离生育酚在有氧或其他氧化剂存在时，进一步氧化生成有色的醌类化合物，尤其在碱性条件下，氧化反应更易发生，所以游离生育酚暴露于空气和日光中，极易被氧化变色，应避光保存。

主要参考文献

［1］国家药典委员会．中国药典分析检测技术指南［M］．北京：中国医药科技出版社，2017．

［2］中国药品生物制品检定研究院．中国药品检验标准操作规范［M］．北京：中国医药科技出版社，2019．

［3］杭太俊．药物分析［M］．8版．北京：人民卫生出版社，2016．

［4］柴逸峰，邸欣．分析化学［M］．8．版北京：人民卫生出版社，2016．

［5］于世林．高效液相色谱方法及应用［M］．3版．北京：化学工业出版社，2019．

［6］国家食品药品监督管理局药品认证管理中心．药品GMP指南—质量控制实验室与物料系统［M］．北京：中国医药科技出版社，2011．

［7］中国国家认证认可监督管理委员．"检验检测机构资质认定能力评价检验检测机构通用要求"．RB/T 214－2017［S］．2018．